ERZIEHEN
OHNE ZU BRÜLLEN

Mit einem Kleinkind durch die Trotzphase - ohne zu schreien und ohne die Nerven zu verlieren

ERZIEHEN OHNE ZU BRÜLLEN

Mit einem Kleinkind durch die Trotzphase - ohne zu schreien und ohne die Nerven zu verlieren

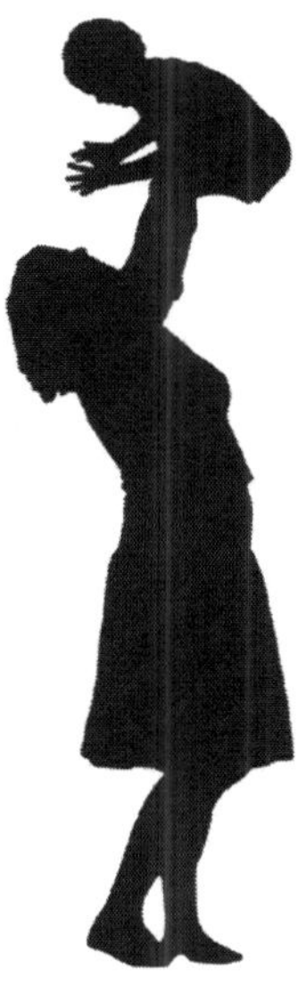

SoTo

Inhaltsverzeichnis

1. VORWORT

Kinder sind unser größtes Glück und ein echter Segen. Wer Kinder hat, weiß aber auch: Im Alltag ist längst nicht immer alles rosig und leicht. Auch wenn wir unsere Kinder über alles lieben, kommt es immer wieder zu stressigen Situationen, Problemen und Sorgen.

Kinder lernen jeden Tag und entwickeln sich ständig. Einen Stillstand gibt es in den ersten Lebensjahren nicht. Besonders Kleinkinder im Kindergartenalter können hier zu einer echten Herausforderung werden.

Auf der einen Seite ist es schön, täglich zu sehen und zu beobachten, was das Kind wieder Neues dazugelernt hat und wie gut es sich weiterentwickelt.

Auf der anderen Seite aber entdecken die Kinder in diesem Alter ihren eigenen Willen, ihre Gefühle und probieren sich gerne aus.

Die Eltern werden konfrontiert mit der berühmt berüchtigten Trotzphase.

Wann genau diese beginnt, ist von Kind zu Kind unterschiedlich, und manche Eltern behaupten sogar, dass diese Phase bis zum 18. Geburtstag des Kindes nicht mehr verschwindet. Fest aber steht, Kinder im Kindergartenalter stecken in der Regel mitten in dieser Phase. Für Eltern eine echte Bewährungs- und Zerreißprobe.

Ohnehin ist die Erziehung eines Kindes ein harter Job. Vielleicht versuchst auch Du jeden Tag Dein Kind gut und richtig anzuleiten und kommst dabei nicht selten an Deine Grenzen. Aus eigener Erfahrung, und aufgrund vieler Gespräche mit anderen Eltern, kann ich Dir sagen: Das ist vollkommen normal. Die Erziehung eines Kindes ist alles andere als leicht. Und jeder stößt hier auch ab und an mal an seine Grenzen.

Und nein, man kann bei der Erziehung auch nicht immer alles richtig machen. Und was ist überhaupt eine richtige Erziehung?

In diesem Ratgeber möchte ich mich mit dem Thema Erziehung ohne Anschreien beschäftigen.

Ich bin mir sicher, jeder Mutter und jedem Vater passiert es früher oder später. Der ganze Tag war stressig, das Kind hört mal wieder nicht und macht, was es will. Und ohne es zu wollen, wird das eigene Kind angeschrien. Einfach weil das Maß voll war, weil das Fass übergelaufen ist. Sei beruhigt, das kann und darf passieren.

Mit diesem Ratgeber aber will ich Dir zeigen, warum und wie es zu solchen Situationen kommt und was solche Momente bei Deinem Kind bewirken können. Des Weiteren möchte ich Dir viele nützliche Tipps, Tricks und Ratschläge an die Hand geben, wie Du solchen Begebenheiten gelassener entgegentreten kannst, und wie Du Dein Kind ohne Anschreien besser erziehen kannst.

In einem weiteren Schritt möchte ich Dir die Entwicklung Deines Kindes ein wenig verdeutlichen und Dir aufzeigen, wie unentbehrlich die so schwierige Trotzphase eigentlich ist. Und auch, welche wichtige Basis das Vertrauen rund um das Thema Erziehung darstellt und wie bedeutungsvoll Regeln und Grenzen für Dich,

Dein Kind und die ganze Familie sind.

Dabei ist es längst nicht nur die Trotzphase, die Eltern oft an ihre Grenzen bringt. Kleinkinder können schwierig und anstrengend sein. Und auch die Erziehung passiert nicht einfach so und nebenbei. Doch die Trotzphase des Kindes macht das alles noch kniffliger. Umso wichtiger zu wissen und zu erfahren, wie Du Dein Kind auch ohne zu schreien und mit mehr Ruhe und Geduld erziehen kannst.

Ich wünsche Dir viel Spaß beim Lesen des Ratgebers.

Deine Bianca

2. KLEINER MENSCH – GROSSE VERÄNDERUNG

Für Eltern und Kind ist der Kindergartenstart ein ganz besonderes Ereignis. Vieles verändert sich jetzt, eine Menge ist neu und unbekannt. Vielleicht geht auch Dein Kind schon in den Kindergarten und Du hast diese Erfahrung ebenfalls schon gemacht?

Besonders für Dein Kind bedeutet dieser Schritt etwas ganz Großes. Viele Veränderungen stehen an, alles ist so ganz anders als vorher. Dein Kind muss sich eingewöhnen, lernt neue Menschen und auch gleichaltrige Kinder kennen, muss sich einleben und seinen Platz finden. Alles andere als leicht für so einen kleinen Menschen.

Während es Kinder gibt, die mit der Eingewöhnung in den Kindergarten weniger Probleme haben, tun sich viele Kinder aber sehr schwer damit. Sie müssen sich von ihren Eltern lösen, vieles neu lernen und entdecken, lernen sich selbst neu kennen und müssen selbständiger werden.

Der Kindergarten verändert viel. Auch wenn es zu Beginn nicht immer ganz leicht ist, der Kindergarten bewirkt sehr viel Positives. Dein Kind wird eigenständiger, es wird selbstsicherer und auch selbstbewusster. Es lernt sich zu behaupten und sich zu wehren. Die Sprache wird besser, ebenso die Sozialkompetenz und viele weitere wichtige Fertigkeiten kommen hinzu.

Veränderungen, selbst wenn sie noch so signifikant und positiv sind, können Probleme mit sich bringen.

Womöglich kennst Du das auch? Seitdem Dein Kind in den Kindergarten geht, habt Ihr noch mehr Reibungs- und Streitpunkte als vorher? Will Dein Kind seitdem umso mehr seinen Standpunkt vertreten und seinen Willen durchsetzen? Vielleicht scheint es Dir sogar, dass Dein Kind öfter »Nein« zu Dir und Deinen Anweisungen sagt?

Was zunächst ein Schock und ein echtes Ärgernis sein kann, ist dennoch vollkommen normal. Dein Kind muss sich erst einmal zurecht finden, seinen Platz ausmachen. Früher wusste es genau, wo sein Platz in der Familie war. Durch den

Kindergartenstart aber muss es sich erst selbst abermals neu finden.

Zudem lernt Dein Kind im Kindergarten jeden Tag so viel Neues. Und auch zu Hause kommen tagtäglich so viele Eindrücke auf Dein Kind zu. Das alles muss verarbeitet und verdaut werden.

Warum ich Dir das alles erzähle? Weil ich möchte, dass Du Dein Kind verstehst.

Natürlich bringen unsere Kinder uns immer wieder an unsere Grenzen. Aber wenn Du weißt und verstehst was in Deinem Kind vorgeht und wie viel es jeden Tag lernt und verarbeiten muss, kannst Du der einen oder anderen Situation vielleicht ein Stück weit lockerer entgegensehen.

Der Start ins Kindergartenleben ist etwas Besonderes. Und eine große Herausforderung für Eltern und Kind. Und auch wenn Dein Kind sich längst eingewöhnt und eingelebt hat, bringt jeder Tag so viel Neues mit sich. Große Veränderungen und große Schritte für einen kleinen Menschen. Vieles, was die Kleinen nicht immer so leicht wegstecken können.

Du sollst und musst Dein Kind erziehen, es braucht Regeln, Grenzen und Konsequenzen. Und ich selbst kenne die Konstellation, wenn einfach alles zu viel wird und einem Geduld und Nerven fehlen, um ruhig zu bleiben. Aber bereits hier zu Beginn des Ratgebers kann ich Dir sagen, schreien ist keine Lösung und kein guter Weg.

Wichtig ist, dass Du Tipps und Tricks an die Hand bekommst, um mit bestimmten Situationen anders, vielleicht auch entspannter, umgehen zu können. Und ich glaube es hilft schon viel, wenn man sein Kind besser verstehen kann. Was für uns Erwachsene so einfach, normal und selbstverständlich ist, ist für die Kleinen oft so groß und bedeutsam und neu.

3. WISSENSWERTES ÜBER DIE TROTZPHASE

Bevor ich auf das eigentliche Thema des Ratgebers kommen möchte, ist es mir auch wichtig, Dir ein paar relevante und nützliche Informationen rund um die Trotzphase mit auf den Weg zu geben.

Wann diese Phase genau beginnt ist von Kind zu Kind unterschiedlich. Nicht selten aber passiert es rund um den 2. Geburtstag und nicht selten parallel zum Kindergartenstart. Wie zwei Unwetter prasselt das Ganze dann auf die Familie ein, und diese scheinen nicht mehr weichen zu wollen. Tatsächlich wird Dein Kind im Laufe der Jahre immer wieder solche Phasen durchlaufen. Und obwohl das sehr nervig und anstrengend sein kann, sind diese Phasen für Dein Kind besonders wichtig.

Kennst Du das: Dein Kind akzeptiert Dein »Nein« nicht, wirft sich wütend auf den Boden und schlägt wild um sich? Oder die Situation, wenn Dein Kind unbedingt seinen Willen durchsetzen will, wenn nötig auch mit anhaltendem Geschrei, geballter Wut und herumfliegenden Sachen?

Ich bin mir sicher, die meisten Eltern von Kleinkindern kennen diese Situationen nur all zu gut, mich eingeschlossen. Aber wie geht man damit um? Warum verhält sich das eigene Kind so? Und hat man eventuell sogar etwas falsch gemacht?

Fest steht, jedes Kind kommt früher oder später in diese gefürchtete Trotzphase.

Bei dem einen Kind zeigt es sich häufiger und heftiger als bei anderen, aber im Prinzip ist es ein immer wieder kehrender Entwicklungsschritt, den jedes Kind durchlebt. Diese Phase hat absolut nichts damit zu tun, dass Du etwas falsch gemacht hast. Auch will Dein Kind Dich nicht ärgern oder quälen. Denn auch die Kleinen sind diesen Gefühlsausbrüchen in der Regel hilflos ausgeliefert.

Stellt sich die Frage, wie geht man damit um?

Wichtig ist in erster Linie zu wissen und zu verstehen, dass diese Phasen bedeutend und normal sind. Die Kleinen erleben und lernen jeden Tag so viel, und können ihre Gefühle noch nicht so ausdrücken wie wir Erwachsene. Sie lernen ihre Gefühle erst kennen, entdecken ihren eigenen Willen, erkennen, dass sie Stärken aber auch Schwächen haben, und stoßen immer wieder an Grenzen, die ihnen nicht gefallen.

All das staut sich in Deinem Kind an, und es ist, je nach Alter, noch nicht in der Lage, das so auszudrücken und zu verarbeiten, wie Du als Erwachsener. Indem Dein Kind motzt und trotzt, Wutanfälle bekommt, schreit oder mit Sachen um sich wirft, nutzt es das einzige Ventil, was ihm in diesem Moment zur Verfügung steht.

Ich weiß, das ist erschreckend, anstrengend, beunruhigend und oft einfach auch nur nervig. Aber es muss sein, es ist normal, und es ist ein wichtiger Entwicklungsschritt.

Wie aber kannst Du jetzt damit umgehen?

→ achte darauf, dass Dein Kind sich in seiner Wut nicht verletzen kann

→ rede nach Möglichkeit nicht auf Dein Kind ein, es wird in diesem akuten Moment nichts davon aufnehmen können

→ sei für Dein Kind da, aber lasse ihm auch den Freiraum, den es in diesem Moment braucht

→ wenn Dein Kind das möchte, nimm es in den Arm, aber zwinge es nicht dazu

→ bleib in der Nähe, so dass Dein Kind weiß, dass Du da bist

→ wenn alles vorbei ist sei da, aber schimpfe nicht, denn sonst lernt Dein Kind, dass es falsch ist, Gefühle auszudrücken

→ rede nach Möglichkeit kurz mit Deinem Kind über das Geschehene, aber überbewerte solche Wutanfälle nicht

→ schreie Dein Kind nicht an

Trotzphase, das bedeutet aber auch nicht nur diese akuten Wutausbrüche und Anfälle. Grundsätzlich probieren sich die Kleinen in dieser Phase gerne aus, testen ihre Grenzen und suchen nach ihrem „Platz“.

So kann sich der Alltag mit einem Kindergartenkind auch dann schwierig gestalten, wenn es keine solch akuten Wutausbrüche bekommt.

Möglicherweise akzeptiert Dein Kind auch aktuell kein »Nein« und hört einfach nicht auf Dich? Vielleicht reizt Dein Kind Deine Geduld aus und geht stur seinen Weg? Unter Umständen kennst Du auch vieler solcher kleinen Situationen, die aber das Fass zum Überlaufen bringen können? Und was dann? Schimpfen? Anschreien? Bestrafen? Ja, so passiert es oft. Aber ist das der richtige Weg? Und welche Alternativen gibt es?

Die Trotzphase kann Eltern überfordern. Aber auch für die Kinder ist es keine einfache Zeit. Die nachfolgenden Kapitel sollen Dir aufzeigen, warum schreien keine sinnvolle Möglichkeit ist, und welche Alternativen es für Dich, Dein Kind und Deine Familie gibt.

4. SCHREIEN ALS VERBALE GEWALT – VERLETZUNGEN FÜR KLEINE KINDERSEELEN

Mittlerweile dürfte es bei jedem angekommen sein: Kinder darf man nicht schlagen, Kindern darf man keine körperliche Gewalt zufügen.

Fest steht, Kinder, die geschlagen und misshandelt werden, sind in der Regel ein Leben lang geprägt. Sie bekommen Depressionen, Angstzustände, haben ein geringes Selbstwertgefühl und bauen nur schwer Vertrauen zu sich und ihren Mitmenschen auf.

Also lieber schimpfen und schreien anstatt prügeln?

Nein, auf keinen Fall! Auch das Anschreien eines Kindes fällt unter die Kategorie Gewalt. Denn das Schreien ist eine verbale Gewalt, und auch wir Erwachsene wissen: Worte können sehr verletzend sein.

Für die Experten steht fest, Worte und Anschreien sind genauso verletzend wie

Schläge und körperliche Gewalt.

Psychologen der Universität von Pittsburgh haben sich 2013 im Rahmen einer Studie mit diesem Thema befasst. Das Ergebnis ist erschreckend und alarmierend.

Kinder, die verbale Gewalt erfahren, leiden genau so häufig unter Folgeerscheinung wie Kinder, die geschlagen oder körperlich misshandelt wurden.

Auch eine Studie der Harvard Universität belegt, wie schlimm die verbale Gewalt für Kinder ist. Besonders eben für Kinder, denn ihr Gehirn befindet sich in einer empfindlichen Entwicklung. Alles, was Kinder in jungen Jahren erleben, prägt sich in ihr Gehirn und die einzelnen Strukturen ein, es setzt sich quasi fest.

Fatal für das weitere Leben und die Entwicklung des Kindes.

Die Ergebnisse dieser und weiterer Studien machen es deutlich, auch das Anschreien ist eine Form von Gewalt. Und diese sollte nicht unterschätzt werden. Wer ein Kind anschreit verletzt sein Selbstwertgefühl. Das Kind fühlt sich wertlos, nicht geliebt, unbrauchbar und untauglich. Es fühlt sich wie ein Versager. Und das hinterlässt Verletzungen, Spuren und Narben. Diese kann man nicht sehen, so wie es bei einer körperlichen Gewalt der Fall ist, aber sie sind da.

Vermutlich hast auch Du Dein Kind schon einmal angeschrien? Ich glaube, jeder Mutter und jedem Vater passiert das, besonders in den anstrengenden Phasen der Entwicklung. Auch ich kann mich davon nicht freisprechen. Dennoch solltest Du wissen und beachten, was das Anschreien bedeutet, was mit Kinderseelen passiert, welche Folgen es haben kann.

Hast Du Dein Kind schon einmal angeschrien und dabei seine Reaktion beobachtet?

Kinder reagieren nicht selten erschrocken, entsetzt, verunsichert, verängstigt. Das kann man gut in ihren Augen und ihrem ganzen Gesicht ablesen.

Aus eigener Erfahrung weiß ich, wie man sich als Elternteil in einer solchen Situation fühlt.

In diesem Ratgeber soll es auf keinen Fall um Verurteilungen oder Belehrungen gehen. Ich bin selber Mutter, und ich kenne diese Situationen. Aber es hilft zu wissen und zu verstehen, warum unsere Kinder sich so verhalten, und wie man auf eine andere Art und Weise mit dem Trotzverhalten umgehen kann.

Viele Eltern berichten, dass sie ihre Kinder regelmäßig anschreien, aus Überforderung, weil sie nicht wissen, warum sich ihr Kind so verhält und wie sie dies handhaben sollen. Es gehört schon fast zum Alltag einer Familie, dass Kinder ihre Eltern zyklisch an ihre Grenzen bringen. Und dürfen Eltern dann nicht auch einmal die Nerven durchgehen?

Doch natürlich, denn auch Eltern sind Menschen. Allerdings weder Eltern noch Kind sollten hier einen Schaden davontragen. Wie bereits erwähnt, die Trotzphase ist ein wichtiger Entwicklungsschritt. Und Dein Kind tut hierbei nichts aus bösem Willen, es will Dich nicht ärgern. Dein Kind entwickelt sich weiter, es wird zu einem ganz besonderen Individuum. Und schreien hilft hier sowieso nur selten wirklich etwas.

Im Gegenteil, viele Kinder schalten dann ganz auf stur, beachten ihre Eltern noch weniger. Umso besser, wenn es Alternativen gibt. Und die gibt es.

5. VERTRAUEN, REGELN, GRENZEN UND LIEBE – DER SICHERE HAFEN DER FAMILIE

Für ein Kind sollten die Eltern und die Familie stets der sichere Hafen sein. Immer und zu jeder Zeit sollte sich ein Kind bei seiner Familie und in seinem zu Hause zu 100% sicher, wohl und gut aufgehoben fühlen. Vertrauen, Regeln, Grenzen und ganz viel Liebe sind hier wichtige Eckpfeiler. Auch wenn es darum geht, zu erziehen, ohne das Kind anschreien zu müssen.

1. Erziehen ohne zu schreien

Auf das Verhalten Deines Kindes richtig reagieren

Das Ziel, Dein Kind zu erziehen, ohne es dazu anschreien zu müssen, ist besonders in der Trotzphase nicht immer leicht umsetzbar. Aber es ist möglich.

Wichtig ist, dass Du richtig auf Dein Kind reagierst. Wie verhältst Du Dich, wenn Dein Kind trotzig ist, sich auf den Boden wirft, einen Wutanfall bekommt und vielleicht auch gar nicht mehr auf das hört und reagiert, was Du sagst?

Auf jeden Fall solltest Du Dein Kind ernst nehmen. Achte auf seine Wünsche und Bedürfnisse, habe Geduld und gib ihm Freiheiten. Gewalt und leere Drohungen bringen Dich nicht ans Ziel. Relevant ist, dass Du liebevoll und gleichzeitig konsequent bleibst, immer dann, wenn es nötig ist.

Manchmal kann es zudem sinnvoll sein, das Kind einfach abzulenken. Das Wichtigste aber, bleibe immer nett und liebevoll, unterstütze Dein Kind, soweit es Deine Nähe zulässt. Sei für Dein Kind da und vermittele ihm stets ein Gefühl von Geborgenheit und Verständnis.

Dabei solltest Du selbst nicht wütend werden und auch nicht Deine Stimme erheben. Bleibe nach Möglichkeit ruhig und gelassen. Denke immer daran, Du bist der Erwachsene.

Kommunikation ohne gemein zu sein

Natürlich brauchen Kinder Regeln und Konsequenzen, müssen ein »Nein« akzeptieren und sollten auf Mama und Papa hören. Und natürlich ist es verständlich, dass den Eltern auch mal die Nerven fehlen und der berühmte Geduldsfaden reist. Schnell ist es passiert, man schreit das Kind an, ohne das man es eigentlich wollte. Oder aber, man sagt etwas Gemeines zu dem Kind, was man im Grunde genommen gar nicht so meint.

Wenn das Kind motzt und trotzt, nicht hört, einen Wutanfall hat und die Situation eskaliert, solltest Du Dein Kind dennoch nach Möglichkeit nicht anschreien und auch nicht gemein werden. Versuche ruhig zu bleiben. Kommunikation ohne gemein zu sein, das sollte das Ziel sein.

Meist ist eine Kommunikation in einem akuten Wutanfall kaum möglich. Spätestens aber hinterher solltest Du mit Deinem Kind reden.

Grundsätzlich solltest Du ruhig mit Deinem Kind sprechen, mit sanfter und liebevoller Stimme, auch wenn Dir eigentlich zu Schreien zu Mute ist.

In der Praxis hat es sich gezeigt, besonnene Worte kommen bei einem Kind in der Trotzphase besser an als Schreie. Viele Kinder stellen bei schreienden Eltern erst recht auf stur.

Bleibe stets ruhig und sachlich, beschimpfe Dein Kind nicht, werde nicht gemein und auch nicht laut.

Auch wenn Dein Kind noch klein ist, ab einem Alter von circa 3 Jahren können sich Kinder schon besonders viel merken, und sich auch im späteren Leben noch an viele Situationen erinnern. Leider dann obendrein an solche, in denen sie angeschrien oder gemein behandelt wurden.

Warum tut Dein Kind das?

Dein Kind bringt Dich mal wieder zur Weißglut, Du möchtest es nur noch anschreien und Deiner Wut freuen Lauf lassen? Frag Dich stattdessen, warum tut Dein Kind das überhaupt?

Die Frage ist leicht zu beantworten: Dein Kind möchte Dich keineswegs ärgern, nerven oder herausfordern. Dein Kind macht gerade eine wichtige Entwicklungsphase durch. Es wird konfrontiert mit vielen Gefühlen, Wünschen, neuen Erfahrungen, dem eigenen Willen, Grenzen und Regeln, und schafft es nur durch motzen, trotzen und wütend werden, all seine Gefühle zu regulieren. Dein Kind probiert sich aus und sucht seinen Platz in der großen weiten Welt. Und nur darum tut Dein Kind das. Nur darum liegt es schreiend auf dem Boden, wirft mit Sachen um sich, haut und tritt vielleicht, weint jämmerlich und ist einfach nur wütend.

Vergiss nie: Dein Kind will Dich damit nicht verletzen!

Und Du hast auch nichts falsch gemacht. Dieser Gedanke kann Dir eine große Hilfe sein, Dein Schreien zu unterdrücken und einfach mehr Verständnis für Dein Kind aufbringen zu können.

Mache Dir stets bewusst, wie wichtig dieser Schritt für Dein Kind ist, und begleite Dein Kind liebevoll und ohne zu schreien durch diese für beide Seiten schwierige Zeit. Nimm das Verhalten Deines Kindes auf keinen Fall persönlich. Vergiss nie, Dein Kind kann sich noch nicht anders regulieren. Und auch für Dein Kind ist ein Wutanfall in der Regel keine schöne Situation.

Oft sind Kinder in diesem Moment selbst verängstigt und verunsichert. Eine laute Stimme, Anschreien und Beschimpfungen verunsichern die Kleinen nur noch mehr und lassen die Angst größer werden.

Hilf Deinem Kind, seine Gefühle auszudrücken

Kleinen Kindern im Kindergartenalter fällt es schwer, ihre Wut und ihre Gefühle zu regulieren. Sie können diese nicht ausdrücken und nur schwer darüber sprechen und erklären. Irgendwann platzt alles aus ihnen heraus, der nächste Wutanfall oder Gefühlsausbruch ist da.

In der Trotzphase bist Du gefragter denn je.

Führe deinem Kind vor Augen, wie es seine Gefühle auch anders artikulieren kann, und zeig ihm, dass es vollkommen okay ist, seine Emotionen darzubieten. Sei dabei stets ein gutes Vorbild. Wenn Eltern offen mit Empfindungen umgehen, lernt das Kind dieses Verhalten. Sprich offen mit Deinem Kind über Deine Gefühle, und frage es, wie es ihm geht und wie es sich fühlt. Sprich mit ihm über die verschiedenen Gefühlswelten, erkläre ihm die Unterschiede.

Kindgerechte Bücher können hier eine gute Unterstützung sein.

Nach einem Gefühlsausbruch kannst Du ebenfalls versuchen, mit Deinem Kind über seine Gefühle zu sprechen. Dabei solltest Du Dein Kind immer ernst nehmen. Dann fühlt es sich sicher und verstanden und kann besser lernen, seine Gefühle auf eine andere Art und Weise auszudrücken.

Emotionale Sicherheit ist wichtig, damit Kinder ihre Gefühle bekunden können.

Oft kann es auch sinnvoll sein, die Gefühle des Kindes zu „spiegeln“.

Zeige Deinem Kind, wie Du glaubst, dass es sich fühlt. Versetze Dich in seine Situation. Drücke die Gefühle in Deinen Worten aus, und zeige ihm Wege auf, wie es sich gegenüber anderen ausdrücken kann.

Das Ganze ist ein Lernprozess. Gehe mit gutem Vorbild voran, mit viel Liebe und Geduld, mit Geschichten und Büchern, und auch mit dem „Spiegeln“ kannst Du hier schon viel erreichen. Je besser Dein Kind lernt, seine Gefühle auf eine alternative Art und Weise auszudrücken, desto schneller gehen die extremen Wutanfälle und Gefühlsausbrüche zurück.

Natürlich darf jedes Kind auch später solche Anfälle gelegentlich mal haben, aber Ziel sollte es sein, die Gefühle mit Worten zu benennen beziehungsweise in Worte zu fassen. Oder eben durch Gestik und Mimik zum Ausdruck zu bringen, bevor die Gefühlswelt eskaliert und explodiert.

Und je seltener Dein Kind explodiert, desto seltener musst Du selbst Deinen Ärger und Deine Gefühle regulieren.

2. Regeln aufstellen

Natürlich ist die Trotzphase anstrengend, auch für die Eltern.

Kennst Du das Gefühl, wenn Du vor Wut und Ärger fast platzt und einfach alles nur noch herausschreien möchtest?

Wie bereits erwähnt und erläutert, das Anschreien eines Kindes kann fatale Folgen haben. Umso wichtiger, dass Kinder nicht angeschrien und gemein beschimpft werden.

Jedes Kindergartenkind durchlebt die Trotzphase, diese ist von großer Bedeutung und lässt sich nicht vermeiden. Aber sie kann erleichtert werden.

Regeln sind hier das A und O.

Wenn jeder weiß, welche Regeln es gibt und an was sich wer in welcher Situation zu halten hat, muss erst gar nicht geschrien werden. Regeln geben beiden Seiten ein hohes Maß an Bestimmtheit. Dein Kind weiß woran es ist, und auch Du bekommst Sicherheit. Denn nicht selten schreien wir aus Unsicherheit, oder auch, weil wir selbst gerade überfordert oder unzufrieden sind. Regeln aber können hier Abhilfe schaffen und regulierend wirken.

Familienregeln aufstellen

Experten sind sich einig, es ist nicht empfehlenswert, vollkommen antiautoritär zu erziehen, aber nur „Zucht und Ordnung" ist auch nicht sinnvoll.

Ein gesunder Mittelweg sollte das Ziel sein. Das bedeutet, es soll und muss Regeln geben, aber nicht jede Kleinigkeit des Alltags und des Familienlebens sollte mit festen Leitlinien organisiert werden.

Kinder brauchen Freiräume, um sich frei entfalten und entwickeln zu können, Kinder brauchen aber auch Regeln und Grenzen, um sich sicher und gut aufgehoben fühlen zu können.

Oft ist es so, dass Kinder ihren Eltern gerne mal auf der Nase herumtanzen und gerne ihre Freiräume erweitern möchten. Nicht selten geben Eltern nach oder reagieren dann falsch.

Das Resultat: Die Kinder versuchen es immer öfter und häufiger; die Eltern sind irgendwann gestresst und genervt. Der Streit ist vorprogrammiert, häufig fällt auch mal ein böses Wort oder es wird lauter.

Ziel aber sollte es sein, ein Kind zu erziehen, ohne es anzuschreien.

Feste Familienregeln machen das möglich. So weißt Du, an was Du Dich orientieren kannst, und auch Dein Kind bekommt klare Grenzen.

Streitereien können öfter vermieden werden, Eltern können einfacher konsequent bleiben, und auch die Kinder halten sich meist besser an feste und bekannte Regeln. Ein guter Weg zur richtigen Erziehung, ganz ohne Anschreien.

Familienregeln können das Zusammenleben enorm erleichtern. Sie können im Alltag eine Art Wegweiser für beide Seiten sein. Doch nicht nur für die Kinder kann und sollte es Regeln geben, auch Elternregeln können durchaus sinnvoll sein.

Die Wahl der richtigen Regeln

Fest steht, Familienregeln sind gut und wichtig. Doch welche Regeln genau machen Sinn? Und wer sollte die Regel aufstellen? Grundsätzlich gibt es hier kein Pauschalrezept. Jedes Kind ist einzigartig, und auch jede Familie. Es ist maßgebend, die Familienregeln individuell festzulegen.

Vielleicht überlegst Du einmal, welche Situationen Euren Alltag ganz besonders belasten? Wo gibt es oft Diskussionen, Streit und Auseinandersetzungen? Geht es häufig ums Essen, ums Aufräumen, ums Schlafen oder um bestimmte Verhaltensmuster?

Überlege, was für Dich und für die ganze Familie wichtig ist. Was sollte besser funktionieren? Was genau erwartest Du in einer bestimmten Situation von Deinem Kind?

Die Entscheidungen aber solltest Du nicht alleine treffen. In jedem Fall sollten die Eltern hier an einem Strang ziehen und sich einig sein. Am besten überlegen beide

Elternteile, was besser laufen könnte und wo Regeln sinnvoll wären. Absprachen und Einigkeit sind hier das A und O. Was bei dem einen Elternteil gilt, muss auch bei dem anderen Elternteil so umgesetzt werden. Nur dann machen Familienregeln Sinn.

Fragst Du Dich, ob auch Dein Kind bei der Aufstellung der Regeln beteiligt sein sollte?

Nun, hier kommt es auf das Alter des Kindes und auf die Regel an.

Manche Dinge sollten Eltern alleine entscheiden und regeln, bei weniger wichtigen Regeln können die Kinder, je nach Alter, ein kleines Mitspracherecht bekommen.

Das aber musst Du mit Deinen Lieben individuell entscheiden. In erster Linie aber sollten sich die Eltern absprechen und gemeinsam und zu 100% hinter den Regeln stehen.

Wann soll mit den Regeln begonnen werden?

Braucht grundlegend jedes Kind Regeln? Natürlich braucht ein Säugling noch keine festen Regeln sondern einfach nur viel Liebe und Zuwendung. Kindergartenkinder allerdings brauchen feste Strukturen und auch Grundsätze.
Aber ab wann sollte mit der Erziehung und festen Regeln begonnen werden?

In den ersten 6 Monaten braucht ein Baby einfach nur Liebe und Zeit, keine Erziehung, keine Regeln. Kleine Babys kann man weder erziehen noch verziehen.
Erst ab dem 7. Lebensmonat geht man davon aus, dass Babys erste Teile ihres eigenen Willens entdecken.

Spätestens nach dem ersten Geburtstag dann solltest Du beginnen, Deinem Kind Grenzen aufzuzeigen und erste kleine Regeln aufstellen.

Natürlich braucht ein Kleinkind Zeit, bis es Regelungen verinnerlicht hat und sie immer und zu 100% umsetzt.

Dennoch ist es wichtig, mit viel Liebe und Geduld, die Kleinen so früh wie möglich an das Thema heranzuführen.

Neue Regeln können aber im Laufe der Zeit dazukommen. Nämlich immer dann, wenn sich während der Trotzphase neue Probleme und schwierige Situationen ergeben. Hier kann es Sinn machen, wenn Du über die Umstände nachdenkst und überlegst, ob diese mit Regeln einfacher zu handhaben sind?

Familienregeln richtig vermitteln

Nicht nur das Aufstellen der richtigen Regeln ist wichtig, auch die Vermittlung der Regeln an das Kind spielt eine wichtige Rolle. Denn die schönste Regel bringt nichts, wenn Dein Kind sie nicht versteht und ignoriert.

Versuche Deinem Kind Regeln in einfachen Worten, kurz und knapp zu erklären. Gehe dabei auf Augenhöhe, bleibe freundlich aber dennoch ernst. Gut ist es, wenn Du Deinem Kind auch den Sinn erklärst, der hinter einer Regel steckt. Zum Beispiel sollten herumliegende Kleidungsstücke und Spielsachen regelmäßig auf ihren Platz geräumt werden, damit niemand darüber fallen oder stolpern kann.

Sieht Dein Kind einen Sinn hinter einer Regel, wird es sie schneller und einfacher umsetzen können.

Dazu ist es wichtig, dass Du die Regeln immer wieder wiederholst. So lange, bis Dein Kind die Regeln verinnerlicht hat.

Achte darauf, dass es nicht zu viele neue Regeln mit einem Mal gibt. Denn sonst kann Dein Kind diese nur schwer umsetzen.

Eltern sollten sich bei den Leitsätzen immer auf ein paar wichtige beschränken, und ihren Kindern sonst auch genügend Freiräume lassen.

Darf es Regeländerungen geben?

Kennst Du das: In Deiner Familie gibt es bestimmte Regeln, die Du aber gerne mal, je nach Situation, ein wenig schleifen lässt und veränderst?

Vielleicht bringt Dir das in diesem Moment einfach schneller mehr Ruhe, Entlastung oder weniger Diskussionen. Verständlich! Aber auf Dauer ist das nicht gut.

Wurden Regeln festgelegt, sollten diese auch grundsätzlich und von allen Familienmitgliedern gleichermaßen eingehalten werden.

Dennoch darf es natürlich Regeländerungen geben. Passt eine Regel einfach nicht mehr zur Familie, zu Dir oder Deinem Kind, haben sich Situationen oder Gegebenheiten verändert, kann es Sinn machen, Regeln auch mal zu ändern. Das sollte aber sehr wohl überlegt werden, es sollte Absprachen geben, und das Kind sollte die Sachlage und die neue Regel genau erklärt bekommen.

Einfach mal zwischendurch eine Regel verändern, nur weil es in dem Moment vielleicht leichter erscheint, das ist in jedem Fall nicht empfehlenswert.

Regeln sollen Dir, Deinem Kind und Deiner Familie eine Stütze sein. Werden Bestimmungen zu oft und ohne „wichtigen“ Grund geändert, kann das zu Verunsicherungen auf beiden Seiten führen. Und somit auch schnell wieder zu mehr Reibereien, Diskussionen und Konflikten.

Erziehung ohne zu schreien, das bedeutet klare Regeln, die für alle gleichermaßen gelten, und die nach Möglichkeit auch eingehalten werden und Bestand haben.

3. Vertrauen aufbauen

Vertrauen ist in einer jeden Beziehung von enormer Wichtigkeit. Ohne Vertrauen funktionieren Beziehungen nicht. So ist es auch in der Eltern-Kind-Beziehung, in der Familie.

Wenn Eltern gut und richtig erziehen wollen, müssen Sie alles daran setzen, dass ihnen ihr Kind zu 100% vertraut. Vielleicht glaubst Du, dass Kinder ihren Eltern einfach von Geburt an blind vertrauen? Das mag auf eine Art und Weise stimmen, doch das Zutrauen können sich Eltern auch ganz schnell verspielen. Und ist das Vertrauensverhältnis erst einmal gestört, wird es zudem mit der Erziehung schwierig.

Ohne Vertrauen halten sich Kinder weniger an Regeln, es kommt häufiger zu Auseinandersetzungen, es fallen schneller und leichter gemeine und laute Worte.

Wer ohne Schreien erziehen möchte, sollte immer darauf achten, dass zwischen Eltern und Kind ein gutes Vertrauensverhältnis besteht.

Mit den nachfolgenden Tipps und

Aspekten kannst Du das Vertrauensverhältnis zwischen Dir und Deinem Kind ausbauen und fördern.

Versprechen einhalten

Rund um das Vertrauen ist es wichtig, dass Dein Kind auf Dein Wort bauen kann. Halte Dich stets an das, was Du gesagt und vermittelt hast. Versprechen solltest Du immer einhalten. Dein Kind muss sich auf Dich und Deine Worte verlassen können. Wenn es eine Differenz zwischen Sagen und Handeln gibt, wird das dem Vertrauen Deines Kindes in Dich und zu Dir schaden. Woran soll es sich dann noch orientieren? Woher soll Dein Kind wissen, dass es Dir vertrauen kann, wenn Du anders handelst als Du es gesagt hast?

Es ist enorm wichtig, dass Dein Wort Bestand hat. Und auch, dass Du Deine Worte sorgfältig auswählst. Wenn Dir das gelingt, ist das ein erster wichtiger Schritt zu einem gesunden und dauerhaften Vertrauensverhältnis.

Gutes Verhalten richtig honorieren

Hier stellt sich gleich zu Beginn die Frage: Muss jedes gute und richtige Betragen eines Kindes belohnt werden?

Nein, natürlich nicht. Weder zu viele Belohnungen noch zu viele Bestrafungen sind gut für Dein Kind und die Erziehung. Dennoch macht es Sinn, richtiges Verhalten ab und an zu honorieren. Dabei sollten nie die eigentlichen Fähigkeiten des Kindes belohnt werden, sondern vielmehr das Benehmen.

Versucht Dein Kind etwas und schafft es aber nicht, ist das mehr Belohnung wert als etwas, das Deinem Kind aufgrund seiner Talente leicht von der Hand geht und ihm immer gelingt. Kinder sollen spüren, dass sie nicht wegen ihrer Fähigkeiten geliebt werden, sondern wegen ihrer ganz persönlichen Art, einfach weil sie da sind.

Richtig honorieren bedeutet, das Verhalten und nicht die Talente zu honorieren. So fühlt sich Dein Kind immer und zu jeder Zeit sicher und geliebt und kann Dir zu 100% vertrauen.

Versetze Dich in die Lage Deines Kindes

Du willst, dass Dein Kind Dir vertraut? Dann ist es wichtig, dass Du Dein Kind verstehst und die Welt mit seinen Augen siehst.

Versetze Dich in die Lage Deines Kindes, und verstehe warum es sich in einer Situation so oder so verhält. Nur wenn Du Dein Kind verstehst, kannst Du auch richtig mit ihm umgehen. Und nur wenn Dein Kind sich verstanden und ernst genommen fühlt, kann es Dir auch vertrauen. Kinder machen in unseren Augen nicht alles richtig, stellen oft zu viele unnötige Fragen oder brauchen zu lange für bestimmte Tätigkeiten. Aber wichtig ist es, dass wir sie immer und zu jeder Zeit ernst nehmen und versuchen, uns alles auch aus ihrem Blickwinkel anzusehen. Das fördert Vertrauen.

4. Bindung stärken

Dein Kindergartenkind befindet sich mitten in der Trotzphase und Euer Alltag ist schwer und anstrengend? Passiert es Dir sogar, dass Du Dein Kind manchmal anschreist, einfach, weil Du überfordert bist, Dir alles zu viel ist, Du unsicher bist?

Dann geht es Dir wie vielen Eltern. Auch ich kenne diese Situationen nur all zu gut. Ich kann Dir sagen, Du bist nicht alleine.

Aber es gibt Wege, wie die Kleinen besser durch diese Phase kommen, wie die ganze Familie die Situationen besser meistern kann. Und auch Wege, wie Dein Kind besser und gewillter kooperiert.

Dazu braucht es ein gutes Fundament, und das heißt Bindung beziehungsweise Beziehung. Ist Eure Bindung, Eure Beziehung zueinander gut und stabil, werdet Ihr die schwierige Trotzphase besser meistern können.

Hierzu möchte ich Dir ein paar Tipps und Tricks an die Hand geben, wie Du es schaffst, die Bindung zu Deinem Kind zu stärken. Denn, längst nicht jede Bindung ist von Beginn an gut und perfekt. Und das bedeutet nicht, dass Du etwas falsch gemacht hast. Kein Kind ist wie das andere, keine Mama ist wie die andere, und auch kein Papa ist wie ein anderer Papa. Jede Familie ist einzigartig. Und so ist es auch gar nicht schlimm, wenn Du der Bindung ein klein wenig nachhelfen musst.

Eine schwere Geburt, schwere Alltagssituationen oder eben die Trotzphase können hier kleine Risse hinterlassen. Aber das ist kein Grund den Mut verlieren oder gar an sich selbst zu zweifeln. Mit ein bisschen Geduld, viel Liebe und den nachfolgenden Tipps kann die Bindung reifen und wachsen. Und, wie so vieles im Leben, Gutes braucht seine Zeit.

→ schenke Deinem Kind ganz viel Zeit, Liebe und körperliche Nähe

→ jedes Kind braucht ungeteilte Aufmerksamkeit

→ sei ganz bei Deinem Kind und genieße den Moment

→ höre Deinem Kind achtsam zu

→ zeige Gefühle und lasse Gefühle zu

→ sei mitfühlend, immer wenn es nötig ist

→ liebe Dein Kind nur wegen seiner selbst, ohne Bedingungen und Beschränkungen

→ sei für Dein Kind da und zeige Interesse

→ sei stets ehrlich zu Deinem Kind

→ stehe zu Deinem Kind, selbst in schwierigen Situationen

→ entschuldige Dich, falls es nötig ist (auch Eltern dürfen Fehler machen)

→ achte und respektiere Dein Kind und seine Gefühle

→ unternehme viel mit Deinem Kind

→ lache und freue Dich gemeinsam mit Deinem Kind

→ spiele mit Deinem Kind; erhalte Dir das eigene innere Kind

6. KINDERERZIEHUNG OHNE ANSCHREIEN - SO KANN'S GELINGEN

Kindererziehung ist nicht immer leicht. Besonders wenn sich das Kindergartenkind in der Trotzphase befindet, kann sich der Familienalltag schnell schwierig gestalten. Mit Regeln und Grenzen, Liebe und Verständnis, Vertrauen und einer guten Bindung können Eltern schon sehr viel erreichen und der angespannten Phase positiv entgegenwirken.

Dennoch, die Wutanfälle und Gefühlsausbrüche Deines Kindes kannst Du nicht immer verhindern. Sie treten nicht bei jedem Kind gleich schwer und häufig auf, aber nahezu alle Eltern, die ein Kind im Kindergartenalter haben, wissen, wovon ich rede.

Umso wichtiger ist es, auch für solch schwierige Situationen die passenden Werkzeuge an der Hand zu haben. Diskutieren mit dem Kind bringt in derartigen Konstellationen nur selten etwas, anschreien oder gar Gewalt dürfen keine Option sein.

Aber was kannst Du tun? Wie kannst Du besser mit solchen Situationen umgehen? Wie kommen Du und Dein Kind gut durch dieserart Umstände durch?

Nachfolgend möchte ich Dir auch hierzu ein paar Tipps und Ratschläge mit auf den Weg geben. Bestimmt findest Du so den einen oder anderen Trick, der zu Dir und Deinem Kind passt, und der Dich im Alltag gut und sicher begleiten kann.

1. Fange an zu zählen

Versuche in einem Tumult, in dem Du kurz vorm Explodieren bist und am Liebsten Dein Kind anschreien möchtest, einfach mal zu zählen.
Zähle bis 5, langsam, stelle Dir jede Zahl bildlich vor, nimm Dir diesen kurzen Augenblick. Du wirst sehen, dieser kurze Moment kann Dir schon helfen herunterzufahren und der Situation gelassener gegenüberzutreten.

Konzentriere Dich auf die Zahlen und das Zählen. Schnell wird der ganz große Ärger verflogen sein. Ein kleiner Moment mit großer Wirkung.

Indem Dein Gehirn und Dein Geist kurz etwas anderes zu tun bekommt, flauen Wut und Ärger ab, und Du kannst die Verhältnisse mit Deinem Kind besser meistern. Und bestimmt auch ohne zu schreien.

2. Nimm Dir eine kleine Auszeit

Dein Kind bringt Dich mal wieder auf die Palme? Eine gute Alternative zum Anschreien - verlasse für einen kurzen Moment die Situation, vielleicht auch den Raum. Nimm Dir eine kleine Auszeit. Auch Deinem Kind wird dieser kurze Moment bestimmt gut tun. Etwas Abstand zu der Gesamtlage kann Wunder wirken.

Wichtig ist aber, dass Dein Kind während Deiner Abwesenheit in Sicherheit ist. Ein kleines Kind kannst Du auf den Boden oder in sein Bettchen legen, größere Kinder sollten sich in diesem Moment nicht verletzen können. Auch darf die Auszeit nicht all zu lange dauern. Ein - zwei Minuten sind hier meist schon ausreichend.

3. Atme einfach mal durch

Ein paar tiefe Atemzüge beleben Körper und Geist und regulieren diverse Körperfunktionen. Atme tief ein und aus, entspanne Dich und Deinen Körper.

Natürlich nicht ganz leicht, wenn das Kind währenddessen brüllt und tobt. Aber: Übung macht den Meister.

Konzentriere Dich für einen kleinen Moment auf Deine Atmung, auf nichts anderes. Gönne Dir und Deinem Körper eine extra Portion Sauerstoff. Wenn möglich, kannst Du auch ein paar tiefe Atemzüge vor einem Fenster oder der Haustür nehmen.

Wichtig ist auch hier, kannst Du Dein Kind währenddessen nicht im Blick haben, sollte es sicher sein. Das tiefe Durchatmen hilft Dir herunterzufahren, Wut und Anspannung loszuwerden. Entspannter und gelassener kannst Du anschließend die Situation meistern.

4. Verändere Deine Perspektive

Bestimmt nicht leicht, aber effektiv. Wenn Du merkst, wie Deine Wut immer größer wird und Du kurz davor bist Dein Kind anzuschreien, versuche Deine Perspektive zu ändern.

Versetze Dich einfach mal kurz in die Lage Deines Kindes und versuche Verständnis zu haben. Unter Umständen stellst Du Dir vor, Du gehst für einen kurzen Moment aus Dir heraus und schaust Dir selbst zu. Ist alles wirklich so schlimm? Was genau ärgert Dich jetzt? Wieso verhält sich Dein Kind gerade so?

Eine andere Perspektive kann Dir helfen. Dabei kannst Du wählen, welche Art des Perspektivenwechsels für Dich richtig ist.

Auch das Verlassen des Raums kann dabei helfen, die Perspektive zu verändern.

5. Singe Dir Deinen Frust von der Seele

Diese Alternative zum Schreien hat einen ganz besonderen Vorteil: Der Überraschungseffekt bei Deinem Kind wird enorm sein.

Singe Dir einfach Deine Wut und Deine Unsicherheiten von der Seele. Noch bevor Du explodierst fange an zu singen. Egal was, einfach ein Lied das Du magst, einfach was Dir gerade in den Sinn kommt. Das lenkt Dich und auch Dein Kind ab, baut Spannungen ab und lässt die Wut verfliegen. Du wirst schnell merken, wie gut Dir das tut. Und auch Dein Kind wird von seinem Gefühlsausbruch positiv abgelenkt. Eine durchaus sinnvolle und bewährte Alternative zum Anschreien.

6. Überspiele die Situation

Eskaliert mal wieder alles, tanzt Dein Kind Dir auf der Nase herum oder bekommt einen Wutanfall? Bist Du kurz vorm Explodieren und läufst, Gefahr Dein Kind anzuschreien? Dann überspiele die Situation einfach, und das wortwörtlich.

Verlasse die Situation und spiele mit Deinem Kind. Wecke das innere Kind in Dir, lenkt Euch gemeinsam ab. Nicht bei jedem Kind und in jeder Situation kann das gelingen, erst recht nicht, wenn Dein Kind sich in seine Gefühle hineinsteigert. Aber oft kann spielen eine gute Möglichkeit sein. Versuche es doch einfach mal.

7. Schreie alternativ

Viele Experten sind der Meinung, sein Kind anzuschreien ist genauso schlimm wie es zu schlagen. Aber wir alle wissen, schreien kann so befreiend sein - auch ein Grund, warum Dein Kind in der Trotzphase so oft brüllt und schreit und tobt. Es befreit sich.

Warum solltest Du das nicht ebenfalls machen können und dürfen? Du darfst das, doch nicht gegenüber Deinem Kind.

Es klingt vielleicht komisch, aber schreie in die Kloschüssel, in der Garage, im Auto, in einem Raum am anderen Ende des Hauses. Schreie, ohne dass Dein Kind sich angeschrien fühlt. Alternatives Schreien kann sehr befreiend sein, und Du kannst mit neuer Kraft viele Situationen besser meistern.

8. Rede Dir den Frust von der Seele

Bestimmt ist nicht immer eine erwachsene Person in der Nähe, wenn eine Situation zwischen Dir und Deinem Kind zu eskalieren droht. Aber es gibt Telefone und Handys. Rufe einfach eine Freundin, Deinen Partner oder Deine Mutter an, und rede Dir den Frust von der Seele. Ein kurzes Gespräch - und der Ärger ist verflogen.

Vielleicht merkst Du dann auch, dass alles doch nicht so schlimm ist, und kannst gelassener reagieren. In jedem Fall kann das Reden viel Gutes bewirken.

9. Prophylaxe

Fast noch wichtiger als die möglichen Alternativen in den Akutsituationen ist die Prophylaxe.

Natürlich ist es gut und wichtig, dass Du im Fall der Fälle weißt, wie Du alternativ mit Deinem Ärger und Deiner Wut umgehen kannst. Es ist aber auch wichtig, dass Du lernst und weißt, wie Du diese Situationen vermeiden kannst.

Dabei kannst Du es nicht verhindern, dass Dein Kind in die Trotzphase kommt und Gefühlsausbrüche hat. Und wie bereits erwähnt ist diese Phase auch sehr wichtig für die Entwicklung Deines Kindes. Aber Du kannst an Dir arbeiten. Denn, wenn Du ehrlich bist, Du reagierst in der Regel erst dann wütend auf das Verhalten Deines Kindes, wenn Du selbst müde, erschöpft, unsicher oder unzufrieden bist.

Beobachte Dich selbst, warum reagierst Du verärgert oder aggressiv? Liegt es nur am Verhalten deines Kindes, oder ist auch bei Dir etwas im Argen?

Schaffe Ressourcen und nimm Hilfe an. Du musst und kannst nicht alles alleine meistern. Du brauchst regelmäßige Pausen und Auszeiten, Zeit für Dich und Deine Interessen. Und auch Eltern brauchen Zeit als Paar. Nur wer gut auf sich achtet, kann gut und gelassen mit seinem Kind umgehen. Zufriedene Eltern kommen auch den Kindern zugute.

Und ganz wichtig:

Du solltest Dein Kind niemals anschreien. Wenn es aber doch einmal passiert, entschuldige Dich bei Deinem Kind!!! Eltern sind auch nur Menschen, Eltern dürfen Fehler machen. Wichtig ist immer, dass Du später das Gespräch mit Deinem Kind suchst, ihm die Situation erklärst und Dich entschuldigst.

7. TRENNUNGS- UND SCHEIDUNGSKINDER – WAS ES ZU BEACHTEN GILT

Grundsätzlich sollte kein Kind Gewalt erfahren, kein Kind sollte geschlagen oder angeschrien werden. Gewaltfreie Erziehung, eine Erziehung ohne Schläge und anschreien sollte das Ziel sein.

Und jedes Kind braucht Liebe, Regeln, Grenzen und familiären Rückhalt. Ganz besonders wichtig aber ist das bei Trennungs- und Scheidungskindern. Diese Kinder machen eine schlimme Phase durch.

Besonders Kindergartenkinder bis zu einem Alter von 7 Jahren tun sich mit Trennungen und Scheidungen ganz besonders schwer.

Warum?

Weil sich Kinder in diesem Alter oft die Schuld an der Trennung der Eltern geben. Umso wichtiger, den Kindern jetzt Liebe und Zuwendung zu schenken.

Hast auch Du Dich getrennt und befindet sich Dein Kind in der Trotzphase?

Eine doppelte Belastung für alle Eltern. Dennoch musst Du an Dein Kind denken und Deine Wut, Deinen Ärger und Deine Probleme in den Hintergrund stellen. Auf keinen Fall darfst Du Deine Sorgen und Probleme an Deinem Kind auslassen. Natürlich ist es auch für Dich eine schwere Zeit, aber Dein Kind kann nichts dafür. Schreie Dein Kind nicht an. Suche nach Alternativen, um mit Dir und Deinen Gefühlen besser klarzukommen. Schaffe Ressourcen und nimm Hilfe an.

Wichtig ist auch, dass die Eltern, auch wenn sie getrennt sind, weiterhin an einem Strang ziehen, zumindest, was die Erziehung angeht. Ein Kind braucht feste Strukturen, Regeln und Grenzen. Erst recht in der Trotzphase und besonders nach der Trennung der Eltern. Daher sollten die Eltern, auch wenn es noch so schwer ist, miteinander reden und gemeinsam Regeln und Grenzen festlegen. Und diese sollten einheitlich gelten. Neben viel Liebe, Zeit und Zuneigung ist das besonders wichtig.

Am Wichtigsten ist aber, natürlich, das Kind nicht anzuschreien. Das Kind leidet selber unter der Situation. Lass es nicht noch mehr leiden. Suche Dir andere Ventile für Deinen eigenen Ärger und sei stark und liebevoll gegenüber Deinem Kind. Versetze Dich in die Lage Deines Kindes.

So kannst Du es mit all seinen Wutausbrüchen und Gefühlen besser verstehen. Ohnehin ist die Trotzphase auch für Dein Kind nicht leicht, und die Trennung der Eltern auch nicht. Ist es da nicht verständlich, dass all dem Ärger einfach mal Luft gemacht wird?

Und Kleinkinder können das oft einfach nur über brüllen und schreien.

Du aber bist erwachsen, und so solltest Du auch mit Deinen Empfindungen und Deiner Wut umgehen.

Schreie Dein Kind nicht an, sondern rede mit ihm. Frag nach seinen Eindrücken, und sprich über Deine Gefühle. Zeige ihm, dass es seine Emotionen ausdrücken darf, und lehre es die Möglichkeiten. Kinder müssen genau das erst lernen. Sei ein gutes Vorbild, erziehe liebevoll und ohne Gewalt, auch wenn die Situation Dich selbst überfordert. Du trägst die Verantwortung.

8. FAZIT

Fest steht, die Erziehung unserer Kinder ist nicht immer leicht. Und viele Situationen und Phasen erschweren die Erziehung. Die Trotzphase Deines Kindes ist für Eltern und Kind alles andere als leicht. Doch sie ist wichtig. Sie ist ein großer Teil der kindlichen Entwicklung. Als Mutter aber weiß ich aus eigener Erfahrung, Kinder in der Trotzphase können einen durchaus mal an den Rande der Verzweiflung bringen und uns extrem reizen.

Meinen Ratgeber möchte ich mit einer kleinen Zusammenfassung beenden, um Dir noch einmal das Wichtigste vor Augen zu führen. Ich hoffe, dass Dir der Ratgeber eine gute Hilfestellung für den Alltag mit Deinem Kindergartenkind ist, und dass Du den einen oder anderen Tipp oder Ratschlag positiv anwenden und umsetzen kannst.

→ Kinder sollten immer gewaltfrei erzogen werden

→ auch das Anschreien ist eine Form von Gewalt, die viel Schaden anrichten kann

→ Kinder brauchen Liebe und Zuwendung, Strukturen, Regeln und Grenzen

→ die Trotzphase ist ein wichtiges und notwendiges Übel

→ es gibt Alternativen zum Anschreien

→ Eltern müssen nicht perfekt sein und dürfen Fehler machen

→ gehe immer offen und ehrlich mit Deinem Kind um

→ zeige Gefühle und sei Deinem Kind ein gutes Vorbild

→ entschuldige Dich stets für eventuelle Fehler

→ sei gut zu Dir selbst und tanke Kraft, dann kannst Du einfacher gut zu Deinem Kind sein

TIPP:

Du möchtest Deine Beziehungen in Klarheit gestalten?
Du wünscht Dir Veränderung in Deiner Kommunikation?
Du wünscht Dir mehr Leichtigkeit und Verbindung im Leben mit Deinen Kindern?

Der Online-Kurs "Intensiv-INSPIRATIONS-Kurs. Verbindende Kommunikation im Leben mit Kindern" richtet sich an Dich, wenn Du irgendwie irgendwo feststeckst und es sich so anfühlt, als drehst Du Dich im Kreis, in der Art und Weise wie Du mit Dir selbst sprichst (ich bin nicht...genug, ich kann das nicht, ich weiß nicht was ich machen soll, ich komm da nicht raus, ich bin so...) und merkst, dass Dich das nicht weiterbringt. Du bist hier goldrichtig, wenn Du Dir Inspirationen wünschst, wie Du Deine Beziehung mit Dir selbst und damit auch mit Deinen Kindern mit Leichtigkeit und Freude gestalten kannst. Mach mit, wenn Du gerne gestärkt wirst, in Deinem (Selbst-)Vertrauen, indem Du jeden Tag kleine machbare Schritte gehst, Dir Dich Dir und Deinen Kindern näher bringen – gegenseitiges Verstehen und Verbindung in Eurem Alltag ermöglichen.

Nach dem Motto „es kann keinen äußeren ohne den inneren Frieden geben" liegt unser Hauptaugenmerk auf dem Prozess der Selbstempathie. Spüren wir uns selbst gut und können wir für unsere Bedürfnisse sorgen, so können wir das auch unseren Kindern vorleben und sie dabei unterstützen zufriedene Wesen zu sein.

Darum: „glückliche Eltern – glückliche Kinder. Verbindende Kommunikation im Leben mit Kindern"

Infos unter: https://soto-media.de/intensiv-kurs

LES MASQUES DE TOUTANKHAMON

DU MÊME AUTEUR

CHEZ LE MÊME ÉDITEUR

Jeanne de l'Estoille :

1. *La Rose et le Lys.*
2. *Le Jugement des loups.*
3. *La Fleur d'Amérique.*

GÉRALD MESSADIÉ

LES MASQUES DE TOUTANKHAMON

ORAGES SUR LE NIL

☥☥

ARCHIPOCHE

Si vous souhaitez recevoir notre catalogue et être tenu au courant de nos publications, envoyez vos nom et adresse, en citant ce livre, aux Éditions Archipoche,
34, rue des Bourdonnais 75001 Paris.
Et, pour le Canada, à
Édipresse Inc., 945, avenue Beaumont,
Montréal, Québec, H3N 1W3.

ISBN 978-2-35287-027-2

PREMIÈRE PARTIE

LE PAYS DONT LE ROI ÉTAIT UN ENFANT

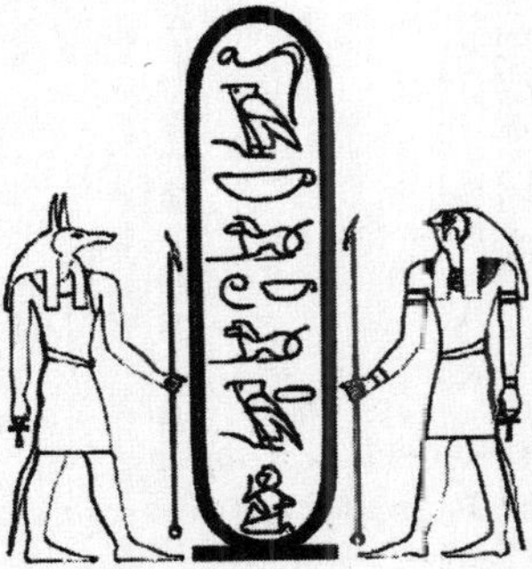

1

Disparitions mystérieuses

Pour saluer le lever du soleil comme à l'accoutumée, les ibis blancs nichés dans les sycomores, sur les berges du Grand Fleuve, en face du Grand Temple d'Amon à Karnak, poussèrent des cris gutturaux et ponctuèrent de fientes le sol fraîchement raclé. Celles de la veille avaient été soigneusement prélevées par les jardiniers du grand-prêtre Houmose ; dispensées par l'oiseau sacré, forme terrestre du dieu de tous les savoirs, Thoth, elles constituaient, en effet, un engrais précieux.

Puis les volatiles s'envolèrent dans des claquements d'ailes impérieux et se mirent en quête de leur premier repas : alevins, têtards, limaces, scolopendres traîne-la-patte et autres friandises.

Un homme débarqua prestement d'un bateau qui venait d'accoster au ponton, devant la villa du grand-prêtre. Il s'engagea d'un pas rapide sur le chemin dallé qui menait à l'auguste demeure. Il franchit le portail du grand mur d'enceinte, traversa la roseraie et parvint au porche majestueux. Un domestique l'accueillit avec une surprise apparente, disparut dans les profondeurs de la maison et revint peu après. Puis il conduisit le visiteur, au-delà du patio couvert de vignes et de jasmins, vers les appartements privés du grand-prêtre en personne.

Houmose, à la salle de bains, livrait sa masse imposante aux serviteurs chargés de ses ablutions rituelles. Après que les garçons de bain l'avaient savonné de la tête aux pieds et rincé, le barbier procédait au rasage du dignitaire : crâne, visage, torse, pubis et parties génitales, aisselles, bras et jambes, et même les petites touffes de poils sur les gros orteils étaient impitoyablement sacrifiées ; l'absence de pilosité sur l'anatomie du Premier serviteur du Dieu des dieux était une condition absolue de sa pureté rituelle.

Un scribe posté à l'extérieur annonça le messager. Houmose leva les sourcils. Que pouvait-on bien lui annoncer d'aussi bonne heure ? Il tourna la tête et sa surprise s'accrut quand il reconnut le visiteur : c'était le fils de Ouadj Menekh, Premier chambellan du roi.

— Très honoré grand-prêtre, mon père a jugé nécessaire de me dépêcher auprès de toi pour t'informer d'une très importante et déplorable nouvelle : le roi est mort.

Houmose, le scribe qui avait amené le messager, les deux garçons de bain, le barbier et son apprenti se figèrent.

— Quand ? demanda enfin Houmose.

— Le serviteur qui porte au roi son premier repas l'a trouvé ce matin. Son médecin Aâ-Sedjem était mort auprès de lui. J'ai pris immédiatement le bateau du palais pour traverser le Grand Fleuve et venir t'informer.

Houmose fronça les sourcils : cette double mort signait l'assassinat par le poison.

Pis, cette fois-ci, il n'avait été informé de rien. Quelqu'un exécutait donc sans son assentiment des projets aussi aventureux. Certes, il n'avait pas ménagé ses critiques au feu roi, Semenkherê, mais enfin, il n'aurait jamais approuvé une liquidation aussi brutale de la personne royale. Il s'y serait même opposé : après tout, Semenkherê avait engagé le retour au respect des cultes anciens.

La mort du jeune roi était d'autant plus fâcheuse qu'elle survenait aussi peu de temps après les disparitions soudaines du prédécesseur, Akhen-Aton et de l'épouse qui avait prétendu lui succéder, Néfertiti[1].

— Attends-moi, je serai prêt dans peu de temps, dit-il au messager. Fais servir une collation au fils du chambellan, ordonna-t-il au scribe.

Le barbier se hâta d'achever le rasage et Houmose fut une fois de plus douché dans la cabine dallée du sommet de laquelle un esclave déversait sur lui, à travers une plaque de pierre percée de trous, de l'eau filtrée au sable. Rincé, cette fois des derniers débris de poils, le grand-prêtre enfila ses sandales et attacha son pagne autour de sa bedaine. Puis il convoqua le

1. Voir *L'Œil de Néfertiti*.

deuxième prêtre et un scribe et rejoignit le fils de Ouadj Menekh qui, assis dans le patio, croquait les dernières miettes d'une galette au miel.

— Viens, lui dit-il, nous allons traverser le fleuve ensemble.

Une heure plus tard, ils franchissaient le portail du palais royal. Ils furent promptement accueillis par Ouadj Menekh, éploré. Après quelques instants, instruit de la présence du grand-prêtre dans les murs, le vizir Thoutou s'empressa de les rejoindre dans la salle d'audiences de Ouadj Menekh.

Les quatre hommes échangèrent les formules de respect de circonstance, celles du fils de Ouadj Menekh sensiblement plus élaborées que celles de son père ; c'était naturel : il aspirait à une carrière à la Cour. Le ministre, le chambellan et le grand-prêtre se considérèrent quelques instants, l'œil orageux ; ils partageaient tous la consternation et la colère.

— Bon, dit Houmose avec sa manière abrupte ordinaire, c'est un meurtre.

L'affirmation emplit Ouadj Menekh d'effroi. Sa bouche s'ouvrit, sa mâchoire tomba.

— Cela ne fait aucun doute ! reprit Houmose, d'un ton autoritaire. Le roi et son médecin ont été trouvés morts dans leur lit, c'est bien cela ?

Thoutou hocha la tête.

— Sait-on qui a pu organiser cela ? demanda Houmose, d'une voix porteuse d'éclairs. Le regard courroucé dont il balaya ses interlocuteurs accentua la menace implicite de la question.

Personne ne répondit. À l'évidence, l'auteur du double empoisonnement affronterait désormais un ennemi redoutable en la personne du grand-prêtre d'Ammon.

Houmose concentra le feu de ses prunelles sur le vizir. Thoutou le soutint calmement.

— Aucune idée, très honoré grand-prêtre. La mort de notre roi est une catastrophe qui jette tous ses serviteurs dans l'affliction et l'alarme. Le Royaume est en péril. Il faudra que la reine épouse rapidement un successeur qui le reprenne en main. Je vais réunir le Conseil royal afin d'en débattre avec les chefs de l'armée.

— Et le chef de la police, il n'a aucune idée du coupable ? demanda Houmose.

Thoutou se leva et alla à la porte, appela son secrétaire, qui attendait à l'extérieur, et lui demanda d'aller quérir à son domicile Mahu, le chef de la police ; le scribe répondit que celui-ci venait justement d'arriver au palais et demandait à voir le vizir. Quelques instants plus tard, Mahu entra dans la pièce, le visage bouleversé. Il regarda les hommes assemblés et son désarroi parut encore plus éclatant.

Houmose prit la parole :

— Estimé chef de la police, tout indique que la mort du roi est causée par un empoisonnement. As-tu idée de celui qui a pu perpétrer un crime aussi infâme ?

Mahu secoua la tête.

— Serait-il possible que la reine ait fait empoisonner son époux afin de faire nommer son amant héritier de la couronne ?

L'énormité de l'hypothèse fit une fois de plus sursauter Ouadj Menekh. Son fils tendit le cou, stupéfait par la question du grand-prêtre. Mahu écarquilla les yeux et même Thoutou parut saisi. Il fallait bien du cynisme pour imaginer que la reine Merit-Aton eût fait assassiner son époux afin d'élever le scribe Néfer Herou, son maître des Parfums et amant, à la dignité royale. La reine serait-elle devenue folle ? Ou bien alors, aurait-elle hérité la haine de sa mère Néfertiti pour Semenkherê ?

— Mon esprit se refuse à une telle supposition, répondit Mahu.

L'expression de Houmose se fit ironique, sinon condescendante ; il attendait du chef de la police d'autres attitudes que des répugnances morales.

— Où est la reine ? demanda-t-il.

— À Akhet-Aton. J'ai envoyé un messager la prévenir de la mort de son époux, afin qu'elle regagne Thèbes dans les plus brefs délais et qu'elle assiste à la réunion du Conseil royal, puisqu'elle en fait partie.

— Non, je ne crois pas que la reine ait pu commettre pareil forfait, répéta Mahu. Je sais qu'une affection profonde la liait au roi. Mais il n'en demeure pas moins qu'il s'agit d'un vaste complot.

Les regards se tournèrent vers lui, attendant des explications.

— Le maître de la Garde-robe, Aoutib, a été retrouvé ce matin, tué dans la nuit, annonça-t-il. Un coup de couteau au ventre.

— Qu'est-ce que ça signifie ? demanda Houmose.

— Je l'ignore. Peut-être est-ce lui qui a versé le poison au roi et à son médecin, Aâ-Sedjem, répondit Mahu. Et celui qui l'aura payé pour le faire se sera débarrassé d'un témoin fâcheux.

Chacun médita la supposition.

— Aoutib avait des fréquentations douteuses, ajouta Mahu.

— En tout cas, je vais donner l'ordre de dissocier la mort d'Aâ-Sedjem de celle du roi, observa Thoutou.

Houmose hocha la tête.

— Et où est Aÿ ? demanda-t-il.

— À Akhmîm, répondit Mahu.

— Vous le convoquerez donc à la réunion du Conseil royal ?

— Il n'en fait plus partie, répondit Thoutou. Le Conseil royal est réduit à sa plus simple expression : la reine, Maya et moi-même.

— Et Tout-Ankh-Aton ? demanda encore Houmose.

— Ici à Thèbes, au palais. Il a sans doute été informé de la nouvelle à l'heure qu'il est.

— Bon, dit Houmose en se levant, je retourne à Karnak. Je vous serais obligé de me tenir au fait de ce que vous apprendrez.

— Nous n'y manquerons pas, dit Thoutou en se levant pour accompagner le grand-prêtre à la porte.

Il releva que le grand-prêtre n'avait pas réitéré ses accusations contre l'épouse du roi et qu'il s'était abstenu de les porter contre Aÿ.

Les deux hommes trouvèrent sur le seuil le prince Tout-Ankh-Aton en larmes. Le grand-prêtre considéra le garçon d'un air pensif.

— Comment est-ce possible ? demanda le prince d'un ton où la révolte le disputait à la douleur. Comment ?... Qui ?...

— C'est ce que je m'efforce de savoir, répondit Thoutou, touché par l'émotion du jeune prince.

Ils demeurèrent face-à-face un long moment, tandis que le grand-prêtre retrouvait sa suite et quittait le palais. À la fin, Thoutou pria dans son bureau le frère du monarque défunt.

Allait-il, une fois de plus, expliquer à un prince le caractère inéluctable du meurtre politique ?

Deux jours plus tard, Thoutou dans son bureau écoutait, défait, les nouvelles que lui rapportait le messager dépêché à Akhet-Aton pour informer la reine Merit-Aton de la mort de son époux.

Il ravala sa salive.

— Comment, disparue ? demanda-t-il enfin.

— Maître révéré, n'ayant pas trouvé à son réveil le petit prince dans son berceau, la nourrice est allée, dans tous ses états, en informer la reine. Elle ne l'a pas trouvée. Elle l'a cherchée en vain dans tout le palais et la première suivante de la reine ainsi que la maîtresse de sa Garde-robe et le personnel se sont joints à ses recherches sans plus de succès. La princesse Ankhensep-Aton est alors allée dans la chambre de sa sœur aînée et, l'ayant inspectée, a déclaré que sa sœur était partie, puisqu'elle avait emporté des effets personnels.

— Et le maître des Parfums, Néfer Herou ?

— Disparu également. De plus, on a trouvé un cadavre dans le jardin, que personne n'a pu identifier. Il portait des traces de coups sur le crâne.

— Mais qu'est-ce que c'est que cette histoire ? s'écria Thoutou en se donnant une claque sur la cuisse. Comment la reine a-t-elle pu disparaître sans laisser de traces ? Et avec le prince héritier par-dessus le marché ?

— Nul ne le sait, maître révéré.

Thoutou demanda à son secrétaire d'aller quérir Mahu.

— Ce n'est pas tout, maître révéré, reprit le messager. Pendant que j'étais là-bas, des domestiques sont venus du palais du Nord, en larmes, pour informer la reine que la princesse Maket-Aton, sa sœur puînée, exilée dans ce palais, avait été trouvée morte dans son lit. N'ayant pas trouvé la reine, ils ont informé la princesse Ankhensep-Aton…

Mahu venait d'entrer dans le bureau de Thoutou. Celui-ci pria le messager de lui faire le récit des nouvelles. Le chef de la police écouta bouche bée.

— Mais la situation est gravissime ! s'écria Mahu. Le roi est mort, la reine a disparu ! Le Royaume est décapité !

— Il faut impérativement empêcher que ces nouvelles s'ébruitent, conclut Thoutou. Rien de ce que nous avons entendu dans cette chambre ne doit en franchir les murs. La mort du roi sera tenue secrète trois jours. La disparition de la reine le sera jusqu'à une date encore indéterminée.

Il pria le secrétaire d'aller sur-le-champ prier Houmose de lui faire l'honneur d'une visite, en raison de circonstances exceptionnelles.

— Attends, maître révéré, reprit le messager. Pendant mon séjour à Akhet-Aton, j'ai également appris que le seigneur Aÿ s'était rendu quelques heures plus tôt au palais du Nord et qu'ayant trouvé la princesse Maket-Aton morte, il était allé au palais royal pour y voir la reine. À sa grande surprise, il a alors appris qu'elle avait disparu. Il a eu un bref entretien avec la princesse Ankhensep-Aton…

— Sait-on ce qu'ils se sont dit ? demanda Mahu.

— Oui, j'ai interrogé discrètement la nourrice. La princesse Ankhensep-Aton n'a pas témoigné à son grand-père du respect coutumier. Elle lui a déclaré vertement qu'on mourait beaucoup dans sa famille depuis quelque temps et elle lui a tourné le dos sans prendre congé de lui.

Thoutou réprima un rire bref.

— Où se trouve Aÿ en ce moment ?

— Selon ce que j'ai entendu, maître révéré, il est reparti aussitôt à Akhmîm, dans un état de vive contrariété.

Mahu se leva et annonça qu'il allait sur-le-champ à Akhet-Aton pour tenter d'obtenir plus d'informations sur la disparition de la reine et du prince héritier, sans compter celle de Néfer Herou.

Ces événements étaient insensés.

2

Ce que savait la princesse

La brise gonflait les voiles des barques sur le Grand Fleuve du même souffle que toujours. Les *tilapias*, les perches et les oxyrhinques bondissaient comme toujours des eaux grasses pour gober les libellules et les fourmis-lions imprudents qui en rasaient la surface.

Dans les rues de Thèbes, comme à Memphis, à Héliopolis, à Abydos et dans les autres villes, les maraîchers vantaient avec les mêmes mélopées que toujours la beauté de leurs concombres, de leurs laitues, de leurs radis, de leurs oignons, de leurs melons et de leurs pastèques. Les marchands de gargoulettes et de sable fin à filtrer l'eau chantaient les vertus de leurs produits.

Moyennant l'anneau de cuivre, en plus du prix du papyrus, les scribes dans leurs échoppes rédigeaient comme toujours des requêtes au fisc, des lettres à des parents lointains, des contrats commerciaux et des billets d'amour à la donzelle ou à la veuve riche.

Le soir venu, dans les cabarets, au son des cistres, du grésillement des perles *minot*, des tambourins et des tambours *kemkem*, les danseuses à peine nubiles agitaient toujours leurs corps épilés et sveltes pour le plaisir des yeux – et même l'autre – des clients assis sur des nattes, buvant de la bière ou du vin de palme.

Mais dans le Royaume des Deux Terres, une anxiété rongeait les esprits, pareille à cette moisissure tenace qui ronge le bois et ne cède qu'à la flamme d'une torche. Les notables, grands propriétaires ou grands marchands, s'alarmaient, et les préfets savaient l'influence de ces seigneurs sur la bonne marche du pays.

Déjà, quand la nouvelle de la mort du roi Semenkherê, de son nom officiel Ankheperourê Néferkeheperourê, se fut répandue le long de la Vallée, des rives de la Grande Verte aux frontières du Pays de Koush, la consternation avait empli les regards. Non que le roi eût été particulièrement aimé ; il avait régné si peu de temps qu'on n'avait pas eu le loisir de se forger une image de lui : même pas dix-sept mois. Mais c'était la troisième fois en quelque trois ans que le trône se vidait brutalement.

De surcroît, c'était différent cette fois-ci. Après la mort du roi Akhen-Aton, un héritier présomptif expérimenté semblait tout désigné pour reprendre les rênes du pouvoir : son demi-frère Semenkherê, qui avait d'ailleurs été son régent pendant trois ans.

Il avait sans doute été écarté du pouvoir par la veuve, Néfertiti, guère moins apte que lui à porter la couronne de roi après avoir porté celle d'une reine :

n'avait-elle pas étroitement participé au pouvoir du temps de son mari ?

Mais le règne de Néfertiti avait été bref. Un mal mystérieux l'avait brutalement emportée alors qu'elle venait d'arriver à l'inhumation de son époux. Semenkherê avait donc retrouvé le trône dérobé et sa royauté avait été légitimée par son union avec Merit-Aton, l'aînée des six filles du couple royal Akhen-Aton-Néfertiti. Et un enfant mâle était né de leur union.

Or, cette fois-ci, donc, il n'y avait plus d'héritier désigné : le fils du couple royal était encore au sein et le demi-frère du roi, Tout-Ankh-Aton, comptait à peine plus de dix ans. Mais il était suspect aux yeux d'une grande partie du clergé, car il avait été élevé dans le culte honni de l'Aton. Et de nombreux notables de Thèbes, de Memphis et des autres grandes villes s'inquiétaient qu'un nouveau fanatique du Disque solaire vînt à monter sur le trône. Ils avaient déjà eu assez de mal à obtenir que Semenkherê se fît couronner à Thèbes ! Faudrait-il se battre de nouveau pour reconquérir le terrain péniblement gagné ?

La situation officielle était donc alarmante : qui dirigerait le pays ? La commotion ressentie au palais de Thèbes, au matin où l'on avait découvert le corps inanimé de Semenkherê, se propageait encore dans la Vallée quand une autre s'y ajouta.

Les secrets sont, en effet, comme les odeurs : ils traversent les portes. L'autorité de Thoutou et de Mahu avait été sans doute assez grande à Thèbes pour étouffer pendant quelques jours la nouvelle de la mort d'Aâ-Sedjem dans le même lit que son maître et celle de la disparition de la reine et du prince héritier, mais elle était quasiment nulle à Akhet-Aton : les domestiques du palais avaient tout appris de la disparition de la reine Merit-Aton, de son nouveau-né et du maître des Parfums. Et ils avaient tout répété à qui voulait l'entendre. Les rumeurs coururent comme les mulots hors d'une maison en feu.

Ce fut ainsi que le grand-prêtre de Ptah à Memphis, Néfertep, fut informé de la disparition qu'on prétendait celer au pays, et de la mort mystérieuse de la princesse Maket-Aton. Bouleversé, il se rendit chez le général Horemheb pour l'interroger sur ces événements extraordinaires. Le général fut abasourdi. Il n'était informé que de la mort du roi et ignorait tout le reste. Il découvrait soudain que le trône était donc vacant. Tout cela posait des questions d'une portée considérable.

Horemheb prit le bateau pour Thèbes en compagnie de Néfertep et alla demander des explications au vizir Thoutou. Celui-ci fut confondu ; tout ce qu'il croyait avoir dissimulé au pays était donc étalé sur les places publiques. Il se trouva dans la position du mari qui est le seul à ignorer qu'il est cocu.

Passé le premier moment de désarroi, Thoutou décida d'organiser une conférence extraordinaire avec Houmose et Maya, en présence du prince Tout-Ankh-Aton, dès que Mahu serait revenu d'Akhet-Aton et qu'on disposerait d'assez d'informations pour prendre des décisions.

Les mains jointes sur ses genoux, sur un siège de la tonnelle du jardin du palais des Princesses, Ankhensep-Aton considéra son visiteur, le chef de la police du Royaume. Celui-ci en fut décontenancé ; les dernières fois qu'il avait vu la Troisième Épouse royale, elle était une fillette enjouée, inconsciente de son rang et prompte au rire comme aux larmes. Là, il se trouvait en face d'une princesse brutalement mûrie par les convulsions qui affectaient sa famille.

Cette gravité ! Cette hauteur ! Cette amertume sur la bouche !

Il jeta un regard au garçon présent à l'entrevue, comme s'il jugeait sa présence importune.

— Pasar est un ami, déclara-t-elle avec autorité, il peut et doit assister à tous mes entretiens.

Mahu fut surpris. Il s'interrogea sur la nature des liens entre ce garçon, au visage tendu et certes intelligent, et une princesse royale. L'attitude de Pasar exprimait une assurance inhabituelle chez un garçon du peuple. Puis le chef de la police se rappela qu'un jeune scribe avait été, par rescrit royal, admis dans le cercle de la famille. Mais pour quelles raisons véritables ?

— Il a été le premier, reprit Ankhensep-Aton, à me prévenir des dangers qui menaçaient ma famille, ajouta-t-elle. Je regrette qu'on n'y ait pas attaché plus d'importance.

Le ton était sans réplique. En bon policier conscient de l'importance des informations, Mahu se résigna à la présence de cet inconnu qui le détaillait du regard comme s'il avait lui-même été d'un rang princier.

— Qu'il en soit donc selon votre volonté, princesse. Que savez-vous de la disparition de votre sœur, la reine ?

Elle réfléchit un moment et demanda :

— À qui ces informations vont-elles servir ?

— Au Royaume.

— Au Royaume ?

Elle avait articulé ces deux mots avec tant de dédain que le chef de la police en demeura interdit.

— Au Royaume, princesse, répéta-t-il.

— Le Royaume ? Qu'est-ce que le Royaume ?

Un silence. Ankhensep-Aton regarda le fleuve.

— Des gens avides de pouvoir, reprit-elle, et n'hésitant pas à se servir du poison pour éliminer ceux qui font obstacle à leurs ambitions ?

— Princesse, le Royaume est supérieur aux passions humaines. Il est le territoire de la divinité sur la terre.

Elle médita la réponse un moment et rétorqua :

— Quelle est pour moi l'importance du Royaume ? Mon père a été empoisonné. Ma mère a été empoisonnée. Le roi a été empoisonné. Ma sœur Maket-Aton a été empoisonnée.

Dans la bouche d'une fillette de onze ans, les mots étaient insoutenables. Mais Ankhensep-Aton n'était plus une fillette.

— La Deuxième Épouse royale a été empoisonnée ? demanda Mahu, bien qu'il en fût déjà convaincu.

— Dès que ses servantes sont venues m'annoncer sa mort, je suis allée au palais du Nord. J'ai trouvé sur sa table de chevet, ouvert, le coffret de médicaments qui avait appartenu à ma mère. Elle en avait sorti le flacon de boulettes somnifères. Ce coffret avait fait partie des objets que Merit-Aton avait prélevés dans les effets personnels de notre mère. Maket-Aton le lui avait dérobé pendant le déménagement à Thèbes.

— Comment sais-tu, princesse, qu'elle le lui avait dérobé ? N'aurait-il pas pu lui être envoyé par la reine Merit-Aton ?

Ankhensep-Aton secoua la tête :

— Non, je sais qu'elle l'avait dérobé. Pasar et moi l'avons vue entrer dans la chambre de Merit-Aton et en ressortir peu après, tenant ce coffret dans les mains.

Mahu était confondu.

— Vous l'avez tous deux vue dérober le coffret ? insista-t-il.

Pasar hocha la tête.

— La conclusion de tout cela, reprit Ankhensep-Aton, est que ma sœur a avalé les mêmes boulettes empoisonnées que celles qui avaient été fournies à ma mère. Elles sont mortes toutes deux du même poison.

Elle darda un regard sévère sur Mahu, comme si elle s'adressait à un gamin borné et indiscret. Il s'en trouva mal à l'aise. Il comprenait les propos sinistres qu'elle lui avait tenus tout à l'heure sur le Royaume ; elle se jugeait entourée d'empoisonneurs et il aurait été en peine de lui donner tort.

Mahu réfléchit un moment. Le raisonnement de la jeune princesse était imparable. Restait toutefois à savoir si Maket-Aton avait avalé les boulettes en connaissance de cause.

— Pourquoi la Deuxième Épouse royale avait-elle été exilée au palais du Nord, princesse ?

C'était, en effet, un mystère que Semenkherê n'avait jamais expliqué au gouvernement.

— Elle pensait que Semenkherê avait fait empoisonner ma mère et une violente querelle a éclaté à ce sujet entre elle et Merit-Aton.

— Comment le sais-tu, princesse ?

— Parce que j'y ai assisté, répliqua-t-elle d'un ton impérieux. Et je fais confiance à ma sœur Merit-Aton. Elle était farouchement convaincue que Semenkherê n'était pour rien dans la mort de ma mère. Mais mon grand-père Aÿ a mis dans la tête de Maket-Aton que Semenkherê avait fait tuer ma mère pour occuper le trône.

De plus en plus troublé par les propos de la jeune princesse, Mahu s'agita sur son siège. L'image que cette fillette ravissante se faisait du monde était aussi sombre que celle du vieux policier qu'il était ! Et pourtant il avait eu sa part d'infamies, de crimes crapuleux et de calculs sordides !

Mais, en dépit des explications qui venaient de lui être fournies, les circonstances de la mort de Maket-Aton ne lui semblaient pas claires.

— Ces boulettes, princesse, reprit-il, étaient censées procurer le sommeil. Si la Deuxième Épouse royale était en possession du coffret depuis le déménagement à Thèbes, elle eût dû être morte depuis longtemps. Le déménagement à Thèbes a eu lieu il y a plus de deux ans. Comment se fait-il qu'elle n'ait pris ces boulettes qu'il y a quatre jours ?

Ankhensep-Aton pointa vers lui son museau ravissant.

— Maket-Aton n'avait jamais de difficultés à s'endormir. Je pense qu'elle a avalé ces boulettes un soir qu'elle était particulièrement agitée.

— Qu'est-ce qui a bien pu l'agiter ?

Ankhensep-Aton lança un regard à Pasar et répondit sur un ton qui frisait le défi :

— L'annonce de la mort de Semenkherê.

— Quoi ? s'écria Mahu, explosif.

— Ce que tu as entendu, chef de la police.

— Mais quand donc ?

— Le lendemain de la mort de Semenkherê.

— Mais ce n'est pas possible ! Le roi est mort à Thèbes, à une journée de voyage en bateau d'ici et la nouvelle de sa mort n'a été divulguée que deux jours plus tard. Comment la princesse Maket-Aton aurait-elle pu être aussi vite informée de la mort du roi ?

— Elle en a été informée à l'heure du souper, répondit tranquillement Ankhensep-Aton.

— Mais à cette heure-là la nouvelle de la mort était encore secrète !

— Eh bien, sa mort était programmée.

La stupéfaction musela Mahu pendant un long moment.

— Mais comment sais-tu tout cela, princesse ? demanda-t-il quand il eut retrouvé son sang-froid.

— Parce que j'ai interrogé les domestiques sur ce qui s'était passé la veille. La nourrice m'a rapporté qu'une esclave avait chuchoté quelque chose à sa maîtresse et que ma sœur en avait été agitée. J'ai demandé qu'on me désigne l'esclave et je l'ai interrogée. Elle a avoué qu'un messager l'avait chargée d'annoncer à ma sœur que sa délivrance était proche, parce que le roi était mort la veille et que le nouveau maître du Royaume, son grand-père Aÿ, viendrait lui-même la délivrer.

Mahu tendit le cou, incrédule :

— L'esclave a dit cela ?

— Exactement cela.

— Mais il faut l'arrêter !

— Pasar et moi l'avons ramenée ici, sous bonne garde. Elle est prisonnière dans ce palais.

Mahu s'efforça de reconstituer le fil des événements : Semenkherê avait donc été dépêché à la mort par Aÿ et, cela fait, le potentat d'Akhmîm en avait immédiatement fait informer sa petite-fille, puis il s'était rendu à Akhet-Aton dans l'espoir de délivrer la Deuxième Épouse royale. Dans quel but ? Ce n'était certes pas la compassion grand-paternelle qui l'avait poussé à un voyage aussi précipité et aussi étrangement minuté. Les propos de l'esclave résonnèrent dans l'esprit du policier : Aÿ s'était déjà vu maître du Royaume. Qu'avait-il calculé ? Qu'il épouserait Maket-Aton et accéderait ainsi au trône ? Mais Merit-Aton était alors vivante… Une seule hypothèse s'imposait : Aÿ avait également machiné l'empoisonnement de celle-ci afin de libérer la voie du pouvoir…

Il essuya du revers de la main la sueur qui perlait sur sa lèvre supérieure.

— Princesse, où est la reine ?

— Elle est partie.

— Partie ? Où ?

— Je l'ignore.

— Comment est-elle partie ?

Mahu surprit un échange de regards entre Ankhensep-Aton et Pasar.

— Je l'ignore.

Il soupçonna la princesse de savoir la vérité et de la taire.

— Elle est vivante ?

— Elle est partie avec Néfer Herou et l'enfant.

— Pourquoi est-elle partie ? Craignait-elle pour sa vie ?

— Elle ne m'a pas prévenue de son départ. Il a dû être décidé en hâte.

Mahu songea au cadavre retrouvé dans le jardin.

— Princesse, je m'inquiète de ta sécurité. Ne serais-tu pas mieux à Thèbes ?

— Pourquoi, rétorqua-t-elle d'un ton hautain, crois-tu qu'on n'est pas empoisonné à Thèbes ?

Un ibis se posa sur la tonnelle, sans prêter plus d'attention aux humains qui se tenaient dessous.

Mahu se sentit soudain las. Il se leva, prit congé de la princesse et de son mystérieux compagnon et s'en fut vers le bateau qui l'attendait.

Comment tout cela finira-t-il ? se demanda-t-il en regardant le batelier défaire les amarres et les hérons survoler les eaux grasses du Grand Fleuve.

3

« Achète-toi plutôt un singe »

Réunis dans la salle d'audiences du vizir Thoutou, les grands-prêtres Houmose et Néfertep, les généraux Horemheb, Nakhtmin et Anumès, et le trésorier Maya écoutaient le récit du chef de la police, Mahu. Préalablement informé par Mahu des conclusions de son enquête à Akhet-Aton, Thoutou avait estimé préférable de tenir le prince Tout-Ankh-Aton à l'écart de révélations qui risquaient de meurtrir sa sensibilité.

Une semaine après la mort du roi, le jeune prince témoignait, en effet, d'une mélancolie tenace.

Des jets de lumière obliques, filtrant par les hautes meurtrières, striaient l'espace de la salle ; l'un d'eux tombait sur le visage de Mahu, debout, ce qui prêtait à son récit le caractère d'une révélation divine. Quand il eut achevé son rapport, aussi froid que possible, il se rassit.

Le silence régna un moment, chacun méditant sur ce qu'il avait appris. Des domestiques vinrent servir du jus de tamarin et de petites galettes aux raisins secs, puis ils ressortirent en prenant soin de refermer la porte derrière eux. La réunion était, en effet, secrète.

Thoutou prit la parole :

— Notre tâche ici est de pourvoir le plus rapidement possible à la succession du roi Ankheperourê. L'armée, dit-il, s'adressant à Horemheb et Nakhtmin, la police, poursuivit-il en regardant Mahu, et les notables sont anxieux, car le Royaume souffre depuis près de trois ans d'une instabilité préjudiciable à l'autorité, aussi bien à l'extérieur du pays qu'à l'intérieur des frontières. Notre ambassadeur à Ougarit me rapporte que les rois étrangers se demandent s'il y a bien un monarque dans les Deux Terres. La situation ne peut durer beaucoup plus longtemps. Nous sommes dans une configuration comparable à celle que rapportent nos annales, quand il y a quelque quatre siècles, le pouvoir royal a commencé à s'effriter, que les pharaons se succédaient si vite sur le trône que l'on avait peine à enregistrer leurs noms et que l'empire s'est démantelé, parce que des pouvoirs régionaux se sont installés et ont proclamé leur indépendance à l'égard du trône. C'est alors que les Hyksos ont pris possession de notre pays et imposé leurs rois.

Il parcourut des yeux l'assemblée et reprit du même ton solennel :

— Il m'apparaît que notre devoir est non seulement de maintenir la continuité dynastique, garante de la légitimité, mais encore de rétablir la stabilité dans le Royaume. C'est pourquoi je propose que notre objectif soit de mettre sur le trône le prince Tout-Ankh-Aton après ses épousailles avec la princesse Ankhensep-Aton, Troisième Épouse royale. Il resterait alors à décider qui assumerait la régence. Je souhaite vous entendre avant de révéler le nom de celui auquel je pense. Vénéré grand-prêtre ? demanda-t-il, s'adressant à Houmose.

— Je suis entièrement d'accord avec tes propos, vizir. Mais je veux relever deux points. Le premier est qu'il ne s'agit pas seulement de rétablir la situation telle qu'elle était à la mort du roi, mais encore telle qu'elle prévalait à la mort de son père, le regretté Amenhotep le Troisième.

Il fit peser son regard sur Thoutou et poursuivit :

— La situation est actuellement bancale. Une grande partie du pouvoir central siège encore à Akhet-Aton, notamment l'administration du fisc. Ce qui fait qu'avec une tête à Thèbes et une autre à Akhet-Aton, le Royaume ressemble à ces monstres à deux têtes dont accouchent parfois les femmes ensorcelées. De plus, le culte officiel d'Aton n'a pas encore été aboli et beaucoup de nos temples, de nos Maisons de Vie et de nos cultes tombent en déréliction. Le roi défunt s'apprêtait à remédier à cette situation, mais il ne l'a pas encore fait. Cela affaiblit notre royaume ! tonna-t-il, le torse penché en avant.

Thoutou l'écoutait avec attention. Les généraux Nakhtmin, Horemheb et Anumès opinèrent fortement du bonnet. Houmose parcourut la salle d'un regard étincelant et reprit :

— Le deuxième point que je veux relever est que le prince Tout-Ankh-Aton et la princesse Ankhensep-Aton assureraient la continuité dynastique, j'en conviens. Mais ils ont tous deux été élevés dans le culte d'Aton et ils sont donc tenus en suspicion non seulement par les clergés, mais également par une grande partie des notables. Tu m'as interrogé sur le régent que je souhaite. Je vais te le décrire. Il devra répondre à deux exigences : la première, c'est que cet homme inspire confiance au pays et la seconde, qu'il scelle le retour aux cultes traditionnels de telle sorte que, lorsqu'il sera d'âge, Tout-Ankh-Aton ne puisse pas être tenté par les errements désastreux de son frère Akhen-Aton.

Un long silence régna dans la salle. Il fallait convenir que le grand-prêtre d'Amon avait du bon sens et des idées claires.

— Grand-prêtre Néfertep ? demanda Thoutou.

Le grand-prêtre de Ptah déclara qu'il souscrivait entièrement aux conclusions de son collègue, mais qu'il souhaitait y ajouter une nuance : Thèbes n'était pas l'unique centre du pouvoir ancien, puisque Memphis comptait aussi des administrations centrales et que son influence et sa richesse allaient croissant depuis le règne du roi Amenhotep le Troisième. C'était ainsi à Memphis que siégeait le ministère du commerce fluvial, pas à Thèbes.

Le point, soutint-il, avait son importance, car il contribuerait à décider du site de couronnement des rois futurs.

La revendication était inopportune et surprenante dans la bouche du grand-prêtre de Ptah, dieu tutélaire de la cité ; Néfertep, en effet, était réputé pour son esprit de conciliation. Or, opposer Memphis à Thèbes, c'était réveiller la vieille rivalité entre la Basse Terre, dont Memphis était la capitale, et la Haute Terre, dont Thèbes était la capitale. Il se trouvait cependant que Thèbes était également la capitale. Opposer l'une à l'autre menaçait l'unité du Royaume.

Chacun parut soucieux.

Houmose, grand-prêtre d'Amon, lui, fit une franche grimace : la revendication de Néfertep posait une des plus désagréables questions qu'un prêtre du Royaume eût jamais eu à affronter : quel était le créateur du monde, Ptah ou Amon ? Amon, le Dieu caché, régnait sans partage sur la Haute Terre, et la splendeur de son temple à Karnak en témoignait amplement. Mais pour la Basse Terre, le vrai créateur du monde était Ptah.

Peut-être étaient-ils deux figures de la même divinité ? Point : Amon était l'époux de Moût, qui lui avait donné pour fils le dieu lunaire Khonsou. Et Ptah était l'époux de la déesse-lionne Sekhmet, qui lui avait donné pour fils Khnoum, le dieu-lotus parfumé. Ils étaient bien deux dieux distincts et chacune des deux villes, Thèbes et Memphis, était férocement attachée à son dieu démiurge.

Telle était l'une des raisons pour lesquelles Akhen-Aton avait tenté d'imposer à son royaume un dieu unique, Aton. Et telle était la raison de l'antagonisme qui opposait les deux grands-prêtres sous les apparences de l'accord parfait.

Pour Houmose, Néfertep avait commis l'impardonnable gaffe de ranimer un débat réservé aux seuls initiés.

Tous les participants de la réunion connaissaient le problème. Il avait fait l'objet d'interminables débats théologiques. Mieux valait n'y pas toucher : autant essayer de démêler un nœud de vipères ! Surtout au moment où les clergés aspiraient à restaurer les cultes anciens et reléguer le culte d'Aton aux oubliettes.

Houmose s'exprima d'un ton morose : mieux valait, dans les circonstances présentes, que son estimé collègue ne lui disputât pas publiquement la prééminence de Thèbes, car cela le chagrinerait qu'on déplaçât le site des couronnements à Memphis.

Ce qui signifiait qu'il se retirerait des débats.

En fait, le Royaume comptait trois têtes et non deux, comme Houmose l'avait résumé de façon imagée. Il y avait d'ailleurs là un autre problème dont Thoutou était parfaitement conscient, mais qu'il n'était pas opportun de traiter avant qu'on eût un gouvernement fort.

Il se tourna vers Néfertep :

— Je connais tes aspirations, grand-prêtre, mais ce n'est pas le point dont nous débattons aujourd'hui.

Satisfait d'avoir posé ses marques, Néfertep reprit son exposé et déplora qu'on eût perdu plus de deux années depuis la mort du roi Akhen-Aton, sans entreprendre la moindre réforme véritable. Il poussa même l'insolence jusqu'à déclarer :

— Je me demande parfois si, dans son propre intérêt, le pouvoir du trône ne devrait pas être plus étroitement contrôlé et si les nominations au Conseil royal doivent encore être laissées aux monarques.

La suggestion était quasiment sacrilège. Néfertep voulait-il donc déclencher une révolution ?

— Nous cherchons un régent ? reprit-il. Nous risquons de nous limiter à chercher un homme fort, mais qui serait donc un tel homme ? Un personnage qui aurait forgé sa puissance au cours des règnes précédents. Il aurait donc conclu des alliances dont il serait prisonnier et il aurait pris des habitudes qui l'empêcheraient d'entreprendre des réformes profondes.

C'était là une condamnation d'Aÿ sans appel. Il avait, en effet, bâti sa puissance depuis le temps d'Amenhotep le Troisième, père de la reine Néfertiti, il avait été un ardent partisan du culte exclusif d'Aton et il était notoirement prisonnier de ses alliances. Les propos de Néfertep donnaient à penser.

— Général Horemheb ? demanda Thoutou.

Le militaire s'exprima d'une voix posée :

— Je partage les opinions du grand-prêtre Houmose et encore plus étroitement celles du grand-prêtre Néfertep.

Ce n'était une surprise pour personne : chacun savait que, demeurant à Memphis, le général entretenait une longue intelligence avec le grand-prêtre de Ptah. Après une pause, le général reprit :

— Ni l'un ni l'autre de nos grands-prêtres n'a nommément désigné l'homme qui leur paraît le plus apte à être régent. Mais j'ajouterai, moi, que non seulement il ne devra pas être un homme du passé, mais encore qu'il ne devra pas être compromis dans des manœuvres criminelles, telles que les a décrites tout à l'heure le chef de la police.

Chacun avait saisi l'allusion : Horemheb non plus ne voulait pas de son beau-père Aÿ comme régent. Mais cela n'était pas une surprise. Également ambitieux, le gendre et le beau-père s'exécraient comme chien et chat.

— Général Nakhtmin ? demanda Thoutou.

Celui-ci s'éclaircit la voix et déclara :

— Je suis exactement de l'avis de mon estimé collègue Horemheb. Mais il n'a pas, lui non plus, désigné l'homme qu'il souhaite comme régent. Le vizir Thoutou a indiqué l'urgence de la situation et je m'inquiète que nous perdions un temps précieux à considérer tel ou tel personnage providentiel. Le grand-prêtre Néfertep souhaite un personnage qui n'ait pas forgé son pouvoir dans le passé. Qui pourrait être alors un tel homme ? Un inconnu, évidemment. Et comment aurait-il donc acquis son expérience ? Nul ne le sait. Allons-nous donc confier la régence à un inconnu ? Ou bien irons-nous chercher ce chef mystérieux chez les Hittites ?

Il observa une pause pour juger de l'effet de son raisonnement. Puis il reprit :

— Aussi dirai-je que le choix est évident : nul ne me paraît aussi apte à inspirer confiance au pays que le seigneur Aÿ. Il possède de longue date l'expérience des affaires intérieures et extérieures du pays, il est hautement estimé par l'armée en tant que chef de la charrerie, et il est familier, ô combien ! du pouvoir royal, puisque sa sœur était la grande reine Ty et sa fille, la non moins admirée reine Néfertiti.

La stupeur écarquilla les yeux d'Horemheb : le général Nakhtmin se moquait-il du monde ? Houmose semblait également déconcerté. Mais ce fut Horemheb qui reprit la parole :

— Nous venons tous d'entendre le rapport du chef de la police Mahu. Aÿ est nommément désigné comme responsable de l'empoisonnement de Semenkherê. Il serait impossible de prétendre qu'il n'est pas compromis dans des manœuvres criminelles.

— Nommément désigné ? rétorqua Nakhtmin sur un ton scandalisé. Voilà un homme qui s'empresse de prévenir sa petite-fille qu'elle sera bientôt délivrée d'un emprisonnement injustifié et cruel et l'on interprète ce geste comme une manœuvre criminelle ?

Il feignit de rire.

— Mais le délai... ? objecta Horemheb. Comment Aÿ a-t-il pu savoir si vite que le roi était mort ? La nouvelle n'était même pas divulguée...

— Mais cela s'explique fort bien, voyons ! s'impatienta Nakhtmin. Le seigneur Aÿ effectue de fréquents séjours à Thèbes pour ses affaires. Je sais ainsi qu'il est allé à Thèbes le matin où nous avons appris la mort du roi Semenkherê. Le premier venu sait ses liens avec la famille royale. Quelqu'un parmi le personnel du palais l'aura prévenu du grand deuil qui la frappait. Quoi de plus naturel ? Le seigneur Aÿ aura donc eu le réflexe d'envoyer un messager par bateau prévenir sa petite-fille Maket-Aton qu'elle serait bientôt libérée. Une journée de navigation suffit pour aller de Thèbes à Akhet-Aton. Maket-Aton a donc été prévenue au souper.

Je ne vois rien de criminel ou d'incroyable dans tout cela. Je trouverais plutôt criminel de soupçonner un personnage tel qu'Aÿ de je ne sais quelles machinations ténébreuses !

Néfertep émit un gloussement et vida son verre de jus. Houmose plissa les yeux et se cala dans son siège.

— Et il s'est fait représenter à Maket-Aton comme le prochain maître du Royaume ? protesta Horemheb. Quel cas faisait-il donc de la reine Merit-Aton, puisqu'il ignorait alors qu'elle avait disparu ou du moins, était censé l'ignorer ?

— Estimé général, répondit Nakhtmin, pointu, nous traitons ici des affaires du Royaume. Allons-nous prêter foi aux propos d'une esclave et les laisser influencer l'opinion que nous avons depuis maintes années d'un homme tel que le seigneur Aÿ ? Et tout cela parce que cette pécore aurait imaginé que le seigneur Aÿ serait sans doute le maître du pays ?

Il haussa les épaules.

Horemheb parut à la fois songeur et dépité. Tout le monde le savait : il aspirait lui-même à assumer la régence. Mais il ne jouissait ni de la notoriété ni de l'influence de son beau-père.

Ni Thoutou, ni Maya, ni Mahu n'étaient intervenus dans la querelle et cela pour de bonnes raisons : d'abord, ils étaient désormais certains que l'ensemble de la conversation serait rapporté textuellement à Aÿ par son homme lige, Nakhtmin, et s'il était désigné, mieux valait ne pas s'attirer son animosité ; ensuite, leur rôle était de recueillir l'opinion des hommes présents et de décider en conséquence. Enfin, le choix d'Aÿ, hélas, ne serait pas si mal inspiré.

Néanmoins, la situation était scandaleuse.

Pour Thoutou en particulier, le rôle d'Aÿ dans la mort de Semenkherê et de son médecin ne faisait pas de doute ; le vizir avait en mémoire les méthodes utilisées par le seigneur d'Akhmîm pour mettre fin au règne d'Akhen-Aton et il ne connaissait que trop bien l'homme de main qui l'avait aidé à les mettre en œuvre, Pentju.

Sans compter qu'il avait lui-même trempé dans l'empoisonnement d'Akhen-Aton et dans celui de Néfertiti, comme il l'avait confessé à Semenkherê.

Mais Nakhtmin avait raison : Aÿ était l'homme tout désigné pour assumer la régence. Il avait espéré l'exercer officieusement durant le bref règne de sa fille Néfertiti tout comme il avait exercé un pouvoir occulte dans les dernières années du règne d'Akhen-Aton. Maintenant, criminelles ou non, ses manœuvres avaient enfin abouti : il assumerait la régence officiellement auprès du jeune Tout-Ankh-Aton.

Restait à quérir l'opinion du général Anumès. C'était un homme à la voix grave, au masque tanné par les soleils du désert et aux gestes mesurés :

— En tant que militaire, voilà de nombreuses années que je me désole du déclin de nos armées et que je songe, comme l'a dit le vizir Thoutou, que si la situation se prolonge, nous risquons, en effet, d'être envahis de nouveau. Et tout cela faute de crédits et de la sollicitude royale. Si Aÿ est l'homme fort qu'il nous faut, eh bien, qu'on le nomme. Mais qu'on en finisse avec ces tergiversations interminables que nous voyons depuis des années. Il faut agir rapidement.

Le scribe se leva pour aller à la porte demander un autre encrier.

Thoutou reprit la parole :

— Je veux maintenant vous rapporter une recommandation qui m'a été soumise ce matin même par une délégation du Haut Pays. Je ne vous l'avais pas communiquée plus tôt afin de ne pas vous influencer. Six notables sont venus me presser de désigner à la régence un homme fort, respecté de tout le pays, et leur choix se portait sur Aÿ.

Horemheb émit un soupir bruyant. Aÿ, qui avait paru à tout le monde écarté du pouvoir après le récit de Mahu, s'imposait donc deux heures plus tard comme l'incontournable candidat à la régence.

Les deux grands-prêtres paraissaient pensifs.

— Une dernière réflexion, déclara Néfertep. Supposons que les plans qui viennent d'être décrits soient bien réalisés. Tout-Ankh-Aton et Ankhensep-Aton sont mariés et le jeune prince est désigné comme successeur de son frère Semenkherê sur le trône. Aÿ assume la régence. Et voilà que Merit-Aton réapparaît soudain, avec l'héritier légitime, son fils. Que ferons-nous ?

Maya se mit à rire.

— Ce serait, en effet, un problème, admit Thoutou. Mais je ne crois pas que nous l'affronterons.

— Pourquoi ? demanda Houmose.

— Parce que je pense que la reine s'est définitivement déprise du pouvoir.

— Je ne comprends pas..., murmura Horemheb. Comment peut-on se déprendre du pouvoir ?

La réflexion même fit sourire Néfertep.

— Je pense qu'il y a dans sa famille une veine rêveuse, expliqua Thoutou. Elle l'a héritée de son père. En fin de compte, le pouvoir n'intéressait pas Akhen-Aton. Son unique passion visait à écrire des hymnes à Aton. Je ne pense pas que la reine Merit-Aton reviendra revendiquer le pouvoir.

Cette réflexion parut déconcerter les personnages présents.

— Je crois, pour régler cette question inspirée par la sagesse de l'honoré Néfertep, reprit Thoutou, que nous organiserons dans quelque temps des funérailles pour la reine Merit-Aton.

— Des funérailles ? s'écria Maya.

Thoutou hocha la tête.

— Il n'est pas séant pour la gloire du trône qu'une reine l'abandonne. Dans trois mois, nous procéderons à l'enterrement de la reine. Nous annoncerons qu'elle a succombé au chagrin et que l'enfant est mort de maladie.

La décision stupéfia tous les participants.

— Mais le sarcophage sera vide ? demanda Horemheb.

— N'est-ce pas approprié pour une reine disparue ? laissa tomber Thoutou avec un sourire imperceptible.

— Et Maket-Aton ?

— Nous procéderons à ses funérailles dans six mois.

Même la mort, songea mélancoliquement Mahu, appartenait à l'État.

Mais il est plusieurs sortes de morts et le chef de la police ignorait qu'avec celle de Semenkherê, il enterrait ses propres illusions. Il s'était voué avec élan à ce jeune roi, croyant prospérer dans son ombre. Il savait désormais qu'avec Aÿ, il ne serait jamais qu'un subalterne.

Au même moment, dans ses appartements du palais de Thèbes, Tout-Ankh-Aton trompait son chagrin en jouant aux dames avec son intendant personnel, un jeune scribe au visage naturellement émacié.

— Que vais-je devenir ? murmura-t-il. Il était le seul ami que j'avais.

— Prince, si tu cherches un ami, achète-toi plutôt un singe ou un chien. Un prince n'a pas d'amis.

Tout-Ankh-Aton leva sur lui des yeux rougis par les larmes.

— Et toi, demanda-t-il, qu'es-tu ?

— Ton singe, prince.

Tout-Ankh-Aton secoua la tête et sourit. Son premier sourire depuis une semaine avait été suscité par cette réflexion désabusée.

4

Pourquoi cette mascarade ?

Les embaumeurs se mirent donc à l'ouvrage. Thoutou commanda des sarcophages et un mobilier funéraire somptueux, dignes de la mort de ses propres rêves. Il convoqua le sculpteur chargé de réaliser les masques en or et lui dicta ses instructions :

— Garde à l'esprit que celui dont tu vas faire le portrait symbolise la jeunesse brisée et l'espoir meurtri. C'est en quelque sorte Osiris que tu vas représenter, quand il a compris dans l'au-delà de l'Ouest qu'il a été trahi et assassiné par son propre frère Seth.

Le sculpteur parut surpris ; il n'avait jamais entendu pareilles indications de la part de ses très augustes commanditaires.

— Dois-je l'embellir ?

— Non, il était déjà beau. Tu le trahirais. Tâche simplement de faire en sorte que les dieux le voient sous le jour que je t'ai dit.

Le sculpteur hocha la tête.

— N'est-ce pas le destin de tous les humains, seigneur, que d'incarner un rêve brisé ?

— Non, répondit Thoutou. La plupart poursuivent jusqu'à la vieillesse des ambitions aveugles.

Une idée importune effleura le sculpteur, mais il n'aurait pas osé discuter avec le vizir de questions aussi élevées que la finalité de l'existence.

Mais il était permis de s'interroger : la fonction des rois était-elle donc de rêver ?

Il se fit livrer l'une des rares statues qui représentaient Semenkherê, afin de l'étudier. Elle provenait de l'une des chapelles du temple d'Amon, à Karnak. Il l'examina et reconnut la main de l'un de ses collègues les plus estimés. L'effigie le frappa par sa vérité : elle représentait un jeune homme au visage amer, au torse affaissé et au ventre mou.

Guère l'image de la beauté divine.

Pendant cet examen, Thoutou semblait absorbé dans ses pensées ; il se remémorait une longue conversation avec le roi disparu, au cours de laquelle il lui avait représenté la légitimité de l'assassinat politique : si l'on était trop faible, on devait être éliminé. Et c'était à la suite de cet entretien que Semenkherê avait sombré dans une longue crise de mélancolie.

Sans doute avait-il deviné qu'il ne régnerait pas longtemps et que la dévotion de son médecin ne le protégerait pas indéfiniment contre ses assassins.

Le vizir sortit enfin de sa songerie et raccompagna le sculpteur à la porte, sur la promesse d'avoir le premier regard sur les ébauches.

Le général Nakhtmin échangea avec le guépard des regards circonspects ; il l'aurait préféré sous forme de carpette, mais chacun sait que l'on doit la courtoisie aux animaux des personnes de marque. Un grognement de l'animal témoigna de son peu de sympathie pour le visiteur. Mais enfin, le félin se coucha aux pieds de son maître.

Les deux hommes étaient assis sous les ombrages du grand jardin fermé de la propriété du seigneur Aÿ, à Akhmîm. De grands sycomores et des banyans formaient une haute voûte au-dessus d'une roseraie. Des jasmins en fleurs serpentaient sur les tonnelles, mêlant leur parfum à celui des roses.

L'entretien était privé : le Nubien Shabaka, âme damnée d'Aÿ, n'y avait pas été admis.

— Voilà donc de bonnes nouvelles, dit ce dernier au militaire, qui n'était autre que l'un de ses cousins.

Nakhtmin était, en effet, venu au plus vite présenter son rapport au seigneur Aÿ.

— Ces gens, reprit ce dernier, se sont donc rangés aux évidences. Il faut un homme fort pour diriger ce pays, et rapidement, déclara-t-il avec véhémence.

— C'est aussi l'avis d'Horemheb, observa finement Nakhtmin. Il était évident qu'il aspirait à la régence.

— Horemheb n'aurait fait que la moitié d'un régent, répondit Aÿ. Il est tout indiqué pour protéger et même étendre nos frontières, mais guère pour faire régner l'ordre dans le pays.

Nakhtmin se félicita par-devers lui d'avoir mis en échec le plus redoutable de ses deux rivaux dans le Royaume, l'autre étant le général Anumès, chef des garnisons d'Orient. Les deux hommes burent une gorgée du vin de palme frais dont un domestique venait de regarnir leurs verres.

— C'est donc à toi que je dois d'avoir dessillé les yeux de Thoutou et des autres, dit Aÿ.

— J'ai fait valoir ton influence et ton expérience. Mes arguments ont évidemment fini par prévaloir sur les objections d'Horemheb.

— Je t'en remercie. Il est bien triste qu'il faille rappeler les évidences aux hommes qui détiennent le pouvoir.

— Je veux espérer, mon illustre cousin, que tu sauras en tenir compte quand tu seras toi-même au pouvoir.

Aÿ fit une petite moue ironique ; la marchandise n'était pas encore livrée qu'on lui en demandait paiement !

— Compte bien dessus, répondit-il. Je ne vois toutefois pas l'intérêt de cette mascarade qui consiste à mettre deux enfants sur le trône, reprit Aÿ. J'ai vu le jeune Tout-Ankh-Aton deux ou trois fois, il ne promet guère. D'abord, il est chétif comme un papillon de nuit, ensuite, il ne me paraît pas avoir de caractère et je doute qu'il vaille mieux à vingt ans qu'à dix. Ensuite, il a été élevé dans le culte d'Aton et il n'inspirera guère confiance aux hommes qui comptent dans ce pays, clergés compris. Enfin, il est quasiment inconnu, même à la Cour. De quoi vais-je donc avoir l'air ? D'une nourrice ! Pis : d'une nourrice d'enfants trouvés !

— Il aurait certes mieux valu que Maket-Aton fût encore en vie, déclara Nakhtmin. Tu l'aurais épousée et tu serais sur le trône.

À la mention de Maket-Aton, le visage d'Aÿ se rembrunit.

— Comment a-t-elle donc pu être empoisonnée ? demanda Nakhtmin.

— Elle a pris quelques-uns des cachets empoisonnés qui ont envoyé sa mère au trépas.

— Mais qui avait préparé ces cachets ?

— Pentju.

— Pentju ? Il avait déjà…

— Je sais, coupa sèchement Aÿ.

— *Ir herou nefer bin tchao !* clama le perroquet.

Ce qui signifiait : que ta journée soit heureuse, sale pet !

Nakhtmin, saisi, leva les sourcils, puis éclata de rire. Aÿ esquissa à peine un sourire.

— Je pourrais peut-être épouser Baket-Aton, émit-il, comme s'il pensait à haute voix. Mais elle semble bien revêche…

Sœur oubliée d'Akhen-Aton, la princesse avait soudain surgi dans les analyses d'Aÿ. Il lui avait même rendu visite, mais avait été reçu comme un chat par un canard : Baket-Aton était affectée au-delà du sens commun par les morts qui s'étaient succédé dans sa famille.

— On ne sait toujours pas ce qu'est devenue Merit-Aton ? demanda Nakhtmin.

Aÿ secoua la tête.

— C'est un total mystère. Je pense que cette peste d'Ankhensep-Aton le sait, mais elle ne lâchera pas un mot.

— Néfertep s'inquiète de la possibilité qu'elle revienne, mais Thoutou n'y croit pas.

— Pourquoi ? demanda Aÿ, plissant soudain les yeux.

— Il prétend qu'elle s'est déprise du pouvoir. Elle n'avait plus envie d'être reine.

Aÿ rumina cette interprétation un moment. En vérité, se déprendre du pouvoir ! Elle devait se terrer quelque part avec son enfant et son amant, Néfer Herou, prête à reparaître à un moment opportun pour semer le désordre.

— Qu'est-ce que ce cadavre retrouvé dans le jardin, le matin de la disparition de Merit-Aton ? demanda Nakhtmin.

Aÿ leva sur son cousin un regard sourcilleux, comme s'il ne comprenait pas ce qu'il voulait dire.

— Mahu a rapporté qu'on a trouvé un cadavre dans le jardin, assommé et empoisonné.

— Empoisonné ?

— Oui, les domestiques ont remis à Mahu une fiole retrouvée près du corps. Elle avait sans doute contenu de la stramoine.

Aÿ fronça les sourcils ; il ignorait cette information. Elle lui valut une bouffée de contrariété, mais il se maîtrisa. Ces maudits domestiques ne lui en avaient rien dit

1. Voir *L'Œil de Néfertiti*.

quand il était allé au palais du Nord ! Ainsi, non seulement son émissaire avait-il été assommé, mais de surcroît il avait été contraint d'absorber le poison destiné à Merit-Aton ! À l'évidence, Néfer Herou ne s'était donc pas laissé acheter et il s'était bien enfui avec Merit-Aton et l'enfant. Et cet échec lui avait coûté, à lui, Aÿ, mille anneaux d'or et la vie d'un serviteur intelligent et fidèle[1].

Il grinça des dents. Enfin, l'essentiel était qu'il récupérait le pouvoir. Il s'avisa que Nakhtmin l'observait.

— Je ne suis pas au courant, répondit-il.

Nakhtmin tint sa langue, bien qu'il n'en pensât pas moins. Une tentative d'empoisonnement avait eu lieu au palais d'Akhet-Aton, et tout donnait à penser qu'elle visait la reine. Le mystérieux cadavre était à coup sûr celui d'un émissaire qui avait fait chou blanc. Dans le cas contraire, Aÿ aurait ainsi fait coup double : il se serait débarrassé à la fois de Semenkherê et de Merit-Aton : la voie royale du pouvoir aurait été enfin dégagée, alors qu'ici, il était contraint à un rôle de second plan. Mais le seigneur Aÿ n'était pas de ceux auxquels on s'autorise aisément à donner des conseils.

— Il faudra que j'aille à Thèbes pour leur présenter la nature artificielle de leurs plans, marmonna Aÿ.

— Et ce serait toi qui épouserais Ankhensep-Aton ?

— Ça me paraît être la solution la plus raisonnable.

Encore faudrait-il que cette pécore s'y prêtât.

Un mouvement dans les branches au-dessus de leurs têtes, suivi de caquètements furieux et de battements d'ailes, fit lever les yeux aux deux hommes. L'un des singes de la ménagerie privée du seigneur Aÿ s'était élancé à la poursuite du perroquet qui cria avec fureur :

— *Bin tchao ! Bin tchao !*

L'intermède servit de conclusion. Nakhtmin était venu faire son rapport et demander sa récompense ; sa mission était achevée. Il se leva pour prendre congé et les deux hommes se donnèrent l'accolade, ce qui était déjà un honneur pour le général, peu d'humains recevant pareille marque d'amitié de la part du seigneur d'Akhmîm.

5

Le moineau qui était un faucon

Quand Mahu fut parti du palais des Princesses, à Akhet-Aton, Ankhensep-Aton et Pasar demeurèrent un long moment face à face, sans parler. Ils épièrent les oiseaux, les fleurs et le Grand Fleuve, comme s'ils en attendaient une répartie. Pasar prit enfin la parole :

— Tu es dans la même situation que ta sœur Merit-Aton. Un otage.

Leur intimité était si étroite que les mots servaient juste de repères. Elle coula vers lui un regard morne et rance, signifiant à la fois qu'il énonçait des évidences désagréables et qu'elle ne prendrait pas la peine de les relever.

— Tu es condamnée à devenir reine. Comme tu es l'aînée des princesses et qu'il faut bien que la dynastie continue, tu devras épouser ce Tout-Ankh-Aton dont tu te soucies comme d'une gargoulette. Aÿ avait l'intention d'épouser ta sœur Maket-Aton et de monter sur le trône. Maintenant, il sera contraint d'être votre régent, à toi et Tout-Ankh-Aton, et vous agirez selon sa volonté.

— Tu m'énerves ! s'écria-t-elle. Mahu sera obligé de rapporter à Thoutou ce que je lui ai raconté. Ils ne pourront pas désigner cet assassin d'Aÿ comme régent !

Il haussa les épaules.

— Tu ne me crois pas ? demanda-t-elle, provocatrice.

— Non.

— Pourquoi ?

— Parce que tu n'as aucun pouvoir. Donc ce que tu dis n'a aucun poids. Tu penses qu'ils en ont entendu des confidences les uns sur les autres. Ça n'a rien empêché. Ils ont supprimé ton père, puis ta mère, puis Semenkherê.

Elle rumina ces constats un moment.

— Et alors ? Qu'est-ce que tu veux que je fasse ? Que je m'enfuie avec toi ? C'est ça, ton vieux rêve ?

Il haussa de nouveau les épaules.

— Je n'ai que douze ans, je n'ai pas d'argent, je n'ai pas de bateau et tu n'as pas d'argent non plus. Pas pour le moment. Tout ce que je te conseille, c'est de ne pas te mettre à dos ce vieux chacal d'Aÿ. Mon père dit que lui et Horemheb sont les personnages les plus puissants du Royaume. Il faut ruser avec lui.

— Tu veux que je traite avec cet empoisonneur ? s'écria-t-elle, indignée.

— Il n'est pas le seul empoisonneur, Ankhen, la preuve en est que ta mère et ta sœur Maket sont mortes aussi et pas de sa main. Tu n'as aucune arme. Traite avec lui jusqu'au moment où tu pourras lui résister.

Elle lança un long regard au garçon.

— Où tu pourras le faire empoisonner toi aussi, ajouta-t-il.

Elle demeura songeuse.

— Peut-être que tu as raison, admit-elle finalement.

Cela faisait des jours et même des semaines qu'ils ne pêchaient plus et ne lançaient plus de cerfs-volants, leurs distractions chéries jusqu'alors. Ils avaient vieilli. Leur seul plaisir était de se retrouver seuls dans les prés sauvages au nord des palais et de rouler, nus, l'un contre l'autre, apprenant les délicatesses de l'amour précoce.

Elle se leva et se dirigea d'un pas lent vers l'extrémité du jardin, vers le fleuve, là où les joncs et les papyrus grouillaient de secrets sauvages, nids d'oiseaux, mulots, jeunes crocodiles.

Il lui prit la main.

— Ils ne vont pas tarder à venir, dit-il. Crois-moi.

Elle se tourna vers lui et hocha la tête. C'était évident. Ils allaient venir.

Les jardins retentirent soudain de pépiements : les trois princesses cadettes, libérées des leçons de leurs maîtres, y déboulaient sous la conduite des nourrices.

Ils vinrent, en effet, cinq jours plus tard. Les voiles rouges de *La Gloire d'Amon* rutilèrent sur le ciel d'argent et l'ancien bateau des promenades royales, renommé sous les auspices d'un autre dieu, accosta à l'embarcadère du palais d'Akhet-Aton.

Du haut de la terrasse, Ankhensep-Aton, Pasar et les trois princesses cadettes observèrent le spectacle.

L'ancienne nourrice de Merit-Aton, Sati, l'observa aussi.

Désormais sans emploi et plus malheureuse qu'une veuve depuis la disparition de la reine et de son enfant, elle avait reporté sur Ankhensep-Aton une sollicitude vigilante et même jalouse, sinon vengeresse.

Le premier passager qui débarqua fut le jeune prince Tout-Ankh-Aton. Il trébucha sur la passerelle et seule la promptitude d'un marinier et de son intendant personnel lui évita de tomber à l'eau. Il parcourut le reste du chemin d'un pas vacillant, suivi de près par l'intendant et un jeune homme qu'Ankhensep-Aton ne reconnut pas.

Vint après lui une jeune femme qu'Ankhensep-Aton dévisagea avec surprise : Baket-Aton ! Sa tante paternelle ! La sœur d'Akhen-Aton, de Semenkherê et de Tout-Ankh-Aton ! Une femme effacée, qu'on disait souffrante. Elle avançait d'ailleurs en s'appuyant sur la main d'une suivante. Elle vivait retirée dans sa villa du Bas Pays et on ne la voyait guère. Mais qu'est-ce qui l'avait donc fait sortir de sa retraite ? Et pourquoi ?

Puis Houmose, suivi de son secrétaire. Et Panésy, ce vieux furet, qui avait tenu bon quand le vent avait tourné. C'était quand même un spectacle paradoxal que ces deux grands-prêtres qu'on imaginait mieux se dépeçant l'un l'autre pour se manger crus ! Puis Thoutou et deux scribes. Puis Maya et deux scribes également. Ils traversèrent le jardin en cortège et se dirigèrent vers le palais ; quelques instants plus tard, le second chambellan, demeuré là depuis le dernier séjour de Semenkherê, annonça à la Troisième Épouse royale que le prince, la princesse, le vizir, le trésorier et les grands-prêtres d'Amon et d'Aton requéraient l'honneur d'un entretien.

Elle chercha des yeux Pasar : disparu. Seule Sati se tenait derrière elle, le masque tendu, telle un animal de garde, vautour ou faucon.

Tout-Ankh-Aton fit trois pas et, avec un sourire timide, remit à sa promise trois lotus enrubannés. Elle sourit en retour, tendit les fleurs à la nourrice, qui les remit à une servante, laquelle courut chercher un vase et le rapporta quelques moments plus tard, garni d'eau et des fleurs.

— Je suis content de te revoir, dit le prince.

— Moi aussi, dit la princesse.

Qu'auraient-ils pu dire d'autre sous le regard de ces adultes qui les épiaient avec des mines gourmandes, tels des propriétaires de chiens de race appariant leurs bêtes ?

Baket-Aton se pencha vers sa nièce et l'embrassa. Des larmes coulèrent sur l'épaule d'Ankhensep-Aton, qui fit face à la princesse royale et trouva un visage prématurément flétri. Mais de quoi souffrait donc celle-ci ?

— Tant de chagrin… trop de chagrin… murmura celle-ci. Tous ces deuils…

Elle s'efforça de sourire à travers ses larmes et, se tournant vers sa suivante, prit un sachet de peau qu'elle tendit à Ankhensep-Aton. Celle-ci l'ouvrit : un bracelet d'or garni de pierres bleues, si lourd que la jeune fille aurait eu de la peine à porter un verre à la bouche avec le bras qui en aurait été lesté.

— C'était un cadeau de ta mère, dit Baket-Aton. Il lui avait été offert par Toushratta… Il est désormais à toi.

Tout-Ankh-Aton et son compagnon inconnu observaient la scène. Surprenant le regard intrigué qu'Ankhensep-Aton portait sur son compagnon, Tout-Ankh-Aton le lui présenta : il s'appelait Rekhmirê, descendait du célèbre vizir éponyme et, fils du ministre des Travaux publics, avait été l'un des compagnons d'études du prince. Il lui servait de bâton de solitude.

Le prince regarda autour de lui, comme s'il cherchait quelqu'un et Ankhensep-Aton comprit que c'était Pasar.

Thoutou demanda qu'on disposât des sièges sur la terrasse et quand cela fut fait et que tout le monde se fut assis – la nourrice resta debout, en retrait –, il prit la parole d'un ton à la fois amène et solennel ; à l'évidence, il récitait un discours soigneusement mémorisé :

— Princesse, les événements douloureux de ces derniers jours font que le trône de tes pères et de tes ancêtres est vide. Le Royaume se morfond dans l'anxiété, car un trône vide signifie que les dieux sont absents. Nous sommes venus te prier d'y remédier en concédant ta main au frère du défunt roi, qui est ici venu te la demander. Votre bonheur sera garant de celui du peuple, car il verra dans votre jeune royauté le signe éclatant de la bienveillance renouvelée des dieux.

Houmose hocha la tête. Toujours semblable à un héron pensif, Panésy fit une moue d'approbation, assortie d'un sourire de carpe. Tout-Ankh-Aton tendit le cou. Thoutou et Maya attendirent, l'air paterne, le bredouillis gracieux et pudique qu'une jeune fille de sang royal émettrait à coup sûr en pareilles circonstances.

Tel ne fut pas le cas. Elle s'avisa que les révélations qu'elle avait faites au chef de la police avaient été passées à l'as, ainsi que l'avait prévu Pasar. Elle avait déjà servi au chef de la police son mépris des références augustes dont tous ces gens drapaient leurs calculs ; elle n'allait pas récidiver, c'était inutile. Une seule chose était vraie dans ce qu'avait débité Thoutou : le pays était en péril et le trône était vide. Elle regarda son audience, l'air faussement résigné.

— C'est Aÿ qui sera le régent, n'est-ce pas ? rétorqua-t-elle.

La question claqua comme une gifle. Ils furent médusés. La nourrice se redressa. Houmose fixa du regard la jeune fille comme l'eût peut-être fait Amon lui-même si on lui avait dit qu'il avait une mouche sur le nez. Cette petite princesse avait vraiment de qui tenir.

Finie la comédie.

S'ils étaient venus embobiner une oie blanche pour la mener aux cuisines, ils devaient s'aviser qu'ils avaient fait un mauvais calcul.

Au même moment, Thoutou devina l'état d'esprit de ses compagnons, mais avec des volatiles différents en tête : ils avaient cru trouver dans la princesse un moineau orphelin, mais ils découvraient un jeune faucon. Il avait d'ailleurs été prévenu par Mahu de la transformation d'Ankhensep-Aton ; ce fut lui qui brisa le silence :

— Il faut bien un régent, princesse. Vous êtes tous deux trop jeunes pour assumer le commandement d'un royaume.

Elle se souvint juste à temps de la recommandation de Pasar : « *Tout ce que je te conseille, c'est de ne pas te mettre à dos ce vieux chacal d'Aÿ.* »

— Donc, vous avez déjà l'assentiment d'Aÿ, se borna-t-elle à constater.

Thoutou se trouva une fois de plus pris de court : cette donzelle avait décidément évalué la situation avec autant de justesse qu'un vieux routier des chancelleries. Mieux valait ne pas perdre son temps à finasser avec elle.

— C'est exact, princesse. Le Conseil royal l'a pressenti pour assumer la régence. Il a répondu qu'il l'accepterait dès que l'union entre le prince Tout-Ankh-Aton et toi serait conclue.

Elle hocha la tête, puis perçut dans son champ de vision un détail insolite. Elle leva imperceptiblement la tête et devina plutôt qu'elle ne vit Pasar à la fenêtre du deuxième étage ; il suivait l'entretien.

— Pourquoi n'est-il pas venu avec vous ?

— Il semble que l'accueil que tu lui as réservé lors de sa visite ait été plutôt frais, répondit Thoutou.

Elle eut un geste de tête pareil à celui d'un cheval rétif. Le portrait craché de sa mère, songea Maya. Houmose ne surmontait pas sa stupéfaction ; son regard s'attachait à Ankhensep-Aton comme s'il sondait les mystères de la jeunesse et de la féminité.

Pendant ces échanges, Tout-Ankh-Aton avait été oblitéré. Il les avait suivis de ses grands yeux tristes et il eût fallu le croire faible d'esprit pour s'étonner de l'observation qu'il fit alors, d'une petite voix presque contrite :

— Tout dépend de toi, Ankhen.

Ankhen. C'est de cette abréviation familière qu'il l'appelait pendant les croisières sur *La Gloire d'Aton*, aux jours de l'insouciance. C'était également ainsi que l'appelaient ses sœurs et Semenkherê. Elle fut attendrie par l'évocation.

Deux orphelins contraints à des rôles démesurés.

— Ma nièce chérie, intervint Baket-Aton, c'est sur tes épaules que repose notre dynastie. Qu'Aton te donne des forces !

Soudain, la lumière se fit dans l'esprit d'Ankhensep-Aton : Baket-Aton avait été convoquée pour lui rappeler qu'il existait une alternative à son union avec Tout-Ankh-Aton : Aÿ pouvait aussi bien épouser la princesse royale et obtenir le trône. Et sans doute Baket-Aton, déjà vieille fille, égrotante et recuite dans le chagrin que les Touthmosides savaient si bien produire, se refusait à l'horreur de la royauté.

Tout-Ankh-Aton et la jeune princesse nouèrent leurs regards. Elle le trouva une fois de plus pathétique. Passe encore qu'on le lui destinât comme mari. Mais un roi ? Allait-on faire un roi de ce roseau ? Mais Pasar ferait alors un roi des rois ! Elle songea qu'elle se retrouvait dans la même situation que sa sœur Merit-Aton quand elle avait été contrainte d'épouser Semenkherê : aucune attraction pour ce prince trop délicat. Elle comprit d'un coup pourquoi : ce jeune homme frêle qu'avait été le roi n'aurait jamais pu le disputer aux charmes vigoureux de Néfer Herou. Et là, ce garçon qui ne pouvait traverser une passerelle sans trébucher ne pouvait non plus rivaliser un instant avec la force juvénile de Pasar.

Tout recommençait.

Mais elle ne se laisserait pas acculer aux mêmes extrémités que Merit-Aton. Non, elle ne se laisserait pas contraindre à fuir.

— Tout dépend de toi, répéta-t-il.

— Tu sais bien, répondit-elle, que nous ne régnerons pas avant de nombreuses années.

— Je le sais, admit-il.

Il jouait assez bien aux dames pour avoir imaginé ce que serait leur condition.

En fin de compte, deux jeunes faucons captifs.

Le silence devint pesant.

— Je veux bien épouser Tout-Ankh-Aton, dit-elle. Mais à une condition.

Thoutou, Maya, Houmose, Panésy, le jeune prince et son compagnon penchèrent leurs torses en avant. Baket-Aton battit des cils.

— Je veux un document écrit, signé par le Conseil royal et par le futur régent, mon grand-père Aÿ, selon lequel aucune décision concernant le statut du couple royal et son cercle ne sera prise sans mon assentiment formel et écrit.

Houmose n'était certes pas au terme de ses étonnements. Il béa, quasiment.

Thoutou se trouva pris de court une fois de plus. Il réfléchit à l'exigence qu'il ne pouvait contourner : Ankhensep-Aton était maîtresse du jeu et l'on voyait trop bien qu'elle était femme à faire échouer le projet qu'ils avaient laborieusement bâti si l'on ne satisfaisait pas à ses exigences.

— Je consens, poursuivit-elle, à ce que le régent conduise les affaires intérieures et extérieures du pays comme il l'entend, mais non celles du palais.

— Et si vous vous trouviez en conflit ? demanda Houmose, qui prenait la parole pour la première fois.

— Nous ne pourrions nous trouver en conflit qu'au sujet du couple royal et du palais. Dans ce cas, je le répète, c'est mon avis qui prévaudrait. De plus, j'entends siéger avec mon futur époux au Conseil royal.

— C'est évident, princesse, admit Thoutou.

— Aucune réunion du Conseil ne se tiendra sans la présence d'au moins l'un de nous deux.

— C'est également évident.

Et Thoutou ajouta :

— Je vais faire rédiger ce document, princesse.

Elle hocha la tête. Tout-Ankh-Aton se pencha et lui prit les mains. Elle inversa le geste devant tout le monde : elle enserra les mains du prince dans les siennes.

— J'appelle d'ores et déjà sur vous les bénédictions d'Amon, dit Houmose.

Ils se levèrent. Le prince déposa un baiser sur la joue de la princesse. En fait, il était son oncle, mais il avait deux ans de moins qu'elle.

Elle les laissa reconduire à la porte par le Deuxième chambellan et, quand ils furent partis, elle interrogea la nourrice du regard. Celle-ci lui sourit :

— Tu as bien agi. Je reconnais le sang de ta mère.

Pasar avait disparu de la fenêtre ; il n'allait sans doute pas tarder à rejoindre son épouse secrète.

Il le lui avait dit quelque temps plus tôt :

— Ce sont les dieux qui marient, pas les hommes.

6

La nuit des renards et celle d'Astarté

Un seul coup d'œil sur le visage du général Horemheb, quand celui-ci, de retour de voyage, regagna son domicile de Memphis, suffit au nain de sa femme, Menei, pour comprendre que l'humeur de son maître était à l'orage.

Il s'élança de sa démarche brinquebalante de babiroussa vers les appartements de dame Moûtnejmet, maîtresse des lieux, et clama de sa voix nasillarde :

— Les dieux ont pété aujourd'hui !

Moûtnejmet connaissait de longue date le langage de soudard et la finesse de rat de son nain. Il dépiautait chacun de son œil globuleux et clamait haut et fort les secrets que l'on croyait enfouis dans les

1. Ancêtre du jeu de tric-trac.

ténèbres. Cette créature était un scandale à pattes courtes.

Elle tourna vers le nabot son profil altier.

— Qu'est-ce que tu dis ?

— Qu'il est d'une humeur de chacal. Il n'a pas eu la régence, j'en suis sûr. Il est en compagnie de son renard domestique.

Elle fronça les sourcils et se dirigea vers les appartements de son époux. Elle le trouva en compagnie d'un lieutenant favori, Khnoumose, celui que Menei surnommait « le renard domestique ». Ce lieutenant, elle le savait, était responsable de la police de l'armée et menait pour le compte de son chef des enquêtes qui ne ressortissaient pas toujours aux seules affaires militaires. Nul doute que Khnoumose partageait la déception de son maître : si celui-ci avait obtenu la régence, il eût été nommé ministre de l'Intérieur.

Les deux hommes étaient accroupis face à face, devant la double planchette d'un jeu de *zenet* à trente cases[1], avec un cruchon de bière à portée de main. Moûtnejmet entendit de loin le claquement des pions et les jurons qui les accompagnaient, comme à l'accoutumée. Les verres de bière étaient à demi vides. Les joueurs levèrent les yeux et le lieutenant, bel homme après tout, se leva pour faire un compliment à la première épouse de son chef.

— Le souper est prêt. Le lieutenant se joindra-t-il à nous ?

Le lieutenant n'en pouvait être que flatté. Horemheb considéra les planchettes abandonnées et se leva à son tour.

— Que Moût te comble de bienfaits, dit-il en s'adressant à sa femme.

Le ton manquait de chaleur. Elle le sonda du regard.

— La journée n'a pas été faste, dit-elle.

— Non, répondit-il, la tête basse et la voix rocailleuse, en la suivant vers la salle principale.

— Mon père est désigné comme régent ?

— Oui, répondit-il en s'accroupissant devant la table basse où le repas serait servi.

Le nain soupait tout seul à une table proche, ne perdant pas une miette de la conversation.

Le lieutenant servait de confident à son chef, il avait entendu au moins la moitié du récit ; Moûtnejmet l'interrogea du regard alors qu'on venait de servir une salade de concombre au lait caillé, des oignons macérés dans l'huile et le vinaigre et des fèves au lard. La table de la maison Horemheb n'était pas réputée pour la finesse des mets.

— Le grand-prêtre Néfertep était opposé à la désignation du seigneur Aÿ, expliqua le lieutenant Khnoumose, mais le général Nakhtmin a fait valoir que votre père était le seul homme qui posséderait assez d'expérience et d'autorité pour assumer la régence aux yeux du pays et de l'étranger.

Moûtnejmet croqua quelques tranches de concombre au lait caillé et répondit :

— Mon époux a trente-six ans, mon père, cinquante-six. Il suffit de s'armer de patience.

— La patience consiste à rêver au pain du lendemain ! clama le nain, de sa table.

— Je vais te tanner les fesses ce soir même ! rétorqua Horemheb, feignant la colère.

— Et la vengeance consiste à déguster le pain qu'on n'a pas eu la veille !

Comme s'il se préparait à se lever pour passer aux actes, Horemheb se tourna vers Menei, qui poussa un cri d'orfraie.

— Ce que je ne comprends pas, reprit Moûtnejmet, est que mon père n'ait pas épousé Baket-Aton, la sœur de Semenkherê. Elle est princesse royale. Il aurait de la sorte directement accédé au trône, au lieu d'être régent.

Horemheb interrogea Khnoumose du regard. Il avait lui-même caressé ce projet et n'y avait pas entièrement renoncé.

— L'hypothèse n'est pas écartée, répondit le lieutenant. Aÿ a récemment rendu visite à la princesse, dans sa résidence du Bas Pays.

— Et alors ?

— On ne sait évidemment pas ce qu'ils se sont dit, mais l'intendant de la princesse a confié à l'un de mes hommes qu'elle a été très éprouvée par les morts successives de ses deux frères et de Néfertiti. Elle souffre du cœur et n'est pas disposée à devenir reine. Elle assure que cette charge l'achèverait.

— Encore une qui s'est déprise du pouvoir ! lâcha Horemheb.

— De toute façon, mon père serait plus dangereux s'il n'était pas au pouvoir, observa Moûtnejmet, tâtant des fèves au lard. Cela fait trop longtemps qu'il en rêve.

Horemheb lui lança un regard songeur.

— C'est peut-être vrai, dit-il. Les marchands de poisons vont manquer de clients pendant quelque temps.

Elle riposta par une mine réprobatrice. Une telle réflexion en présence d'un étranger ! Horemheb l'enregistra et insista lourdement :

— Khnoumose me rapporte qu'on a beaucoup vu ces derniers temps, à Thèbes et à Memphis, de marchands de poisons qui se présentaient comme négociants en drogues et parfums. Il y en a même un qui s'est rendu au palais royal peu avant la mort de Semenkherê.

Moûtnejmet écarquilla les yeux : le seul mot de « poison » lui donnait des cauchemars. Rien que d'en parler portait malheur : la preuve en était que lorsqu'elle avait rapporté à sa nièce Merit-Aton des soupçons sur le rôle de Semenkherê dansl'empoisonnement de Néfertiti, elle avait déclenché une brouille violente entre Merit-Aton et sa sœur Maket-Aton et que l'exil de cette dernière avait culminé dans son propre empoisonnement. Elle ne savait que trop le rôle des poisons dans l'histoire récente de sa famille.

— Et l'on n'a toujours pas découvert ce qu'est devenue ma nièce la reine ? demanda-t-elle, pour changer de sujet.

— Il paraît qu'elle serait partie avec son amant et son fils.

— Partie ? Pour où ?

— Personne ne le sait, sauf sans doute ta chipie de nièce, Ankhensep-Aton. Mahu et Thoutou prétendent qu'elle s'est déprise du pouvoir. Déprise du pouvoir, je te demande un peu !

Moûtnejmet parut soucieuse.

— Je veux espérer qu'il ne lui est rien arrivé, murmura-t-elle.

— S'il lui est arrivé malheur, ce ne sera pas par la faute de ton père, rétorqua Horemheb. Il paraît qu'il a piqué une colère effroyable quand il a appris qu'elle avait disparu. Or, elle n'avait pas d'autre ennemi que lui.

Moûtnejmet battit en retraite ; décidément, il pleuvait des vérités premières ce soir-là.

Le lieutenant faisait un sort au restant de fèves et Horemheb, au cruchon de vin. Le repas s'acheva de façon morose.

Moûtnejmet songeait à sa sœur et à une nièce morte et à une autre nièce disparue et se promettait d'aller tirer les vers du nez de sa nièce Ankhensep-Aton.

Le général Horemheb songeait au fil qu'il donnerait à retordre à son rival victorieux.

Le lieutenant Khnoumose songeait aux moyens d'étendre les pouvoirs de la police militaire afin de nuire au général Nakhtmin.

Le nain Menei lâcha :

— Les renards chassent la nuit !

Ils se tournèrent tous vers lui, surpris. La phrase leur correspondait parfaitement.

Le pouvoir se proclame le jour, mais se conquiert la nuit.

Secondé par le deuxième servant du temple, le prêtre Isma tisonna les braises sous les offrandes déposées sur le grand autel de la déesse Astarté à Memphis : un quartier de mouton, une figurine de suif et de la bière. L'ensemble dégagea une senteur âcre, presque suffocante, et Isma recula devant une bouffée de fumée que rabattait vers lui un courant d'air.

Puis les deux prêtres descendirent les cinq marches de l'autel et rejoignirent le fidèle qui avait ordonné le sacrifice. Celui-ci leur donna à chacun trois anneaux de cuivre, le prix convenu, et les trois hommes réunis contemplèrent les flammes qui s'emparaient enfin du sacrifice.

À deux coudées de distance en arrière, pour ne pas être souillée par les fumées, la statue de la déesse, trois fois grandeur nature, se dressait triomphale, intégralement nue, le pubis bombé et la bouche souriante. La lumière du crépuscule dorait son sein dardé. Elle tenait sur ses hanches l'arc et la flèche de la main droite et la rose de la main gauche.

Astarté était, en effet, le matin la déesse de la guerre et le soir, celle de l'amour.

Ses deux servantes musiciennes, Ninatta et Kulitta, figuraient à ses côtés, moitié moins grandes que la déesse, selon la convention, l'une tenant la lyre et l'autre le tambourin.

— Vois, le feu a pris, la déesse a accepté tes offrandes, dit Isma.

— Elle est plus généreuse que Hathor, dit l'homme.

Les deux prêtres se gardèrent de quelque comparaison entre les pouvoirs respectifs des déesses ; c'eût été discourtois à l'égard de la cité de Memphis qui leur accordait l'hospitalité. Si le grand-prêtre de Ptah, Néfertep, apprenait qu'ils s'étaient autorisé un propos péjoratif à l'égard des dieux du pays, il les ferait durement tancer par le chef de la police des cultes.

— Je lui ai fait trois sacrifices, reprit l'homme, mais en vain. Ma vigueur n'est pas revenue.

Isma coula un regard discret vers le fidèle : l'homme était pourtant jeune et robuste. Mais enfin, les reins aussi avaient leur mystère.

— Nos dieux ne veulent plus s'occuper de nous, dit encore l'homme. Ils sont mécontents. Le désordre s'est emparé du trône et des Deux Terres.

Les deux prêtres ne pipèrent évidemment mot. Ils avaient, en effet, entendu dire, comme bien des gens à Memphis, que la barque royale tanguait dangereusement.

— Bientôt, dit Isma, le soleil se couchera et tu pourras vérifier le pouvoir d'Astarté.

— Comment ?

— Reviens la nuit, le temple est ouvert.

Puis les deux prêtres s'inclinèrent et disparurent dans les profondeurs du temple.

Le fidèle s'en fut et regagna la rue et les cris des marchands ambulants qui vendaient qui de la bière, qui des melons, à ceux que la chaleur de l'après-midi avait altérés.

Après un bref passage à l'indigo, le ciel passa au noir.

L'Étoile d'Astarté se leva.

Le temple de la déesse s'était vidé de sa foule diurne. Mais il n'était pas désert pour autant. Les flammes des deux torches que tourmentait la brise du soir sur le parvis et qui se tordaient comme des âmes en proie à la luxure, révélaient des présences. Çà et là des ombres passaient, auxquelles s'accrochaient des reflets. Des hommes, des femmes. Des fidèles en tout cas, qui connaissaient la loi d'Astarté : une fois au moins dans sa vie, toute fidèle de la déesse devait se présenter nuitamment au temple et attendre l'étranger qui viendrait lui jeter de l'argent et lui dire :

— Je te somme au nom de la déesse.

Alors, puisqu'elle était là, elle devait s'offrir à lui.

Certains prêtres de Ptah s'insurgeaient contre cette pratique, mais le bon sens des notables des Deux Terres objectait que ce n'était pas en la réprouvant qu'on enlèverait aux filles l'envie de se vendre ni aux hommes celle de l'amour de passage.

Un des hommes rôdant en ces lieux s'arrêta devant une ombre assise sur le socle de la statue de la déesse. Il se pencha pour distinguer ses traits et ses formes et un cri de surprise lui échappa :

— Mais tu es toute jeune !

— Si tu cherches des vieilles, c'est que tu es toi-même à vendre.

L'homme se mit à rire.

— Et la langue pendue !

— Ne dis pas de mal de ma langue, elle dirait du mal de ton membre.

Nouveau rire.

— Ton amant est-il pauvre que tu viennes en ce lieu ?

— Non, il n'a plus de vigueur.

Il demeura songeur. Puis au bout d'un moment prononça la formule rituelle :

— Au nom de la déesse Astarté…

Elle hocha la tête et observa les anneaux de cuivre qui tintèrent sur la pierre, puis s'en empara et les glissa à son pouce. Puis elle se leva.

L'ombre proche d'une chapelle votive les avala.

Des respirations accélérées, des cris étouffés, étrangement pareils à des sanglots, des râles et des exclamations ponctuèrent le silence nocturne.

— Par la déesse, un âne ! chuchota une voix de femme.

— Par la déesse, l'âne s'est enfin éveillé !

Un éclat de rire étouffé salua la répartie.

— Je reviendrai demain refaire un sacrifice, dit l'homme, sortant de l'ombre et rattachant son pagne.

— Reviens plutôt après-demain, dit la donzelle. Laisse-moi le temps de me remettre de tes assauts.

7

Le cobra

Est-il possible de haïr son propre sang ? se demanda Ankhensep-Aton.

Quand il se fut assis sur la terrasse du palais des Princesses, escorté par son fidèle Shabaka, Aÿ considéra sans aménité la nourrice Sati et Pasar, qui se tenaient derrière le siège d'Ankhensep-Aton.

— Qu'est-ce qui justifie la présence de ces gens ? demanda-t-il, autoritaire et sourcilleux.

Cette seule attitude balaya chez Ankhensep-Aton toutes les dispositions à la conciliation conseillées par Pasar.

— Mon bon vouloir, répondit-elle sèchement.

La réponse déconcerta, puis irrita l'aïeul. Il avait déjà éprouvé l'insolence de sa petite-fille à sa précédente visite à Akhet-Aton, mais là, il s'avisa qu'elle s'était muée en trait de caractère.

— Nous devons traiter ici d'affaires de la plus haute importance, riposta-t-il. Des oreilles étrangères n'ont pas à les écouter.

Il toisa Sati en particulier, s'étonnant que, par cette chaleur, elle fut drapée dans un vaste voile noir et qu'on ne vît pas ses mains. Puis son regard dériva sur Pasar, dont ses espions lui avaient déjà signalé l'existence.

— Ces affaires me concernent, et de même que tu as amené cet homme que je ne connais pas, je veux avoir à mes côtés Sati et Pasar, rétorqua-t-elle. Rappelle-toi que tu as signé le protocole établi par le Conseil royal selon lequel j'ai le droit le plus absolu sur mon cercle et le personnel du palais et que ma volonté prévaut sur la tienne.

— Tu n'es pas encore reine, observa-t-il. Ce protocole ne s'applique pas encore.

— Et tu n'es pas plus régent, riposta-t-elle. Tu n'as aucun droit dans ce palais ni aucun autre. Ni à Akhet-Aton, ni à Thèbes, ni à Memphis.

C'était un défi. Saisi par l'assurance de sa petite-fille, Aÿ se pencha et la fixa de ses yeux sombres et flamboyants. S'il croyait l'intimider, il se trompait ; elle soutint le défi du vieillard avec une froideur qu'elle savait exaspérante.

Derrière elle, Sati et Pasar convergeaient vers lui les flèches de leurs regards.

Il se radossa, les mâchoires serrées.

— Tu as déjà commis, dit-elle, la discourtoisie de ne pas m'adresser un seul mot de compassion pour la mort de ma sœur Maket-Aton et la disparition de ma sœur

Merit-Aton, qui a été causée par les événements que tu sais. Si c'est ainsi que tu entends préparer la régence, tu commets une grave erreur, père Aÿ : car si tu ne changes pas d'attitude, je n'épouserai pas Tout-Ankh-Aton et tu ne deviendras donc pas régent. Il te faudra recourir à d'autres artifices pour obtenir le pouvoir que tu recherches depuis si longtemps.

Aÿ fut estomaqué : personne au monde ne lui avait jamais parlé sur ce ton au cours de ses cinquante-six années d'existence. Pis : c'était une fillette de bientôt douze ans qui prétendait mettre en échec ses plans politiques. Et elle le pouvait.

Il était trop fin manœuvrier pour ne pas le comprendre. Elle le savait et savait qu'il le savait.

Mais l'affront n'en était pas moins insupportable : la seule puissance véritable du Royaume résidait en ce moment dans cette créature frêle comme une fleur d'aubépine. L'argent, les alliances, les hommes de main ne servaient à rien. Tout ce qu'Aÿ pouvait faire aurait été de la tuer et d'épouser Baket-Aton ou l'aînée des trois dernières princesses.

S'il avait pu épouser Baket-Aton, il l'aurait déjà fait ; un obstacle mystérieux s'y opposait. Quant à Setepenrê, elle avait sept ans et un mariage dynastique était possible. Mais le grotesque de l'union donnerait la nausée à plus d'un.

Et elle le savait aussi : Aÿ était suspect de trop de meurtres ces derniers temps. Le Conseil royal le rejetterait et ce serait Horemheb qui emporterait la régence, sinon le trône. Il risquait même de finir en prison.

Et Shabaka assistait à cette humiliation suprême.

Le cri du perroquet lui revint en tête : *Bin tchao !*

Il réfléchit un moment. Et changea la donne.

Après l'avoir considérée d'un œil chargé d'éclairs, il leva les yeux au ciel et s'écria :

— Ah, tu es bien la fille de ta mère !

Puis il se mit à rire et Shabaka éclata également d'un rire strident.

Ni Sati, ni Pasar ne remuèrent un muscle de leurs visages. Mais Ankhensep-Aton condescendit à faire la moue.

— Le même caractère de cobra.

— C'est notre animal tutélaire.

— Tu devines bien que ce n'est pas par manque d'affection que je ne t'ai pas écrit. Tu sais bien le chagrin que m'a causé la mort de Maket-Aton et le désarroi que m'a valu la disparition de Merit-Aton.

Le chacal frétillait de la queue.

— Tous ces événements ont mis le Royaume en péril, reprit-il. J'étais le frère de ta grand-mère Ty, le père de ta mère, la reine Néfertiti. Comment ne serais-je pas conscient des dangers qui découlent de cette situation ?

Elle l'écouta d'un air morne.

— Non, conclut-il, je n'ai absolument pas l'intention de faire de la régence un duel avec toi. Je croyais parler à ma petite-fille, j'avais oublié que je parlais à la Troisième Épouse royale.

— Alors, tout est bien, dit-elle sans plus d'émotion.

Elle se tourna vers la nourrice et commanda des rafraîchissements. Des domestiques s'agitèrent aux portes de la terrasse. L'un d'eux apporta une table haute.

— Qu'est devenue Merit-Aton ? demanda-t-il.

Elle mit un temps inusité à répondre :

— Je l'ignore.

— Tout le monde me dit que vous étiez particulièrement liées. Tu dois avoir une idée.

Les domestiques servirent du sirop de dattes. Ankhensep-Aton mit de nouveau un long temps à répondre :

— Un assassin est venu, dit-elle.

Les expressions se figèrent.

— C'était le cadavre qu'on a retrouvé dans le jardin, précisa-t-elle. Je pense que c'est Néfer Herou qui l'a assommé. Je ne sais ce qui s'est passé ensuite. Merit-Aton est allée chercher son enfant et elle a fui avec Néfer Herou.

— Fui ? Comment fui, dans la nuit ? s'écria Aÿ.

Elle lui opposa le même regard morne.

— Je l'ignore.

— Tu l'ignores ? Elle ne t'a pas dit au revoir ?

— Je l'ignore, répéta-t-elle faisant face au seigneur Aÿ. Non, elle ne m'a pas dit au revoir.

— Comment sais-tu qu'elle a fui ?

— Parce que je pense qu'elle a eu peur, répondit Ankhensep-Aton, avec un accent de rage qui effraya celui-ci.

Elle en savait certainement plus qu'elle n'en disait. Et il ne voulut pas qu'elle le dît publiquement. Il s'abstint de poser d'autres questions, sans doute inconscient du fait que sa soudaine discrétion en disait plus qu'il ne l'eût voulu.

— Il y a eu ce cadavre dans le jardin, dit-elle.

Ce jardin qui avait jadis été le territoire de ses jeux avec un garçon du peuple qui s'appelait Pasar et qui maintenant était devenu un terrain honni par lequel une princesse terrifiée s'était enfuie et où l'on avait trouvé un homme mort, les yeux révulsés et la bouche pleine de poison.

— Je sais.

La brise de l'après-midi agita le silence. Pasar but son sirop de dattes.

— Tu vas donc épouser Tout-Ankh-Aton, reprit Aÿ.

Allait-elle vraiment l'épouser ? Une fois de plus, elle pensa que, si elle avait pu fuir avec Pasar, comme sa sœur avec Néfer Herou, elle n'aurait pas hésité un instant.

— Oui. Et tu seras régent.

Aÿ, le seigneur Aÿ qui avait vu et ourdi tant d'infamies dans sa vie, songea qu'il n'était sans doute pas d'ennemi plus redoutable qu'une très jeune fille qui vient de s'éveiller au monde.

— Le Royaume sera donc préservé, dit-il. Amon est bienveillant.

Amon ! songea-t-elle. Mais tu avais adoré Aton toute ta vie, tant que cela servait tes ambitions !

Il se leva, Shabaka se leva, elle se leva aussi, soulagée que ce vieux sac d'ambitions quittât enfin les lieux. Il prit Ankhensep-Aton dans les bras, lui donna l'accolade et retira de son poignet un lourd bracelet d'or gravé de l'œil de Horus.

— Tiens, fille, c'est le témoignage de mon affection.

Il allait gagner la porte de la terrasse quand Sati s'avança vers lui.

— Seigneur Aÿ, dit-elle, j'ai perdu une fille en Merit-Aton et je suis désormais la gardienne de celle-ci.

Il hocha la tête, mielleux.

— J'ai vu beaucoup de malheurs advenir à cette famille.

Il dévisagea la nourrice, surpris par le ton à la fois insidieux et grave de son propos.

— Qu'il n'advienne jamais rien à Ankhensep-Aton, ou ses ennemis m'en répondront.

Aÿ poussa un cri et Shabaka un autre. De sous sa robe noire, Sati avait sorti un cobra.

C'était donc la raison pour laquelle elle avait tenu les mains sous sa robe.

Le cobra darda sa tête ovale vers Aÿ, terrifié.

— Le cobra, seigneur Aÿ, est le gardien de la couronne, tu le sais. Et moi, je suis l'une des servantes du Cobra.

Les servants du Cobra ! Aÿ ouvrit la bouche. Il connaissait cette corporation de sorciers et de sorcières qui avaient fait le vœu solennel de défendre l'honneur et la fidélité. On ne comptait plus leurs victimes, puissants et modestes, dont le crime avait été de faillir à la loi tacite de la morale. Aucun policier, aucun garde, aucune allégeance n'avait jamais préservé personne des servants du Cobra, et l'un de ses propres marchands avait eu fort à faire avec eux, quand ils avaient découvert qu'il vendait aussi des poisons.

— Sati ! murmura Ankhensep-Aton, effrayée.

— Le cobra, seigneur Aÿ, trouvera partout les ennemis de la Troisième Épouse royale, dit la nourrice d'une voix rauque.

Aÿ haleta. Shabaka était pétrifié.

— Tu me menaces ? s'écria Aÿ.

— Moi ? Jamais ! Qui serais-je pour menacer un seigneur tel que toi ? C'est le cobra qui te menacerait, dit-elle, balançant la tête du reptile sous le visage du potentat.

Tout le monde le savait : seuls ceux qui possédaient le fluide de vie pouvaient ainsi manipuler des cobras impunément ; les reptiles les respectaient, nouaient avec eux des liens de sujétion et même, les protégeaient des voleurs et des assassins. Sati ne s'arrogeait donc pas des pouvoirs imaginaires ; elle faisait bien partie des servants.

— Dors tranquille si ton âme est claire, reprit-elle, mais va et dis-le à tous : Ankhensep-Aton est sous la protection du cobra.

Le serpent regarda à droite et à gauche. Sati le ramena sous son manteau. Aÿ roula des yeux terrifiés et gagna précipitamment la porte, suivi de Shabaka.

Pasar riait de toutes ses dents.

8

Un souriceau, roi des Lions

Assis dans l'herbe, nu, Pasar considéra un akène de pissenlit qui frémit imperceptiblement sur son genou, dévala gracieusement son tibia, hésita à se poser sur son pied puis, dans un caprice, alla se poser sur la toison naissante et lustrée du pubis d'Ankhensep-Aton, également nue, allongée près de lui. Dans son humeur accrocheuse, mais infidèle, la graine volante parut vibrer un moment avant de s'élever de nouveau dans l'air et de filer, poursuivie par un bourdon.

Cette étoile duvetée et vagabonde éveilla en lui des pensées mélancoliques.

Ainsi en allait-il de sa semence, songea-t-il. Jamais au but.

Il se tourna vers Ankhensep-Aton, puis la couvrit de son corps et la dévasta de baisers. Elle se débattit en riant.

— Pas deux fois de suite, tu es fou !

— Pourquoi pas ? Tu es à moi.

— Mais moi, je suis aussi à moi ! riposta-t-elle en le repoussant avec vigueur. Si je te laissais faire, je serais enceinte.

— Et alors ?

— Complètement ensorcelé !

Elle se rhabilla et enfila ses sandales. Il rattacha son pagne à contrecœur et la suivit sur le chemin du retour.

Dix jours s'étaient écoulés depuis la visite d'Aÿ, dix-neuf depuis la mort de Semenkherê. Les embaumeurs étaient à l'œuvre depuis seize jours sur le corps de ce dernier. Aucun mariage ne pouvant être célébré pendant un deuil royal, c'est-à-dire pendant les soixante-dix jours de l'embaumement et la semaine des funérailles, il en découlait que le mariage ne pourrait être célébré au plus tôt que dans deux mois au moins, au début de la saison de l'Inondation.

Bien des événements pouvaient déranger les plans qui semblaient arrêtés. Un personnage tel qu'Aÿ n'était jamais au bout de ses ressources.

— Et s'il épousait Baket-Aton ? musa-t-elle, alors qu'ils arrivaient au jardin.

— Alors, nous serions libres ! s'écria-t-il.

La laisserait-on alors épouser Pasar ? se demanda-t-elle.

Ils trouvèrent la nourrice qui les attendait, désolée.

— Un messager est là, annonça-t-elle.

C'était l'intendant de Baket-Aton ; elle était morte.

Sentant sa fin imminente, elle avait fait remettre à sa nièce un diadème d'or et de pierres étranges dont la lumière changeait incessamment la couleur.

Ankhensep-Aton fondit en larmes.

— On n'en finit pas de mourir dans cette famille ! se lamenta-t-elle. Et pas une naissance !

Trois jours plus tard, un autre messager vint de Thèbes pour remettre à la Troisième Épouse royale le rescrit du Conseil royal selon lequel ses noces avec le prince Tout-Ankh-Aton auraient lieu le septième jour du deuxième mois de l'Inondation.

La Machine était en marche.

Un peu plus de deux mois plus tard, l'ambassadeur à Thèbes du roi d'Assyrie, Ashour-Oubalit, rédigeait pour son monarque, en fait son propre beau-frère, une longue missive aux intentions politiques, pour lui rapporter les événements récents du Royaume des Deux Terres.

Intentions de circonstance : en effet, l'Assyrie venait d'acquérir son indépendance. Profitant de ce que son voisin l'empereur hourrite Souppilouliournas Premier était occupé à assujettir un autre voisin, le roi Mattiwaza du Mitanni, fils de l'illustre Toushratta, ancien allié des pharaons, l'Assyrie, autrefois vassale de Souppililoulioumas, s'était affranchie. À la suite de quoi,

1. Nom sémitique ancien de l'Égypte, toujours en usage dans les pays de langue arabe.

incidemment, ce potentat avait vérifié le bien-fondé du vieux dicton selon lequel on ne peut pas être au four et au moulin.

L'ambassadeur obéissait à un souhait impérieux de son roi, car Ashour-Oubalit voulait être informé de la situation dans les pays voisins, et notamment Misr[1], afin de calculer ses alliances et calibrer ses ambitions.

Très Splendide Monarque, Bien-Aimé d'Ishtar, Gloire à Toi dans le Présent et l'Éternité, dans Ton Palais, sur Tes Terres et dans les Cieux.

Le pays de Misr où Ta Bienveillance m'a délégué pour Te représenter vient de connaître deux grandes cérémonies qui, en d'autres temps eussent été exceptionnelles, mais qui, pour le peuple, les notables et les milieux de la Cour sont devenues quasiment banales : l'enterrement d'un roi et l'intronisation d'un autre.

Depuis quarante mois que le roi Akhen-Aton est mort, Misr a connu, en effet, trois enterrements royaux et deux couronnements. Après l'inhumation d'Akhen-Aton, en effet, ce roi qui, poursuivant avec fanatisme la réforme entreprise par son père, Amenhotep le Troisième, avait prétendu supplanter tout le panthéon égyptien par un seul dieu, le disque solaire, le pays a connu les funérailles de son épouse Néfertiti, puis de son demi-frère et régent, Ankheperourê, plus connu sous le nom de Semenkherê.

Comme les habitants du pays ne conçoivent pas qu'on mette quelqu'un en terre sans le vider de ses entrailles, le dessécher et l'enrober de bandelettes gommées, afin d'assurer son identité et son intégrité pour l'Au-delà, situé à l'Ouest selon eux, les embaumeurs ont fort à faire ces derniers temps. Et je ne parle pas des princesses qui décèdent fréquemment dans la famille des Touthmosides, de façon discrète ou mystérieuse.

La Cour bruisse ainsi de rumeurs déconcertantes sur la disparition inexpliquée de la veuve du roi Ankheperourê. Déclarée par le Premier chambellan morte en même temps que son fils, pour des causes inconnues, et sans qu'aucunes funérailles aient été prévues pour elle, la reine Merit-Aton est donnée par certaines rumeurs comme s'étant enfuie en compagnie, non seulement de son fils, mais également de son maître des Parfums.

L'enterrement du roi Ankheperourê, qui ne régna que dix-sept mois, a été d'un faste inversement proportionnel à sa notoriété. Peu de gens dans le peuple, en effet, se souviennent même de son nom et certains notables de province prétendent qu'il décéda bien avant la date proclamée et qu'il n'aurait été qu'un personnage commode pour masquer le vide du pouvoir. Il a fallu que moi, étranger, je les assure que je l'avais vu à Thèbes huit jours avant l'annonce de son décès. Il est vrai qu'il ne m'est pas apparu comme jouissant d'une santé splendide. Plutôt chétif, comme la plupart des derniers Touthmosides, il m'a semblé d'humeur mélancolique.

Chacun sait qu'il n'a organisé qu'une seule chasse durant son règne et qu'il n'y a tué que quelques canards et encore !

Permets-moi, Très Splendide Monarque, de remarquer que j'y ai vu non seulement un saisissant contraste avec ton athlétique personne, vivant reflet du légendaire Gilgamesh, mais surtout un symbole criant de l'affaiblissement de Misr dans le monde. Ce royaume ressemble à un navire secoué dans la tempête et sans capitaine. Il n'est plus l'allié sûr d'antan, comme nous le savions depuis les dernières années du roi Amenhotep le Troisième.

Néanmoins, le vizir Thoutou a entouré la mort de Semenkherê d'un faste égal à celui d'un grand monarque qui, au cours d'un long règne, aurait porté son royaume au faîte de la puissance. Il lui a fait confectionner un quadruple sarcophage dont trois comportaient un masque en or d'une splendeur éblouissante, le quatrième sarcophage, en bois doré, étant digne de celui d'un dieu déchu. Toute la cité de Thèbes a été mise au chômage pour le jour des funérailles, bien qu'elle n'ait pas pu suivre la cérémonie de l'Adieu, puisqu'elle se déroulait au temple d'Amon, sur la rive opposée. Puis le sarcophage global a été porté dans une barque d'apparat, qui est descendue jusqu'aux confins de la Haute Terre, dans ce lieu d'inhumation royal que les gens de Misr appellent Siège de Maât. Ce qui reste de la famille d'Akhen-Aton suivait dans une autre barque, également magnifique, dénommée La Gloire d'Amon. *Tout le long du trajet, dont je n'ai accompli qu'une partie, sur une barque louée par des dignitaires de la Cour, le vizir Thoutou avait fait organiser des concerts de pleureuses qui emplissaient l'air de leurs lamentations.*

J'ignore pourquoi le vizir a paru tellement affecté par la mort de ce monarque. Certains dignitaires, qui ont accompli tout le voyage et que j'ai vus à leur retour, m'ont dit qu'il a versé des larmes au moment où l'on scellait son tombeau.

Le déclin de Misr m'est apparu de façon encore plus éclatante dix jours plus tard, aux cérémonies du mariage du successeur de Semenkherê et de son intronisation, toujours au temple d'Amon, à Karnak. Très Splendide Monarque, tu n'aurais pas cru tes yeux en voyant quel roi s'est donné un pays jadis aussi puissant que Misr, ou encore Touy comme ils s'appellent eux-mêmes, qui a bouté les Hyksos hors de son pays et faisait trembler les Hittites.

Imagine un garçonnet chétif, qui semble mal tenir sur ses jambes et dont le visage craintif évoque plus une fille qu'un garçon et encore moins un futur roi. On lui donne offi-

ciellement l'âge de dix ans, mais n'importe lequel de nos fils à cet âge annonce déjà l'homme. C'est le dernier fils d'Amenhotep le Troisième et d'une concubine, donc le demi-frère des défunts Akhen-Aton et Semenkherê. Et c'est tout ce qu'ont trouvé les actuels gouvernants du pays pour perpétuer la dynastie des Touthmosides.

Il s'appelait Tout-Ankh-Aton, c'est-à-dire « Gracieux est Aton », mais un décret a modifié son nom en Tout-Ankh-Amon, afin d'effacer les souvenirs fâcheux du culte d'Aton. Certains dignitaires de la Cour rappellent en confidence que ce petit prince n'avait, du vivant d'Akhen-Aton, jamais figuré dans les cérémonies officielles et que son existence n'était connue que de quelques familiers. C'est comme si, au Pays des Lions, on n'avait pu dénicher qu'un souriceau pour monarque.

À la fin de son intronisation, le nouveau souverain était censé effectuer le tour du temple, symbolisant la prise de possession de son royaume, escorté par des prêtres qui portaient les masques des dieux. C'est une cérémonie qu'on imagine splendide quand le monarque est un gaillard vigoureux. Mais elle devint pathétique, quand on découvrit que ce roi ne pouvait supporter le poids de la double couronne, l'une rouge et l'autre blanche, des Deux Terres, et l'on dut interrompre la cérémonie

---

1. Alliage d'or et d'argent.

pour le flanquer d'un scribe qui veillait à ce que la couronne ne tombât pas par terre, ce qui aurait été le plus funeste des présages. On était bien loin de ses vaillants ancêtres, tels Amenhotep le Deuxième, qui se vantait de ce que personne n'ait eu la force de bras nécessaire pour tendre son arc.

Si l'assistance, composée essentiellement de prêtres, de dignitaires et de notables, se garda de toute interjection irrespectueuse, les regards n'en disaient pas moins.

Le lendemain de la cérémonie, le vizir Thoutou avait fait organiser un grand défilé dans la ville de Thèbes : le roi, monté sur un char plaqué d'électrum[1]*, devait mener un détachement de mille hommes de l'armée, fantassins, cavaliers et archers. J'étais sur la terrasse du palais, en compagnie de dignitaires de la Cour quand le garçonnet est passé devant la foule massée le long de la grande avenue de la ville. Chacun pouvait voir que si Tout-Ankh-Amon tenait bien les rênes des quatre chevaux tirant le char, son intendant devait assurer son équilibre en le tenant par la taille, en raison des cahots. Et j'ai entendu un ambassadeur marmonner dans sa barbe :*

— Est-ce là l'image qu'on entend donner d'un dieu vivant ?

---

1. C'est à la même époque, d'ailleurs, que l'Assyrie a promulgué une législation régissant les mariages consanguins.

Très Splendide Monarque, tu t'interroges sans doute sur les raisons d'un déclin physique aussi alarmant dans la dynastie des Touthmosides. Or, ce déclin comporte des leçons pour ton Immortel Empire et je t'en soumets ici les causes : ce sont les innombrables mariages consanguins qui minent cette dynastie depuis plusieurs générations. Les hommes épousent indifféremment leurs tantes, leurs sœurs, leurs filles et leurs nièces, parce qu'ils s'imaginent que la vertu royale ne procède pas de l'intelligence, du courage, de l'autorité et de la force physique, mais seulement des femmes. Pour assurer leur légitimité, ils se livrent donc tout au long de leur vie à tous les incestes imaginables.

C'est ainsi qu'Akhen-Aton avait épousé trois de ses filles pour leur conférer le statut d'Épouses Royales, que son demi-frère Semenkherê qui lui succéda avait épousé sa propre nièce, comme vient de le faire le nouveau roi Tout-Ankh-Amon, qui a épousé une autre nièce, plus âgée que lui par-dessus le marché. Or, nous le savons, les deux liquides précieux du corps, le sang et la semence, s'épuisent dans les vases clos des unions familiales.

Très Splendide Monarque, je ne peux m'empêcher de penser que l'inceste est la ruine des dynasties et je te conjure humblement de prendre mon avis en considération. Interdis l'inceste[1].

Son épouse, quatrième fille d'Akhen-Aton et de Néfertiti, est de quelque deux ans plus âgée. Elle semble plus délurée que lui, mais ce n'est certes pas avec ses compétences politiques que Misr pourrait espérer restaurer sa puissance. Aussi, le Conseil royal, en fait constitué de personnalités du régime précédent, dont le vizir Thoutou, a-t-il confié la régence à un homme de cinquante-six ans, le seigneur Aÿ, frère de feu la reine Ty, père de feu la reine Néfertiti, et qu'on assure rompu à l'art du gouvernement. Akhen-Aton l'avait, d'ailleurs, nommé chef de la charrerie. Il est soutenu par ses alliances dans l'armée et le fait que l'un des généraux les plus puissants du pays, Horemheb, est son gendre et qu'un autre, Nakhtmin, est son cousin. Tout le monde m'assure que sous sa poigne, le pays est promis à la prospérité et à la gloire.

Très Splendide Monarque, il est de mon devoir de te dire que je peux croire, non sans réserves toutefois, à la prospérité promise, mais que je nourris les plus grands doutes sur la capacité d'Aÿ a restaurer la puissance militaire de Misr, pour une raison simple : en dépit de l'influence qu'on lui prête, cet homme n'a pu freiner le déclin de l'armée. Voici plus de dix ans que l'influence de Misr décroît de façon dramatique en Syrie et en Palestine.

Comme Ta Très Auguste Sagesse en est informée, les Hittites ont étendu, dès les dernières années du règne d'Amenhotep le Troisième, leurs conquêtes à plusieurs des places fortes égyptiennes en Syrie du Nord et en Palestine. Faute de soutien royal, ces places fortes sont tombées d'autant plus facilement que les princes locaux, se trouvant abandonnés par Misr, ont commencé à se quereller entre eux et à conclure de nouvelles alliances, avec les Hittites le plus souvent. D'autres, en désespoir de cause, ont quitté leurs royaumes avec les officiers royaux, pleins d'amertume, pour se réfugier en Misr.

Or, Aÿ était déjà fort en faveur auprès d'Akhen-Aton et il en montre volontiers comme preuve une paire de gants rouges qui lui avait été offerte par le roi.

Puis, pendant le court règne de sa fille Néfertiti, il n'a rien fait pour redresser la situation.

En ce qui touche à la situation intérieure du pays, il est de notoriété publique qu'un grand désordre y règne et que les potentats locaux et les fonctionnaires corrompus exercent une pression excessive sur les paysans. À l'exception des notables, qui dépendent du pouvoir pour leur existence, le peuple se soucie donc bien peu de ses rois et n'en connaît souvent pas les noms. Et je doute que, lié par ses alliances comme il l'est, le régent Aÿ soit disposé à y remédier et encore moins qu'il le puisse.

Telle est, Très Splendide Monarque, la situation dans le royaume de Misr, que Ton Serviteur et Ambassadeur dévoué soumet à Ta Très Auguste Sagesse.

Le dix-septième jour de la vingt-deuxième lune de la Deuxième année félice du règne du

Très Puissant et Très Révéré Roi Ashour-Ouba-lit...

L'ambassadeur joignit à la missive quelques dons typiques de Misr, une statuette d'Isis en or émaillé, un pectoral orné de pâte de verre et de cornaline, un bracelet gravé à l'œil de Horus...

9

Les orphelins

Aÿ et Thoutou échangèrent des regards, l'un descendant et l'autre ascendant, car le régent siégeait sur une estrade, assis sur un trône et le vizir était assis dans un fauteuil au bas de l'estrade. Les porteurs d'éventails avaient été priés d'attendre à l'extérieur.

La requête qui venait de leur être soumise appelait, en effet, le secret autant que la réflexion. Elle était même paradoxale. Et le requérant n'était autre que le grand-prêtre d'Amon, Houmose lui-même, assis dans un fauteuil en face d'eux, comme il convenait à son rang.

Il venait de prier le régent et le vizir de bien vouloir envisager l'éloignement du roi. Lui qui avait, quelques mois plus tôt, tempêté parce que le prédécesseur de Tout-Ankh-Amon, Semenkherê, passait trop de temps à Akhet-Aton et pas assez dans la capitale, venait de faire la requête exactement inverse.

Le comble était que le régent et le vizir n'étaient pas loin de partager son avis.

Et pas seulement eux : beaucoup de dignitaires de la Cour l'étaient aussi. Sans parler du peuple.

L'effet des cérémonies du couronnement et surtout de la parade royale, le lendemain de l'intronisation, avait été désastreux.

— Vous comprenez, déclara Houmose, je ne peux décemment pas soutenir que ce garçon est le dieu vivant.

— Il est un peu frêle, en vérité, admit Aÿ, à qui la situation causait de sourdes alarmes.

— Il ne tient pas sur ses jambes, tu veux dire, rectifia Houmose.

Thoutou se garda d'évoquer un rapport du médecin Seferhor, plus sévère encore que le constat du grand-prêtre : Celui qui approche le Corps du roi avait été mandé le soir de la parade, parce que le jeune roi souffrait d'insupportables douleurs au dos et s'était alité. Des massages avec une pâte au pavot et d'autres à l'huile de camphre après un bain chaud avaient, le lendemain, rendu quelque santé au roi.

Mais, à l'évidence, un problème se posait.

Grâce à sa science et sa pratique, Seferhor était l'un des médecins les plus célèbres du Royaume, disputé par de nombreuses Maisons de Vie pour son enseignement. Son diagnostic avait été sombre : Tout-Ankh-Amon était affecté d'une faiblesse de la colonne vertébrale et d'une malformation de la hanche ; ses douleurs étaient dues à l'effort musculaire inusité causé par ces défauts. De plus, comme le jeune roi avait fait peu d'exercice dans les années précédentes, ses jambes étaient sous-développées : deux échalas qui tenaient par les tendons et les aponévroses bien plus que par la masse musculaire, notoirement insuffisante.

Seferhor conseillait un régime de vie à base d'exercices adaptés et de repos. Or, un tel régime ne correspondait vraiment pas à l'emploi du temps d'un monarque, même si le plus dur de ses tâches était assumé par un régent.

De plus, dans son rapport, évidemment confidentiel, Seferhor avait relevé que le système génital du roi ne présageait guère d'une belle descendance. « Il a les organes d'un enfant de cinq ans », avait-il écrit.

— Il n'a pas fini de grandir, dit Thoutou.

— Alors, en attendant qu'il le fasse, écartez-le, je vous prie, de la vue du public.

— C'est une grave décision, observa Aÿ. Elle va susciter autant de commentaires critiques que le fait de le garder à Thèbes.

— Écoutez, dit Houmose, mes scribes ont entendu pendant l'intronisation, et surtout de la part des ambassadeurs étrangers, des commentaires qui étaient déjà franchement désobligeants. Voulez-vous que je vous les fasse répéter par eux ?

— Non, dit Aÿ.

— Si le roi n'a pas fini sa croissance, remisez-le dans un lieu éloigné jusqu'à ce qu'il ait gagné un peu de taille et de poids. Passe encore qu'il ne soit encore qu'un écolier. Mais un écolier chétif !

Remisez-le ! En vérité, la façon dont le grand-prêtre d'Amon parlait du dieu vivant était presque injurieuse ! songea Thoutou.

— Tu ne voudrais tout de même pas qu'on le réinstalle à Akhet-Aton ? demanda-t-il.

— Tu m'as assez soutenu que le climat y est meilleur, riposta Houmose d'un ton ironique.

— Tu accepterais donc qu'il y retourne ?

— J'accepterais n'importe quoi pourvu que je n'endure plus des épreuves telles que celles de l'intronisation et de la parade ! s'écria Houmose exaspéré. Comment n'avez-vous pas, tous deux, ressenti ce que j'ai ressenti ?

— Je comprends ce que tu veux dire, répondit Aÿ, l'accueil général n'a pas été chaleureux. Mais j'aurais peut-être envisagé Memphis.

— La ville est plus grande que Thèbes, objecta Houmose. Il sera encore plus difficile d'isoler le roi.

Aÿ imagina sans peine les notables qui se presseraient pour voir le jeune monarque, comme une bête curieuse dans une ménagerie.

— Bon, eh bien, c'est décidé, nous allons transférer la personne privée du roi à Akhet-Aton. Il connaît les lieux et il ne reste plus grand monde là-bas.

Le grand-prêtre se leva et prit congé.

Aÿ et Thoutou échangèrent de nouveaux regards.

Leurs tâches allaient se compliquer.

Le régent retrouva ses appréhensions d'avant le couronnement : il était comme la nourrice de deux enfants, dont l'un était un écolier sous-développé.

Le vizir, pour sa part, replongea dans l'amertume que lui avait valu la mort de Semenkherê.

Il revint à Seferhor de préparer spirituellement Tout-Ankh-Amon à ce qui n'était autre qu'un exil pour disgrâce physique. Il commença par déclarer au jeune roi, avec force circonlocutions, que le climat de Thèbes était trop éprouvant pour lui et que les labeurs futurs de son métier de roi exigeaient qu'il se refît des forces dans un environnement plus favorable.

Tout-Ankh-Amon l'écouta attentivement.

— Mais crois-tu que le climat puisse modifier mes défauts physiques ?

Seferhor battit des paupières.

— J'ai le dos mal formé, je le sais, reprit le garçon.

— Sire, cela est un autre point dont je souhaitais t'entretenir. Il conviendrait de faire travailler les muscles de ton corps afin de les développer. Un roi est appelé par ses fonctions à rester longtemps debout et à parcourir à pied de longues distances, ou bien encore à effectuer des trajets en char. Il serait souhaitable en conséquence que tu développes tes jambes. Il existe dans l'armée plus d'un lieutenant riche d'expérience dans ce domaine, qui ne serait que trop flatté de se mettre à ton service pour cela.

— Et tu penses vraiment qu'un climat plus clément favoriserait mon état et me rendrait moins vulnérable à la fatigue ? insista le jeune roi.

— Quand le corps et l'esprit sont dispos, Sire, les rétablissements sont bien plus prompts.

— Où crois-tu que je doive aller ? demanda Tout-Ankh-Amon après réflexion.

— Il est évident, Sire, qu'il faudrait aller dans un lieu digne de ton agrément et pourvu des installations royales correspondant à ton rang.

— Je ne vois qu'Akhet-Aton. Mais cette ville, comme tu le sais sans doute, est en forte défaveur auprès du clergé et de bien des gens dans le pays.

— Sire, je suis certain que le régent Aÿ saurait les persuader que ton séjour à Akhet-Aton, puisque c'est la ville qui te sied, n'est dû qu'à des raisons de santé passagères.

Tout-Ankh-Amon songea aux avanies essuyées par Semenkherê quand il s'était aussi replié sur Akhet-Aton parce que l'exiguïté du palais de Thèbes et les chaleurs de la capitale l'incommodaient. Il s'étonna que, soudain, toutes les raisons d'exécrer Akhet-Aton se fussent évanouies comme par enchantement.

— Et combien de temps me faudrait-il séjourner là-bas ? demanda-t-il, soudain aux aguets.

— À l'évidence, Sire, il faudrait bien plus que quelques jours pour obtenir les résultats escomptés. Selon mon expérience, cette durée se compte plus en semaines, voire en mois, qu'en jours.

Tout-Ankh-Amon dévisagea le médecin, essayant de déchiffrer ce que ses propos pouvaient masquer.

Seferhor soutint mal ce regard à la fois scrutateur et pathétique.

— Mais il me sera difficile de renoncer à toutes mes fonctions. Il y a les fêtes religieuses… Je dois y être présent. Que vont penser les gens de la Cour ? Le clergé…

— Sire, je suis certain qu'ils ont à cœur le bien-être de la personne royale et qu'ils admettront ton absence en formant des vœux pour le parfait épanouissement de cette personne.

Tout-Ankh-Amon en était beaucoup moins assuré.

— Tu en as parlé au régent ?

— Il s'était inquiété de ta fatigue après les cérémonies du couronnement et m'a interrogé sur ses causes. Je vais donc m'entretenir avec lui, afin qu'il prenne les meilleures dispositions pour ton bien-être.

Tout-Ankh-Amon demeura pensif un moment, puis il congédia le médecin et se rendit aux appartements de la reine.

Ankhensep-Aton était en compagnie de sa Première dame de cour, occupée à inventorier les bijoux de sa mère, qui avaient été confiés à la garde d'Aÿ et que celui-ci avait remis à la nouvelle reine. À l'expression soucieuse de son époux, elle comprit qu'il voulait lui parler en tête-à-tête et elle congédia donc la dame de cour.

Les bijoux étaient étalés sur une table et groupés par lots : des pectoraux, des diadèmes, des bracelets, des colliers, des bagues, des broches d'épaule, des épingles ornées.

Tout-Ankh-Amon résuma les propos de Seferhor. Ankhensep-Aton devint pensive.

— Rien, tu le sais, ne se décide sans l'assentiment d'Aÿ. C'est lui qui a dicté ces conseils à Seferhor.

— Mais pourquoi ?

Elle le regarda dans les yeux, n'osant exprimer la vérité qu'elle connaissait ni prendre le risque de blesser ce garçon qu'elle avait fini par prendre en affection.

— Je crois qu'il est vrai qu'Aÿ et Thoutou se font du souci pour toi, répondit-elle.

— Mais encore, pourquoi ?

— Les efforts physiques des deux cérémonies du couronnement et surtout la parade ont été excessifs pour toi...

— C'est à cause de ma fatigue ?

— Pas seulement.

Un silence chargé se répandit dans la pièce pendant un moment.

— Pas seulement, répéta-t-il ?

— Écoute, tu as donné l'impression d'être un peu frêle pour ton rôle.

Il absorba ces mots comme une potion amère.

— Je n'étais pas à la hauteur ?

— Physiquement non, pour dire la vérité. Écoute, tu as dix ans, tu n'as pas fini de grandir. Ce que Seferhor a voulu dire c'est que, dans un ou deux ans, tu correspondras mieux à l'image de ce que tu es censé représenter pour le peuple et le clergé, c'est-à-dire un dieu vivant. Il faut te développer physiquement.

— Un ou deux ans ! s'écria-t-il. Et pourquoi pas trois ?

— Pourquoi pas trois, en effet.

Il parut accablé.

— Trois ans ? Répéta-t-il, à la fois incrédule et indigné.

— Écoute, tu sais très bien qu'un homme n'atteint sa taille et sa stature que vers quinze ans.

— Mais c'est un exil ! protesta-t-il.

— Il y a des lieux d'exil pires que le palais d'Akhet-Aton.

— Je suis donc écarté du trône !

Elle haussa les épaules.

— Certainement pas. Aÿ te fera venir pour certaines cérémonies. De toute façon, tes fonctions à Thèbes étaient restreintes.

— Et toi ? Tu vas me laisser seul, là-bas ?

Une fois de plus, elle fut gagnée par la compassion.

— Non, j'irai avec toi.

Le visage de Tout-Ankh-Amon s'éclaira. Puis se rembrunit.

— Tu vas emmener Pasar ?

— Oui, répondit-elle.

Il parut songeur.

— Il nous tiendra compagnie.

Elle ne releva pas l'interprétation.

— Tu ne veux pas inviter ce camarade avec lequel tu étais venu à Akhet-Aton ?

— Rekhmirê ? Je vais lui demander. Il nous faudra un maître.

Elle n'était plus si sûre du plaisir de retrouver Akhet-Aton. Trop de souvenirs hantaient les palais…

— Emmène alors tes sœurs, dit-il.

Elle hocha la tête. Il se leva et l'étreignit, puis il se mit à sangloter.

— Il ne reste plus personne ! Personne ! dit-il. Ils sont tous partis... Partis...

Elle lui caressa la tête et les épaules. Un roi, une reine, et surtout deux orphelins. Elle le revit aux funérailles de Semenkherê, pleurant dans les bras de Thoutou, lui-même en larmes. À le tenir entre ses bras, elle ne put s'empêcher de constater que ce mari était affreusement maigre. Par-dessus l'épaule de Tout-Ankh-Amon elle aperçut les bijoux étalés sur la table, et soudain, elle crut voir des ossements à leur place, la cornaline prit des apparences de sang coagulé et l'électrum, celles de ces membranes hyalines qu'on voit dans les carcasses d'animaux dépecés.

Il se détacha d'elle et renifla.

10

Le réveil du démon Apopis

Le déménagement s'effectua de façon quasi clandestine. Tout-Ankh-Amon, Ankhensep-Aton, Sati et Pasar partirent à l'aube pour le port de Thèbes, escortés par leur personnel privé, en tête duquel le médecin Seferhor. Les trois princesses cadettes demeureraient à Thèbes, quelque regret qu'en eût Ankhensep-Aton, à la garde de leurs nourrices. Aÿ, en effet, estimait préférable d'éviter un déplacement trop nombreux qui, à Thèbes, donnerait une fois de plus l'impression que la famille royale émigrait en masse vers l'ancienne cité royale, objet de tant de querelles, et à Akhet-Aton, susciterait des curiosités intempestives.

Aÿ, Toutou et Ouadj Menekh les attendaient à l'embarcadère. Quelques coffres furent tout le bagage embarqué sur *La Gloire d'Amon*. Il restait heureusement assez de mobilier à Akhet-Aton pour qu'on pût éviter les coûteux transferts qui avaient agité les premiers mois du règne de Semenkherê.

Aÿ fit livrer une corbeille de fruits garnie de fleurs, Thoutou, douze jarres de vin.

Ils seraient rendus le soir.

Le départ, déjà discret, fut occulté dans l'esprit des Thébains par un incident extraordinaire.

Dans la journée, un quinquagénaire de haute taille, barbu et majestueux, sinon impérieux, se présenta au palais et, par l'entremise de Ouadj Menekh, demanda audience au régent. Son nom était Sosenbal et il était accompagné de son fils. Ouadj Menekh le connaissait pour avoir transmis à Thoutou, quelques semaines auparavant, une autre demande d'audience du même personnage. C'était un prince syrien qui, trois ans auparavant, s'était réfugié d'abord à Akhet-Aton, puis à Thèbes, quand ses domaines avaient été occupés par les Hittites, faute de secours des garnisons de Palestine.

Aÿ connaissait aussi son visiteur, qui avait adressé des reproches amers aux généraux Anumès et Nakhtmin, qu'il jugeait coupables de l'avoir livré aux envahisseurs hittites, lesquels l'avaient entièrement dépossédé.

Aÿ reçut donc Sosenbal et son fils. Après les salutations d'usage, les visiteurs s'assirent dans les sièges qui leur furent avancés par les domestiques. Le porteur d'éventail se tenait près du trône, le secrétaire accroupi, à gauche. Le Nubien Shabaka vaquait au fond de la salle à quelque besogne subalterne, triant des bordereaux. Deux scribes allaient et venaient. Les domestiques apportèrent des boissons aux visiteurs.

— Régent, commença Sosenbal, ceci est ma quatrième visite dans ce palais.

— La première que tu me fais, cependant, prince.

— C'est exact. La première fois, j'ai été reçu par le vizir Thoutou. La deuxième, par le roi. La troisième, derechef par Thoutou.

— Quel était l'objet de tes visites, prince ?

— Tu ne peux l'ignorer, régent, puisque tu es cousin du général Nakhtmin. J'ai été dépossédé de mes territoires parce que Misr n'a pas répondu à mes demandes urgentes de secours. Trois mille hommes eussent suffi à défendre la forteresse d'Akschich, qui protégeait mes frontières. Vous aviez plus de dix mille hommes dans vos garnisons du Sinaï. Je n'ai pas reçu un seul homme. J'ai, par la protection de Baal, réussi à sauver ma peau et celle des miens dont mon fils que voici, et je me suis enfui par la mer dans le pays qui m'avait promis assistance par un pacte signé de la main de votre roi Akhen-Aton.

Aÿ hocha la tête.

— Cela est de la responsabilité de ce roi.

Sosenbal haussa le ton.

— La royauté est-elle donc un fonds de commerce dont les dettes sont éteintes quand le commerçant meurt, régent ? riposta-t-il en haussant la voix. Le vizir d'Akhen-Aton est maintenant le tien. C'est à lui que j'ai adressé mes demandes urgentes de secours. Il ne m'a pas répondu. Je tiens que sa responsabilité est maintenue.

— Nous ne pouvons pas aller déclarer la guerre aux Hittites pour te rendre tes domaines, prince, répondit Aÿ, feignant de ne pas s'attacher à l'inconvenance des propos de Sosenbal.

Comparer la royauté à un fonds de commerce, vraiment !

— Ce n'est pas ce que je demande. Vous avez manqué à votre parole, je demande réparation.

— Pourquoi ne t'adresses-tu donc pas au vizir, prince ? Je n'ai manqué à aucune parole et n'ai pas signé le pacte dont tu parles. Je ne suis donc pas tenu de t'offrir une réparation.

— Je me suis déjà adressé à Thoutou, régent ! s'écria Sosenbal, qui haussait de plus en plus le ton. Il m'a répondu que ce n'était pas sa faute si le roi Akhen-Aton avait omis de m'adresser des secours et que ce serait au roi Ankheperourê de décider de ma requête. J'ai été reçu par le roi. Il m'a fait valoir qu'il ne connaissait pas les raisons pour lesquelles le précédent roi, son demi-frère, avait omis d'envoyer des troupes pour défendre Akschich et que c'était le vizir d'alors qui avait reçu ma requête. Pour lui, ce serait à Thoutou de décider si l'on m'offrait une compensation et, le cas échéant, il me donnerait satisfaction.

— Et alors ?

— Thoutou m'a assuré qu'il étudierait ma requête et soumettrait sa décision au roi, poursuivit Sosenbal, qui s'échauffait. Puis le roi est mort brusquement. Depuis, plus un mot de votre part ! Pendant trois ans, vous m'avez traité par le mépris ! Pas un geste de considération ou de consolation ! Pas la moindre rémunération pour les sacrifices consentis par moi et ma famille, ni pour la perte de mes territoires et de mes titres ! Je n'ai plus rien ! Des créanciers sont venus hier saisir les quelques meubles que j'avais ! Je suis réduit à la misère par le manquement de Misr à sa parole ! Cela fait des mois que je cours d'audience en audience et je suis éconduit par les mêmes réponses dilatoires et les mêmes faux-fuyants ! Cela ne peut plus durer, régent ! tonna Sosenbal en se levant.

Aÿ s'alarma, de même que son secrétaire et le scribe qui transcrivait l'entretien.

— Prince, déclara-t-il d'un ton ferme, le Royaume ne peut offrir de compensation à tous ceux qui n'ont pas su défendre leurs territoires !

— Vous êtes donc des gens sans parole ! cria Sosenbal s'avançant vers le trône.

— Cette compensation était-elle prévue dans le traité ?

— C'est la même question qu'a posée Ankheperourê ! C'est un faux-fuyant ! Il y a trahison !

— Prince, nous ne pouvons poursuivre un entretien sur ce ton. Rassieds-toi, je te prie.

— J'exige ici et maintenant, régent, que tu m'offres une compensation ! Je n'entends pas poursuivre l'entretien à d'autres conditions que celle-là.

Le fils de Sosenbal s'était levé également. Il se rangea aux côtés de son père.

— Je ne peux, moi, prince, donner suite à une requête présentée sur ce ton ! L'entretien est terminé.

— Il est terminé pour toi, espèce d'hyène ! cria Sosenbal en se jetant sur Aÿ, la main à la dague. Son fils s'élança à ses côtés.

Le secrétaire s'empara de l'éventail et donna un coup violent à Sosenbal, qui se trouva déséquilibré. Shabaka se précipita au secours de son maître. Le fils du Syrien se jeta sur le secrétaire. Trop tard ! Shabaka avait arraché son maître à son trône et, à renfort de clameurs, Aÿ et lui appelèrent les gardes au secours. Le secrétaire reçut un coup de dague à l'épaule et Sosenbal courut après Aÿ. Mais alors les portes s'ouvrirent, six gardes déboulèrent dans la salle d'audiences. Comme Sosenbal et son fils se débattirent, l'arme au poing, l'un des gardes transperça le prince syrien de sa lance. Le fils poussa un rugissement de désespoir et bondit sur le garde. Il fut quasiment décapité, un autre garde lui ayant enfoncé la lance dans le cou.

Deux corps s'écroulèrent sur le sol ensanglanté. Sosenbal s'immobilisa après un spasme de la jambe. Le fils, lui, avait été tué sur le coup. Ouadj Menekh, accouru avec les gardes, était blême. Thoutou arriva sur ces entrefaites.

— Mais c'est la guerre ! s'écria-t-il.

— Appelez le chirurgien d'urgence ! cria Aÿ, penché sur son secrétaire, qui saignait abondamment.

Des domestiques vinrent traîner les cadavres à l'extérieur, d'autres arrivèrent avec des seaux d'eau et des serpillières pour laver le sol.

— Voilà le résultat de la politique d'Akhen-Aton ! cria Aÿ, tremblant de terreur rétrospective et de colère.

Shabaka revint avec le chirurgien, muni de sa trousse. On glissa un repose-tête sous le crâne du secrétaire, qu'on avait allongé au sol. La blessure était profonde, déclara bientôt le chirurgien, mais comme la dague n'avait atteint que l'épaule, aucun organe n'était lésé.

— Il faut empêcher que cet incident s'ébruite, déclara Thoutou, sans quoi tous les exilés de Palestine et de Syrie vont déferler ici et tenter de réussir le crime que ce Syrien n'a pu commettre.

Peine perdue : plus de vingt personnes au palais étaient informées de l'attaque de deux Syriens contre le régent, dont trois notables qui attendaient aussi une audience ; celle-ci fut évidemment reportée au lendemain.

Le soir, Thèbes entière était au fait de l'incident. Les rumeurs l'enjolivèrent : le régent aurait été grièvement blessé par deux visiteurs et même, il en était mort. Quelques esprits échauffés allèrent jusqu'à assurer que Thoutou lui-même avait assumé la régence. Le palais, en effet, s'était soudain transformé en une citadelle dont bien peu d'informations s'échappaient, et le mystère faisait donc fermenter les imaginations.

Houmose n'apprit la nouvelle que le soir ; elle l'alarma d'autant plus qu'il venait de recevoir d'autres informations, bien plus détaillées et donc fiables, sur une situation bien plus grave. Le lendemain matin, il traversa le Grand Fleuve pour aller aux nouvelles. Le hasard fit qu'il arriva au palais au moment même où Aÿ et Thoutou se rendaient à la salle d'audiences, suivis de leurs escortes ordinaires.

Les deux hommes firent face au visiteur un instant et la surprise qui se peignit sur le visage du grand-prêtre informa le régent et son vizir du motif de la visite. Houmose fut évidemment reçu incontinent.

— On t'aura sans doute rapporté que j'étais mort, dit Aÿ d'un ton plaisant, en prenant place sur son trône.

Puis il fit au grand-prêtre le récit de l'incident.

Mais Houmose demeurait soucieux.

— Je ferai célébrer un sacrifice pour remercier Amon d'avoir écarté la dague de ces Syriens, dit-il. Mais, régent, je suis venu t'entretenir d'un sujet qui n'est pas plus réjouissant.

Il considéra Aÿ et Thoutou, installés confortablement et l'air de croire qu'ils avaient échappé à un orage, rien de plus.

— Vous connaissez sans doute le seigneur Apihetep ?

— Bien sûr, s'écria Aÿ, c'est l'homme le plus riche de la Basse Terre. Il était présent, sur mon invitation, aux cérémonies du couronnement.

Houmose hocha la tête.

— Il a fait au roi un cadeau somptueux, précisa Aÿ, un collier à triple rang, en électrum incrusté de pierres bleues dont je n'ai que rarement vu l'équivalent, et jamais en aussi grande quantité.

— Api-hetep, reprit Houmose, se propose de prendre Memphis d'assaut et de se faire proclamer roi de la Basse Terre.

Aÿ battit des cils. Thoutou tendit le cou.

— Je ne savais pas Api-hetep aussi fou. Mais ce n'est pas avec les quelques dizaines d'hommes de sa milice qu'il pourra mener une telle tentative à bien, observa le régent.

— Quelques dizaines d'hommes ? répliqua Houmose en levant les sourcils. Api-hetep dispose d'une milice de mille deux cents hommes.

— Quoi ?

La bouche d'Aÿ était un trou de stupeur.

— Attends, je te prie, je vais appeler Mahu, déclara Thoutou, faisant signe à son secrétaire d'aller quérir le chef de la police.

Quand celui-ci fut arrivé, Aÿ lui demanda d'emblée :

— Savais-tu qu'Api-hetep dispose d'une milice de mille deux cents hommes ?

— J'ai personnellement interrogé le seigneur Api-hetep sur ce point, répondit Mahu, parce que j'avais, en effet, entendu quelques rumeurs sur cette sorte d'armée privée. Il m'a affirmé qu'il entretient, pour sa sécurité, une garde personnelle de quatre-vingt-dix hommes. Je soupçonnais qu'il en avait certainement plus du double. Mais mille deux cents ? demanda-t-il en haussant les sourcils, incrédule. Cela me paraît excessif. D'où tenons-nous ce chiffre ?

— Nos scribes qui vivent sur place, dit Houmose, sont apparemment mieux informés que vos espions. J'ai reçu hier la visite de deux d'entre eux, qui sont attachés aux petits temples d'Amon à Pachn-Amon et Metenis. Les terres d'Api-hetep s'étendent sur six nomes. Il a réuni deux cents hommes dans chaque nome. Ils sont remarquablement armés et organisés. Ils ont même six chars.

— Six chars ! s'écria Mahu, mais c'est impossible ! Où les aurait-il obtenus ?

— Auprès des mêmes fabricants que vous, répondit calmement Houmose : en Syrie. Ils lui ont été livrés directement par bateau, sans que vos postes-frontières ni vos douanes en aient été informés. Api-hetep a des fantassins, des lanciers, des cavaliers qui sont régulièrement entraînés.

— Et les maires des nomes ne nous ont pas informés ? s'écria Thoutou.

— Pas étonnant, expliqua Houmose : ils sont vendus corps et âmes à Api-hetep.

Un silence crispé régna dans la salle. Même les scribes osaient afficher des mines stupéfaites.

— Ce n'est pas tout, poursuivit Houmose. Savez-vous combien d'Hébreux demeurent dans la Basse Terre ?

— Près de six mille, répondit Thoutou.

— À quand remonte ton dernier recensement, vizir ? riposta le grand-prêtre avec une pointe d'insolence. À la régence de Semenkherê ? C'était il y a près de huit ans. Les Hébreux sont maintenant plus de vingt mille. Depuis que nos ancêtres ont chassé les Hyksos, il y a bien des années, ils ont proliféré.

— Les Hébreux ont toujours été hostiles au recensement, intervint Mahu. Ils disent que leur dieu s'y oppose, car lui seul a le droit de dénombrer ses créatures. De plus, nous savons qu'au dernier recensement, ils n'ont déclaré que les hommes valides.

Houmose haussa les épaules avec impatience.

— De plus, chaque année, un nombre indéterminé d'entre eux vient de Palestine et requiert de la police des frontières le droit de passage pour faire paître leurs troupeaux. Ils demeurent quelque deux mois et repartent dans le désert, au-delà de la Grande Noire et sur l'autre rive de la Mer des Roseaux, en face du pays de Pount.

Aÿ écoutait attentivement le grand-prêtre, surpris de la richesse et de la précision des informations qu'il détenait. À lui seul, cet homme-là valait une administration !

— Mais ils ne repartent pas tous, reprit Houmose. Beaucoup d'entre eux, ceux qui ont encore leur vie à faire, restent clandestinement en Basse Terre, séduits par la nature verdoyante du pays et l'abondance de l'eau. Or, le seigneur Api-hetep a promis de leur verser un salaire de mercenaires s'ils se joignaient à sa milice. Quand je dis milice, c'est un euphémisme, car en fait ce sont des troupes. Api-hetep peut mobiliser au total quelque deux mille cinq cents hommes. Il se propose donc, m'ont appris les scribes, d'attaquer Memphis par surprise, au lever du jour. Il pense qu'avec ses forces, il enlèverait la ville avant midi. Il se ferait alors proclamer roi et détacherait du Royaume la Basse Terre tout entière.

— Mais comment sais-tu tout cela, toi, grand-prêtre ? demanda Mahu.

— Parce que les deux scribes sont, l'un frère d'un lieutenant d'Api-hetep, et l'autre gendre d'un autre. Le vin délie les langues. Le premier scribe a d'abord cru que son frère délirait, mais quand le second lui a confié à peu près les mêmes renseignements, ils se sont alarmés et ont décidé de venir m'informer, puisqu'ils sont des servants d'Amon.

— Néfertep est-il au courant de ce projet d'Api-hetep ? demanda Aÿ.

— Je l'ignore. Il ne m'en a pas parlé.

— Et quand Api-hetep projette-t-il donc de prendre Memphis d'assaut ?

— À la fête des Semailles, m'ont dit les scribes. Mais Api-hetep peut changer d'avis et lancer son offensive plus tôt.

La fête des Semailles était à vingt-trois jours de là. C'était beaucoup et peu de temps à la fois.

Thoutou était songeur : l'audace d'Api-hetep avait à l'évidence été encouragée par les flottements des règnes qui s'étaient succédé depuis la mort d'Akhen-Aton et l'effet désastreux de l'intronisation et du couronnement de Tout-Ankh-Amon. Le petit roi était une image vivante du délabrement de la dynastie et du Royaume, songea-t-il, sans savoir qu'il reprenait presque exactement les termes de l'ambassadeur du roi d'Assyrie. Mais qu'y pouvait-il ? Qu'y aurait-il pu ? Il avait fondé tous ses espoirs sur le règne de Semenkherê et, à la mort de ce dernier, ses espoirs avaient été décapités.

Et maintenant, qu'allait-il advenir ? La ruse, la détermination et la force de caractère d'Aÿ suffiraient-elles à sauver le Royaume ?

— Je te remercie profondément, grand-prêtre, déclara Aÿ.

— Je suis heureux que tu mesures l'importance de mon alliance, répondit Houmose. Cependant, régent, toute peine mérite récompense, et je crois que la plus appropriée serait une contribution qui permette de restaurer non seulement le temple de Karnak, mais également ceux des autres nomes.

— Cela t'est acquis, grand-prêtre, assura Aÿ. Dès aujourd'hui je m'en entretiendrai avec le trésorier, Maya, et nous aurons une réunion avant la fin de la semaine. Je te demanderai seulement un délai pour parer au danger que tu nous as décrit.

Houmose hocha la tête et se leva. Aÿ, Thoutou et Mahu se levèrent également pour le raccompagner à la porte.

Il fallait maintenant préparer d'arrache-pied une contre-offensive aux ambitions monarchiques d'Apihetep.

Une tentative d'assassinat et la menace d'un soulèvement, décidément le démon Apopis s'agitait.

11

Un mari virtuel et un mari dépité

Ai-je un mari ou bien un frère cadet ? Voire un fils, songea mélancoliquement Ankhensep-Aton le lendemain de son arrivée.

Le décor familier de son enfance n'avait éveillé en Tout-Ankh-Amon que le démon de la tristesse. Il retrouvait partout l'image de Semenkherê : dans les roseraies des jardins, dans les couloirs et sur la terrasse où, jadis, ils jouaient aux dames ensemble.

Le camarade d'études qu'il avait amené avec lui devinait bien son humeur et s'évertuait à trouver des distractions. Heureusement, le médecin Seferhor, que Thoutou avait expressément attaché à la personne du roi avec l'assentiment d'Aÿ, trouva promptement à Akhet-Aton les entraîneurs corporels recherchés. Tous deux anciens membres de la garde personnelle d'Akhen-Aton, l'un archer et l'autre cavalier, ils possédaient les rudiments de connaissances du corps sur lesquels Seferhor pouvait fonder ses conseils.

Une salle du rez-de-chaussée avait été consacrée à l'entraînement physique du roi.

Les loisirs ne s'y prêtaient que trop : sur ordres d'Aÿ et de Thoutou, le palais était interdit de visites et si on les interrogeait, le deuxième intendant, le personnel et les gardes étaient tenus de répondre que nul n'y séjournait en permanence. Les vestiges de la haute société d'antan demeurés dans l'ancienne capitale royale ne seraient pas tentés d'y faire des visites indiscrètes sous un prétexte ou l'autre et de découvrir une fois de plus la véritable figure du dieu vivant. Seul Panésy était dans le secret et il assurait son monde que les bâtiments royaux ne servaient plus, à l'occasion, que de lieu de villégiature pour de petits-enfants ou neveux du régent. Même aux cuisines et aux entrepôts, plusieurs employés croyaient que les résidents du palais n'étaient que des personnes de second rang.

Seferhor avait donc tout loisir de mener sa tâche à bien. Après les leçons du matin sur l'histoire des dieux et du Royaume, prises en compagnie du camarade qui l'accompagnait, Tout-Ankh-Amon était livré à la science de ceux qui entendaient développer son corps.

---

1. La coudée royale était de 524 millimètres, la coudée courte, plus courante, de 452 millimètres.
2. Il n'existait pas d'étriers à l'époque.

— Il faut développer les jambes, les bras et le dos, prescrivit le médecin.

On imposa donc au garçon des flexions, des ports de poids et des exercices au sol. Mais les premières séances durent être écourtées, car elles laissaient l'apprenti gymnaste dans un état d'épuisement grave ; elles développaient bien plus l'endurance de ses maîtres que sa musculature, en dépit du fait qu'il se prêtait de bonne grâce à ces tortures.

Songeant que la natation serait un moyen plus agréable de développer l'ensemble du corps, Seferhor fit construire un grand bassin de quatre coudées royales[1] de profondeur et de vingt coudées de long. Le médecin et les lieutenants étaient présents dans l'eau quand ils s'efforçaient d'enseigner à leur élève la coordination des mouvements et l'art de tenir la tête hors de l'eau, afin de pouvoir respirer. Mais le torse étroit du garçon ne pouvait fournir une capacité pulmonaire supérieure à dix minutes d'efforts, au bout desquelles il fallait tirer le nageur paniqué hors de l'eau, d'autant plus que son corps quasiment dénué de graisses flottait mal. Il coulait comme un sac de blé.

L'équitation, suggérée par les lieutenants comme moyen de développer les cuisses, ne donna guère de résultats concluants. Elle emplissait le jeune cavalier d'appréhensions et le petit trot, jugé par le lieutenant de cavalerie comme le moins éprouvant, réveillait ses maux de dos. Il fallut donc se résoudre à aller au pas. Mais monter et descendre de cheval, ces opérations représentaient à elles seules des épreuves inquiétantes[2]. Quand il avait enfin été juché sur sa monture, Tout-Ankh-Amon menaçait de glisser d'un côté ou de l'autre et loin de parvenir à lui enseigner à monter à cru, comme il l'avait espéré, son moniteur dut lui faire fabriquer une selle sur mesure, qui lui enserrait les fesses.

Enfin, pendant que ses archers tentaient de défendre le Royaume contre les factieux, en plus des ennemis, le roi s'essaya au tir à l'arc. Il lui fut impossible de bander l'arc de trois coudées. On en fit donc confectionner un de deux coudées et quart, dans un bois plus souple, ce qui entraîna de fabriquer également sur mesure des flèches plus courtes et plus légères.

Seferhor s'entretint en privé des résultats avec Ankhensep-Aton.

— Nous n'obtiendrons pas de résultats en quelques jours, je le sais, dit-il, s'efforçant de paraître serein. Sa Majesté t'a-t-elle confié son sentiment à ce sujet ?

— Le roi est conscient des mérites de la patience, répondit-elle.

En réalité, Tout-Ankh-Amon subissait des alternances d'enthousiasme et de découragement qu'elle devait tempérer de son mieux. Trop d'espoirs, en effet, risquaient d'accentuer la déception.

— Regarde, lui dit-il un jour, pieds nus devant elle à la sortie du bassin, je me tiens mieux, n'est-ce pas ?

Il se tenait un peu plus fermement sur ses jambes, en effet, mais il était difficile d'oublier que l'épaule gauche était nettement plus basse que la droite. Elle tenta de corriger le défaut par une pression de la main, mais la posture devenait alors bancale. Était-ce la jambe gauche qui était plus courte ? Ou bien tout ce côté du corps ? Elle ne savait décider. Elle interrogea Seferhor sur ce point.

— Ta Majesté a l'œil aiguisé, répondit-il. Il existe, en effet, une disparité de naissance entre la jambe gauche et la droite, qui a été entretenue par l'habitude et que je m'efforce de corriger.

Elle ne pouvait que s'en remettre à la science de Celui qui approche le Corps du roi.

En attendant, elle avait repris son intimité avec Pasar. En raison de la garde qui avait été renforcée dans le périmètre du palais, il était difficile aux deux amoureux de gagner les étendues désertes qui s'étendaient au nord des palais ; ils se retrouvaient donc dans une chambre du quartier des domestiques, déserté depuis des années, comme la plus grande partie du palais, d'ailleurs. Leurs rencontres étaient plus rares, mais encore plus poussées que jadis. Cependant, ils pratiquaient toujours le coït interrompu et, toujours, cette pratique valait à Pasar des frustrations impatientes.

— Tu pourrais dire maintenant, si un enfant naissait, que c'est celui du roi, arguait-il.

— Tu plaisantes ? Chacun voit dans quel état il est.

Durant ses leçons de natation, Tout-Ankh-Amon était nu, en effet, et son épouse, de même que son amant, pouvaient vérifier le point que Seferhor avait signalé au régent dans son rapport confidentiel.

Il n'en restait pas moins que Pasar s'exaspérait d'être assujetti à l'insuffisance sexuelle d'un autre, fût-ce le roi en l'occurrence.

— Il ne pourra jamais faire d'enfant ! s'écria-t-il.

— Tais-toi, il n'a pas fini sa croissance. On verra. De toute façon, je ne peux pas porter un enfant en ce moment, ni même concevoir. Car il faudrait alors le laisser ici et retourner à Thèbes, sous la coupe d'Aÿ.

Mais plus elle réfléchissait et plus elle percevait les responsabilités du régent. Elle en venait presque à comprendre qu'il eût recouru au meurtre pour défendre le Royaume.

Du fait même de sa localisation, le tribunal du temple de Ptah à Memphis jouissait d'un prestige égal à celui d'une Grande Maison, c'est-à-dire d'un tribunal civil ordinaire. En principe, les tribunaux de temple ne jugeaient que des affaires secondaires, mais du fait que, comme d'habitude, neuf juges sur dix étaient des scribes permanents du temple, soit encore de fins lettrés formés sous la houlette de l'illustre grand-prêtre Néfertep, le public des audiences au temple de Ptah était toujours nombreux. On y venait comme au spectacle, pour assister à des assauts d'éloquence sanctionnés par les leçons de sagesse des juges.

Ce jour-là, le public était encore plus nombreux. Une certaine plainte enregistrée au greffe huit jours auparavant avait été depuis diffusée par des indiscrets et l'auditoire se préparait à un procès délectable.

C'était une affaire d'adultère : le commerçant Hem-Toth, quinquagénaire prospère, avait porté plainte à la fois contre son épouse Hat-Satit et son voisin Sekhem-Ka, coupables d'adultère. Il entendait divorcer et obtenir réparation de l'amant. Affaire cocasse à certains égards, mais grave à d'autres, car l'adultère pouvait, dans la loi des Deux Terres, entraîner l'épouse infidèle au bûcher.

Les acteurs du procès arrivèrent. D'abord Hem-Toth, personnage courtaud et bougon, qui, parvenu dans la grande salle, parcourut du regard les dix juges, qu'il croyait connaître d'avance – puisque tous les gens de bien à Memphis étaient familiers des juges du temple –, certain qu'ils lui seraient favorables. Ils étaient assis sur une estrade, avec le greffier et deux scribes à droite et l'avoué qui avait instruit l'affaire à gauche.

À sa stupeur, il reconnut le grand-prêtre de Ptah, Néfertep en personne, qui siégeait au centre de l'estrade. Néfertep au tribunal du temple ? Cela ne s'était jamais vu. Et pour une histoire d'adultère ? Hem-Toth se troubla. Et d'autant plus qu'à la droite de Néfertep était assis un personnage qui semblait entouré de grandes marques de respect.

La garde à la porte avait d'ailleurs été triplée. En l'honneur de ce juge mystérieux ? Le plaignant dévisagea l'inconnu et ne parvint pas à mettre un nom sur son visage. Néfertep le pria d'exposer le motif de sa plainte :

— Voici neuf jours, je me suis réveillé la nuit, en proie à un malaise. J'ai appelé ma femme Hat-Satit. Elle n'a pas répondu. J'ai découvert que son lit était vide. Je l'ai cherchée dans la maison et ne l'ai pas trouvée. De plus en plus inquiet, j'ai remarqué, à la lumière de la lampe, que le loquet de la porte de la maison était levé. Je suis donc sorti dans la rue. J'ai appelé ma femme à haute voix. Quelques moments plus tard, je l'ai vue sortir de la maison de mon voisin le négociant Sekhem-Ka. Je lui ai demandé ce qu'elle faisait là. Elle m'a répondu : « Il me donne ce que tu ne me donnes pas. » C'était bien l'aveu d'adultère. Je ne peux plus vivre avec une femme qui me trompe avec mon voisin. Et je demande compensation à Sekhem-Ka. Je laisse à la Cour le soin de décider de son montant.

— Quel âge a ta femme ? demanda le juge inconnu.

— Vingt-trois ans.

— Avez-vous des enfants ?

— Trois.

— Quels âges ?

— Six, quatre et deux ans.

Néfertep se pencha pour murmurer à l'oreille du juge inconnu, qui hocha la tête. Le plaignant alla s'asseoir sur un des bancs en face des juges. Le greffier demanda qu'on fît entrer Hat-Satit.

C'était une jolie femme, au visage régulier et aux formes sveltes en dépit de ses maternités.

— Tu connais la plainte de ton mari. Le récit qu'il a fait est-il exact ?

— Oui, répondit-elle. Depuis la naissance de mon dernier enfant, mon mari me traite comme une nourrice et une domestique. Le négociant Sekhem-Ka a offert de me prendre comme seconde épouse, mais je n'ai pas voulu quitter mon mari, parce qu'il ne saurait pas s'occuper des enfants.

Néfertep et son voisin échangèrent de nouveau quelques mots à voix basse.

— Sais-tu pourquoi ton mari ne t'honore pas ?

— Je l'ignore. Il m'a souvent répondu qu'à son âge, il était fatigué le soir. Mais des voisins m'ont dit qu'il va souvent au cabaret.

— Un homme a le droit de se distraire ! clama le mari.

Néfertep le pria de se taire et demanda à la femme :

— Où demeures-tu en ce moment ?

— Chez ma mère, avec mes enfants.

Les juges hochèrent la tête et la femme alla s'asseoir à l'autre extrémité du banc. On fit entrer l'amant, Sekhem-Ka. Il ne comptait pas beaucoup plus de trente ans et était un bel homme massif, apparemment prospère, si l'on en jugeait par le bracelet d'or massif émaillé qu'il portait au poignet.

— Tu connais les récits de Hem-Toth et de sa femme, lui déclara Néfertep. As-tu des corrections à y ajouter ?

— Je ne connais que la plainte de Hem-Toth et pas son récit. Je suis sûr que celui de Hat-Satit est incomplet. Je l'ai rencontrée au marché et elle m'a plu. Nous avons parlé. Je lui ai dit que je la trouvais attirante. Elle m'a dit qu'elle me trouvait bel homme. Je lui ai demandé si elle était mariée. Elle m'a répondu par l'affirmative. J'ai observé que j'aurais peine à avoir confiance en une femme qui dort avec d'autres hommes. Elle m'a expliqué que, depuis deux ans, elle n'était plus que la servante de son mari. Je lui ai alors proposé de la prendre comme seconde épouse, mais elle a objecté qu'elle ne voulait pas le quitter, parce qu'elle avait pitié de lui et qu'il serait malheureux si elle l'abandonnait. Mais comme l'attraction était forte entre nous, elle a accepté de venir la nuit, à l'insu de son mari, qui dort dans une autre pièce, afin de lui éviter l'humiliation de se savoir délaissé.

— Et les enfants ?

— Je serais trop heureux d'accueillir les trois enfants chez moi si leur père ne peut s'occuper d'eux. Car je n'ai plus qu'une fille. Mes trois autres enfants sont morts de maladie. Je pense que de nombreux enfants sont une bénédiction.

— Qu'en pense ta femme ?

— Elle ne peut plus avoir d'enfant depuis son dernier accouchement et elle se désole qu'il ne nous reste qu'une fille. Elle est disposée à accueillir une seconde épouse.

Les juges hochèrent la tête derechef et Sekhem-Ka alla s'asseoir sur le banc, près de sa maîtresse. Le mari leur lança un regard noir puis leva la tête, regardant droit devant lui, espérant visiblement que le tribunal le vengerait.

Les juges se retirèrent dans une autre salle pour délibérer, le temps d'un sablier de trente minutes. Puis ils revinrent s'asseoir et Néfertep lut leur sentence.

— Nous, juges du tribunal du temple de Ptah à Memphis, avons décidé dans l'affaire de la plainte de Hem-Toth, commerçant, contre sa femme Hat-Satit et Sekhem-Ka, négociant, que cette plainte doit se conclure par un divorce.

Hem-Toth releva triomphalement la tête et lança un regard féroce à son épouse, déconfite.

— Cependant, reprit Néfertep, aucun dommage n'est dû à Hem-Toth par Sekhem-Ka, étant donné la négligence du plaignant à l'égard de son épouse et la déférence de celle-ci, qui a refusé d'humilier publiquement son époux et, par compassion, ne l'a pas abandonné.

Hem-Toth était éberlué.

— Mais c'est un outrage ! s'écria-t-il.

Néfertep lui ordonna de se taire et poursuivit :

— Nous donnons l'ordre à Sekhem-Ka de prendre Hat-Satit comme seconde épouse, avec le consentement de sa première épouse. Étant donné que les enfants de Hem-Toth et de Hat-Satit sont en bas âge, ils suivront leur mère et pourront, s'ils le désirent, revenir chez leur père à l'âge de sept ans.

Il parcourut du regard l'assistance et ajouta :

— Ce jugement est destiné à inciter ceux qui envisagent de porter plainte pour des raisons similaires à réfléchir dans l'esprit de justice recommandé par Ptah. La justice du dieu ne doit pas être sollicitée en vain et ses juges ne doivent pas être surchargés de querelles sans objet véritable. La séance est levée. Vizir, dit-il en se tournant vers le juge inconnu, c'est un honneur mémorable que de vous avoir eu pour maître de cette séance.

Ce fut seulement alors que le public stupéfait apprit que ce juge était Thoutou en personne.

12

La poussière du passé

Un vizir avait le droit de siéger dans toutes les cours du Royaume, mais Thoutou ne s'était évidemment pas rendu à Memphis pour juger une affaire d'adultère.

Immédiatement après la visite de Houmose, un véritable conseil de guerre s'était tenu dans la salle d'audiences entre le régent Aÿ, Thoutou et le chef de la police Mahu, sur les moyens de neutraliser le seigneur Api-hetep avant qu'il engageât les opérations de conquête de Memphis. Même s'ils étaient raisonnablement certains que les armées du Nord et du Sud auraient raison des insurgés, les trois hommes n'étaient pas moins conscients que le siège de la ville, si elle était jamais occupée par Api-hetep, causerait de nombreux morts et un séisme politique de première grandeur.

Il fallait à tout prix prévenir pareil désastre.

Le général Nakhtmin fut convoqué et un messager à cheval fut dépêché au général Anumès, qui venait de partir pour les régions frontalières de l'Est, où des attaques de Bédouins contre les garnisons lui valaient des soucis : ordre lui était donné d'enrôler d'urgence deux mille mercenaires et de les tenir prêts à descendre sur le delta du Grand Fleuve.

Pour Aÿ, la seule riposte consistait à envoyer des troupes dans la Basse Terre, à les disposer dans les six nomes où Api-hetep tenait ses milices, puis à donner l'assaut et exterminer ces brigands. Thoutou fit prévaloir son point de vue : mieux valait attendre qu'Api-hetep et ses lieutenants fussent réunis dans un lieu, donner alors l'assaut, les arrêter et les ramener à Thèbes, où ils seraient jugés pour haute trahison et mis à mort.

— Juger pareille canaille, grommela Aÿ, c'est un gaspillage de justice !

Mais cette opération exigeait des informations privilégiées sur une région que les gens de Thèbes connaissaient mal et qui, d'ailleurs, avait toujours joui d'une fâcheuse autonomie à l'égard du pouvoir central. Pour savoir, par exemple, où se réunissaient Api-hetep et son état-major, il fallait des gens du cru, sinon des espions. Les renseignements de Houmose étaient précieux, et les noms de ses scribes avaient été soigneusement notés par Mahu ; sans doute fourniraient-ils d'autres informations. Mais, assura Nakhtmin, il en fallait davantage et l'un des hommes à interroger le plus rapidement possible était le grand-prêtre de Ptah à Memphis, Néfertep. En effet, le culte de Ptah comptait aussi des temples dans la Basse Terre et il était fort probable que leurs prêtres et scribes avaient eu vent d'une activité particulière dans la région. Thoutou s'étonna, d'ailleurs, que Néfertep n'eût pas déjà envoyé un messager à Thèbes, voire qu'il n'y fût pas allé lui-même.

Pour lui, la quête de renseignements auprès de Néfertep était une mission trop importante pour être confiée au seul chef de la police ; il jugea que son prestige de vizir lui permettrait d'obtenir une plus entière collaboration du grand-prêtre. Aussi embarqua-t-il à destination de Memphis avec Mahu et une douzaine de policiers secrets sélectionnés par ses soins, afin de se rendre dans les localités où Api-hetep préparait sa sinistre aventure ; là, ils auraient pour mission de s'infiltrer sans attirer l'attention.

Le vizir arriva au grand temple de Ptah au moment où Néfertep s'apprêtait à remplacer le juge du tribunal du temple, qui était souffrant. Sans lui exposer tout de suite l'objet de sa visite, Thoutou s'étonna que le grand-prêtre siégeât dans un tribunal de temple.

— Mon but, répondit Néfertep, est de mettre fin à l'engorgement de ce tribunal par des plaintes en infidélité conjugale. Le premier mari cocu y voit l'occasion, non seulement de se débarrasser de son épouse pour en prendre une autre, mais encore et même surtout d'extorquer légalement à l'amant des sommes exorbitantes. De nos jours, vizir, on ne tue plus l'amant : on le ruine. Comme les juges sont des hommes et de surcroît des prêtres, garants de la moralité publique, le plaignant est assuré de leur solidarité et, en effet, la plupart de ces maris trompés obtiennent gain de cause. Je trouve cela dangereux, parce que ce sont les juges qui fixent le montant de l'amende et que les plaignants parviennent à s'entendre avec certains d'entre eux et partagent l'amende infligée au galant. Plusieurs commerces de la ville ont ainsi périclité parce que leurs propriétaires avaient commis une peccadille avec une femme mariée.

Bien qu'il eût d'autres soucis en tête, Thoutou avait été séduit par les arguments de Néfertep.

— Puisque tu es à Memphis, vizir, viens donc siéger avec moi. Tu seras, toi, le président de la Cour. Cela ne prendra qu'une heure de ton temps, et puis nous irons déjeuner.

Ce fut ainsi que le vizir Thoutou sauva une femme infidèle du déshonneur et un marchand amoureux de la faillite.

À la sortie du tribunal, il déclara au grand-prêtre :

— Il est une affaire de la plus haute importance dont je veux m'entretenir avec toi le plus vite possible.

— Je n'en doute pas, puisque tu es venu jusqu'à Memphis pour me voir. Mais j'ai également des choses à te dire.

Ils furent à peine assis devant la table du déjeuner, dans la maison de Néfertep, que celui-ci demanda :

— As-tu reçu mon messager ?

— Non. Quel messager ?

— Je t'ai envoyé un scribe il y a cinq jours pour te mettre en garde contre un Syrien du nom de Sosenbal.

Thoutou fut tellement estomaqué que Néfertep s'inquiéta :

— Que se passe-t-il ?

— Je te le dirai quand tu auras achevé ton récit. Pourquoi me mettais-tu en garde contre ce Syrien ?

— Parce qu'il est de mèche avec un des favoris d'Aÿ, que je tiens pour un redoutable aventurier. C'est l'homme le plus riche de la Basse Terre, Api-hetep…

À ce nom, Thoutou, qui buvait de la bière, faillit s'étrangler. Il cracha sa gorgée et peina à retrouver son souffle.

— Mais que se passe-t-il enfin, vizir ? s'écria le grand-prêtre.

Reprenant enfin haleine, Thoutou articula :

— Il y a trois jours, ce Sosenbal et son fils ont essayé d'assassiner Aÿ dans la salle d'audiences du palais.

— Comment ? cria Néfertep, dont c'était le tour d'être stupéfait, bien qu'il ne fût guère enclin à perdre son calme. Il pencha son torse en avant et l'on eût pu craindre que ses yeux globuleux jaillissent de leurs orbites.

— Le régent l'a échappé de justesse. Les gardes ont tué le Syrien et son fils. Le secrétaire du régent a été blessé à l'épaule.

Néfertep en perdit la parole. Il demeura songeur un long moment. Et ce fut Thoutou cette fois qui lui demanda ce qui se passait.

— L'affaire est beaucoup plus grave que je le craignais, dit-il enfin. Donc, Api-hetep a envoyé Sosenbal pour libérer la voie.

Thoutou saisit alors le lien entre les deux affaires.

— Libérer la voie ?

— Tuer Aÿ pour créer le désarroi dans le pays et s'emparer du trône…

— Que sais-tu d'Api-hetep ? C'est l'objet de ma visite.

— Mon message te priait de m'envoyer Mahu, afin que je l'informe de certaines révélations que m'ont communiquées mes scribes.

— Mahu est à Memphis.

— Pourquoi n'est-il pas avec toi ?

— Il est à la préfecture, occupé à organiser la riposte aux projets d'Api-hetep.

— Donc vous êtes au courant ?

— Grâce à Houmose, lui-même alerté par des scribes de son culte dans le Delta.

— Vous vous reposez donc sur le clergé, maintenant ? lança Néfertep, ironique.

Thoutou se contenta de sourire et demanda :

— Mais où est donc passé ton scribe ?

— C'est ce que je me demande, dit Néfertep, soucieux. Maintenant, je suis contraint de conclure qu'il est aux ordres d'Api-hetep. Il aura compris, évidemment, que le message risquait de faire échouer les projets de son nouveau maître. Donc, celui-ci a même infiltré mon temple.

Les deux hommes en avaient quasiment perdu l'appétit. Thoutou mastiqua machinalement une brochette d'agneau haché et vida son verre de bière. Néfertep croqua pensivement un oignon. Le vizir brisa soudain des ruminations moroses :

— Grand-prêtre, sais-tu où se trouve le quartier général d'Api-hetep ?

— Non. Je sais que sa villa est à Saïs et je pense qu'elle lui sert de citadelle. Mais peut-être tient-il des réunions ailleurs. De toute façon, il est impératif que vous envoyiez le plus vite possible des hommes dans les temples que je vais t'indiquer. Qu'ils se fassent passer pour des parents et vivent quelques jours avec mes scribes, qui en ont peut-être appris davantage depuis qu'ils sont venus me voir. Dès qu'ils sauront où Api-hetep se réunit avec ses lieutenants, vous les ferez arrêter.

Le grand-prêtre avait mentalement dressé exactement le même plan de bataille que Thoutou et Mahu. Il paraissait toujours sombre ; le vizir le scruta, puis l'interrogea du regard :

— Tout cela est grave, très grave, murmura le grand-prêtre.

L'heure n'était pas aux ruminations et Thoutou se leva pour appeler son secrétaire et le prier de courir à la préfecture mander Mahu. Puis il revint s'asseoir.

— Aÿ, dit Néfertep, n'a pas su enrayer le délabrement du pays. Dès la mort d'Akhen-Aton, il fallait mettre sur le trône un homme fort. Au lieu de cela, nous avons vu des ambitions personnelles se combattre impitoyablement pour occuper un trône qui perdait chaque jour de son prestige et de son pouvoir. Et Aÿ participait à ces intrigues sans fin et prétendait mener le jeu.

Il vida son gobelet de bière et se resservit lui-même.

— Quel homme fort aurais-tu voulu voir sur le trône ? demanda Thoutou.

— Je ne sais pas… Un homme tel qu'Horemheb, peut-être. Il faut un militaire, un homme étranger à ces querelles de cour dans lesquelles tous ces gens, Aÿ compris, se sont empêtrés comme des enfants qui jouent avec des ficelles.

Thoutou croqua une galette au sésame et sirota quelques gorgées de bière ; il n'avait presque rien mangé.

— Aÿ s'est comporté comme un homme du passé, reprit Néfertep. Il était lui aussi un adorateur de l'Aton. Il a été victime de l'ensorcellement que ce désastreux Akhen-Aton avait étendu sur tout son entourage. Il a d'abord essayé de régner par l'entremise de sa fille, sans s'aviser qu'elle était incapable d'engager la moindre réforme. Cette femme vaine et autoritaire n'avait comme but que de perpétuer la situation abominable créée par son mari. Quand Houmose et moi lui avons demandé audience pour discuter de la réforme des cultes, elle a refusé de nous recevoir. Puis Aÿ a perdu son temps dans des complots contre Semenkherê. Et en fin de compte, il nous a imposé ce garçon sous-développé dont il veut faire son pantin ! Comme son gendre Akhen-Aton, Aÿ a perdu le pays de vue. Et nous, nous avons perdu trois ans. Et maintenant, nous nous trouvons en présence de ce complot. Peut-être que ce ne serait pas une si mauvaise chose si Api-hetep s'emparait du trône.

Thoutou, jusqu'alors accablé, frémit.

— Comment peux-tu dire cela, grand-prêtre ?

— S'il a l'audace de s'emparer du trône, il aura peut-être celle d'effectuer les réformes nécessaires.

Le vizir s'avisa alors du trouble qui s'était emparé des esprits : si le grand-prêtre de Ptah lui-même se montrait favorable aux conspirateurs !

— Le pire, ç'a été le couronnement de Tout-Ankh-Amon, reprit Néfertep. Montrer au pays un garçon incapable de se tenir debout, vraiment !

— Tu ne sembles pas admirer Aÿ, observa Thoutou. Pourquoi collabores-tu alors avec nous ?

Néfertep regarda Thoutou dans les yeux et le vizir retrouva le personnage lucide et froid qu'il connaissait :

— Parce que j'ai peur qu'Api-hetep lance son entreprise et qu'il échoue. Là, le désordre serait terrible ! Alors je préfère essayer de maintenir l'ordre en l'empêchant de la lancer.

Le propos frappa désagréablement son interlocuteur.

Mahu arriva haletant et suant. Néfertep lui offrit de la bière. Thoutou résuma pour lui les éléments de l'entretien avec le grand-prêtre qui l'intéressaient.

Le plan fut établi : trois policiers secrets seraient délégués dans chacun des six nomes où Api-hetep entretenait des milices, et munis d'une lettre de recommandation de Néfertep, trois groupes seraient dépêchés aux scribes des temples de Ptah dans la région. Dès qu'ils auraient la certitude que les insurgés se préparaient à passer à l'action, ils enverraient des messagers à Nakhtmin, qui campait à Saïs, prêt à lancer quelque trois mille hommes à l'assaut des nomes, afin d'empêcher les milices clandestines de se regrouper. Mais le nœud de l'opération et la condition de son succès consisteraient à mettre la main sur Api-hetep et le gros de son état-major, afin de décapiter l'organisation.

On était à dix-neuf jours de la fête des Semailles, qui clôturait la saison de l'Inondation et qu'Api-hetep avait choisie comme date de sa prise de Memphis.

Revenus en ville, Thoutou et Mahu furent surpris de voir que la vie continuait comme si de rien n'était. Les marchands de légumes vantaient leur marchandise dans les rues et des carrioles à ânes livraient toujours des quartiers de bœuf et des jarres de vin dans les boutiques.

Thoutou, songeur, gagna les quartiers qui lui avaient été assignés au palais royal de Memphis. Il ruminait les propos que Néfertep lui avait tenus. Oui, tous les gens qu'il avait servis étaient des gens du passé. Même Semenkherê. Même Aÿ.

Même lui-même.

Il eut l'impression que la poussière du passé lui tombait sur les épaules. Il éprouva un sentiment de détresse en songeant à sa femme et à ses quatre enfants : allait-il donc les ensevelir avec lui ?

1. Un *khêt* équivalait à peu près à 2 500 mètres.

13

Le quarante-deuxième criminel

La quatorzième nuit avant la fête des Semailles, l'un des policiers secrets postés par Mahu autour de la villa d'Api-hetep, au nord de Saïs, entendit des chiens aboyer. Leurs aboiements se mêlèrent à des cacardages d'oies.

Blanchi sous le harnais, ce policier, lieutenant de son grade, était passé maître en rôles de composition. Tour à tour, il pouvait se faire passer pour un scribe attaché à un temple, un marchand de melons et concombres ou un militaire désabusé. Là, il se donnait comme un esclave affranchi qui, moyennant quelques anneaux d'or, souhaitait, avec son fils, en l'occurrence un policier plus jeune, acheter des terrains maraîchers dans la région pour venir s'y installer. Ils habitaient une chambre au bourg des Ibis Blancs, à moins d'un *khêt*[1] de la villa d'Api-hetep, chez le deuxième prêtre du temple de Ptah à Saïs.

Les renseignements des scribes convergeaient : c'était bien là que les conjurés se réunissaient. La tâche consistait donc à savoir quand aurait lieu la prochaine réunion, afin de leur tomber dessus en force.

Les deux compères se promenaient beaucoup dans la journée, feignaient d'avoir un faible pour la boisson et faisaient des plaisanteries égrillardes. En fait, ils exploraient les parages de la villa et les activités alentour. La nuit, ils dormaient à tour de rôle pour ne pas perdre de vue le bâtiment un seul instant.

Dès que l'un ou l'autre serait certain d'avoir repéré des signes d'activité inhabituelle dans la demeure, il dépêcherait son compagnon à l'avant-poste de l'un des campements de Nakhtmin, à trois *khêts* à l'est.

Ce policier, de son nom Néfer-beka, « Beau matin », savait que les animaux, à la différence des humains, ne parlent pas pour ne rien dire. À son estimation, il était proche de minuit. Qu'est-ce qui pouvait donc faire aboyer les chiens et cacarder les oies à cette heure-là ? Des odeurs et des bruits arrivant sous le vent. Il mouilla son doigt et le tendit en l'air : nord-ouest. Il regarda donc dans la direction ouest, puisqu'il ne pouvait apercevoir les chemins au nord de la villa, étant lui-même au sud. La nuit était sans lune, il ne vit rien. Il s'avança jusqu'aux vignes qui longeaient le canal, à une centaine de pas de la maison où il louait sa chambre. On ne le verrait pas davantage qu'il ne serait vu.

Il marcha ainsi une vingtaine de minutes, plissant les yeux. Mais ce faisant, il vit plus nettement la villa et y discerna des lumières. Beaucoup de lumières. À minuit ? Les chiens et les oies poursuivaient leur vacarme. Néfer-beka avança encore. À la fin, il distingua, au-delà des vignes, des formes mouvantes. Des formes humaines. Il se tapit et observa. Ils se dirigeaient vers la villa. Il tenta de les compter ; au jugé, une trentaine. Tant d'hommes se rendant nuitamment dans une villa ? Même les cabarets de Thèbes ne connaissaient pas pareille affluence. Il hocha la tête et revint sur ses pas.

Quelqu'un avait réussi à faire taire les chiens, mais pas les oies. L'animal sacré d'Amon ne s'en laissait pas conter.

Il retourna réveiller son collègue.

— Trente hommes venant de l'ouest viennent d'arriver à la villa. Beaucoup de lumières à la villa. File là où tu sais. Je t'attends.

L'autre se redressa d'un coup, ajusta son pagne, enfila ses sandales, tira de son sac quelques tiges de *kât* et sortit.

Néfer-beka tira lui aussi de son sac une tige de *kât*, indispensable complément des missions de veille et d'observation, en détacha trois feuilles, les fourra dans sa bouche et les mâcha, puis s'accroupit pour déguster le suc âpre qui le tiendrait aux aguets.

Il espérait bien que le général Nakhtmin réussirait son coup. Sans quoi, ça serait le bordel. Enfin, un bordel encore pire. Il fallait vraiment que le régime fût bien affaibli pour qu'un propriétaire agricole piqué d'ambition rêvât de s'emparer du trône.

Un homme seul à pied, raisonnablement alerte, couvre bien quatre *khêts* à l'heure. Deux hommes y parviennent à peine, parce qu'ils tendent à bavarder et que la plupart des bipèdes ne savent pas faire convenablement deux choses à la fois, marcher et parler. Mais un corps d'armée, alors ! S'il n'avance pas sur une route bien dégagée avec des sergents et des tambours qui lui dictent le rythme, c'est un mille-pattes en promenade.

Il fallut ainsi trois heures aux mille deux cents fantassins et archers de Nakhtmin pour franchir les trois *khêts* qui séparaient Saïs de la villa d'Api-hetep – les cavaliers avaient été écartés de l'opération, le bruit des sabots et les inévitables hennissements risquant de donner l'alerte aux conspirateurs. D'abord, il fallut les réveiller, attendre qu'ils eussent vaqué à leurs besoins, eussent bu un coup, se fussent équipés et mis en rang. De plus, ils allaient dans le noir et craignaient de déranger des vipères.

Néfer-beka et son compère rongeaient leur frein dans le noir.

— Tu es sûr qu'ils se sont mis en route ?

— Certain. Le lieutenant est tout de suite allé réveiller Nakhtmin, à qui j'ai parlé moi-même. Il a donné l'ordre de réveiller ses hommes et de se mettre en route.

— Je ne comprends pas… Tu es allé et revenu en un peu plus d'une heure, et ils ne sont toujours pas arrivés. Tu crois qu'ils se sont trompés de direction ?

— Écoute ! Nakhtmin a lui-même fait le repérage et j'ai complété les détails.

De temps à autre, l'un des deux hommes sortait voir. Tous deux guettaient les aboiements et les cacardages, mais soudain Néfer-beka songea que le vent soufflait dans la direction contraire à celle dont viendraient les troupes et que les animaux n'avaient donc rien senti. Était-ce bête ! Il refit le chemin de tout à l'heure et, cette fois, il perçut distinctement des mouvements de masse dans les champs alentour. Il repéra çà et là les pointes des arcs. L'assaut était imminent.

Il retourna prévenir son collègue et ils allèrent tous deux se poster à brève distance des troupes. Ils avaient reçu de Mahu l'ordre d'entrer dans la villa et de veiller à ce qu'Api-hetep fût capturé vivant.

Peu avant l'aube, juste alors que le ciel s'éclaircissait assez pour que l'opération ne tournât pas à la confusion, un ordre éclata dans la campagne. L'assaut fut donné. En quelques minutes, près de huit cents fantassins et archers encerclèrent la villa ; cela suffirait, car elle ne pouvait certes pas contenir le quart des milices d'Api-hetep. Le reste se tint en retrait, en renfort. Parallèlement, Nakhtmin avait dépêché des détachements dans les cinq autres nomes, avec ordre d'occuper les préfectures et d'arrêter tous les maires.

Six gardes armés veillaient à la porte. À la vue des fantassins avançant en rangs serrés vers le bâtiment, ils poussèrent des cris et se réfugièrent à l'intérieur. La porte avait été conçue pour résister à des assauts, mais quelques coups de bélier en vinrent à bout. Du haut des remparts, car c'en étaient bien, des archers tirèrent sur les troupes. Deux hommes tombèrent, mais la pluie de flèches qui cribla les défenseurs les abattit rapidement.

À l'évidence, Api-hetep ne s'était pas attendu à une opération d'aussi grande envergure, tout au plus à une opération de police qu'il aurait sans trop de peine tournée à son avantage.

Fantassins, archers et lanciers déboulèrent dans une vaste cour et s'élancèrent vers le bâtiment principal. D'autres archers d'Api-hetep tentèrent de faire front ; ils tombèrent eux aussi.

Néfer-beka et son collègue tentèrent de se faufiler dans les chambres de l'habitation, à la recherche d'Api-hetep. Ce n'étaient partout que corps à corps, car il était difficile de se battre autrement dans les couloirs et les chambres et, à trois ou quatre contre un, ce n'étaient certes pas des combats à la loyale. Néfer-beka aperçut Nakhtmin en personne qui gravissait quatre à quatre l'escalier menant à l'étage ; il cherchait Api-hetep. Le policier s'élança sur ses pas. Le général se heurta à une porte fermée et, avec l'aide d'un lieutenant, la défonça à coups d'épaule.

C'était là qu'Api-hetep s'était réfugié avec deux de ses lieutenants ; ils tenaient la dague en main.

— Appelez les lanciers ! cria Nakhtmin.

— Général, parvint à crier Néfer-beka, ces hommes doivent être arrêtés vivants ! Ordre du chef de la police.

— Qui es-tu ?

— Je suis le lieutenant Néfer-beka, de la police.

— Tu es un imposteur et un espion. Arrêtez cet homme !

Le collègue de Néfer-beka arriva en même temps que les lanciers. Il vit ce dernier malmené par les soldats.

— Mais général… c'est moi qui vous ai prévenu tout à l'heure ! Cet homme est mon lieutenant !

— Je ne te connais pas. Arrêtez aussi cet homme !

Et aux lanciers, indiquant Api-hetep et ses complices :

— Tuez ces trois hommes !

Un mouvement se fit derrière les lanciers, prêts à éventrer les conjurés. Un ordre retentit dans la pièce que le jour éclairait maintenant distinctement.

— Général Nakhtmin, je vous donne l'ordre d'épargner ces hommes.

Nakhtmin écarquilla les yeux : le vizir Thoutou en personne venait d'apparaître entre les lanciers. Derrière lui se profilait le visage de Mahu.

— J'ai l'ordre du régent de tuer ces hommes, répliqua Nakhtmin.

— Général Nakhtmin, si vous ne m'obéissez pas, vous êtes démis, dit froidement Thoutou.

Le lieutenant des lanciers regardait la confrontation, égaré.

— Renvoyez ces lanciers ! lui ordonna Thoutou.

— Non ! cria Nakhtmin.

Mais le lieutenant avait déjà obtempéré à l'ordre du vizir.

— Relâchez ces hommes, ordonna Mahu, désignant ses deux agents.

Ils furent relâchés.

Des femmes hurlaient toujours dans la maison. Des enfants pleuraient.

— Police ! cria une voix.

Un lieutenant de police apparut à la porte. Mahu le reconnut et jeta un coup d'œil derrière lui : trente policiers en armes venaient d'arriver. Un affrontement entre policiers et militaires était exclu. Thoutou hocha la tête.

— Chef de la police, déclara Thoutou, je vous donne l'ordre d'arrêter le général Nakhtmin.

— Non ! haleta le général, hagard. Non, vous ne pouvez pas m'arrêter ! Je suis le cousin du régent ! À moi, mes hommes !

Les hommes en question étaient formés au respect de la hiérarchie et savaient où était le vrai pouvoir ; ils ne bronchèrent pas.

— Désarmez l'ex-général Nakhtmin et ligotez-lui les bras, ordonna Thoutou.

Nakhtmin tenta de se débattre. Trois hommes le maîtrisèrent en le tenant par le dos et l'un d'eux lui tordit le bras. Il cria de douleur. La dague avec laquelle il avait espéré égorger Api-hetep et ses lieutenants tomba par terre.

Pourquoi tenait-il tant à tuer sur-le-champ le chef des conjurés et ses acolytes ?

Api-hetep, lui, observait la scène, au bord de l'égarement.

— Toi et tes lieutenants, lui commanda Mahu, laissez tomber vos dagues.

Mais l'ancien aspirant au trône des Deux Terres semblait ne pas comprendre.

— Veux-tu que je fasse appeler les lanciers ? On traînera donc à Thèbes des hommes blessés.

— Non ! cria Api-hetep d'une voix rauque.

Il laissa tomber sa dague. Ses lieutenants hésitèrent et en firent de même.

— Ligotez-les, ordonna Mahu.

Thoutou descendit et tout le monde le suivit.

Six lieutenants du conspirateur étaient déjà maîtrisés au rez-de-chaussée, plus une cohorte de seconds couteaux. Au total, ce n'étaient pas trente, mais quarante et un conspirateurs que l'offensive de Nakhtmin avait permis de maîtriser. Néfer-beka avait bien travaillé : ces gens allaient attaquer Memphis dans la matinée.

— Ramenez-les tous d'abord à la prison de Memphis, ordonna Thoutou. J'aviserai sur les transferts à Thèbes.

En fait, cela faisait quarante-deux criminels, si l'on comptait le général Nakhtmin lui-même.

14

Un éléphant comme monture

— Comment as-tu donc eu l'idée d'aller surveiller nous-mêmes l'assaut ? demanda Mahu.

La Sagesse de Horus, voilier officiel du vizirat, remontait sagement le Grand Fleuve, sa grande voile jaune gonflant au-dessus de la coque blanche.

Les deux hommes buvaient de la bière en regardant les ibis qui, eux-mêmes, les regardaient, goguenards et philosophes. Mahu, assis à contre-courant, gardait un œil sur les deux barques qui les suivaient, chacune chargée d'une vingtaine de prisonniers sous la garde d'autant de policiers armés.

Thoutou hésita à confier à Mahu toutes les raisons qu'il avait eues de vouloir suivre l'assaut et, pour cela, de subir l'inconfort d'une chambre surchauffée chez un bourgeois de Saïs, dûment prié de tenir sa langue. En bon policier, qui ne fait même pas confiance à l'armée, Mahu avait planqué un espion dans le campement de

Nakhtmin, avec ordre de venir le prévenir immédiatement de toute alerte chez les militaires, à n'importe quelle heure de la nuit. Dès que l'espion était venu, Mahu avait réveillé Thoutou, ainsi que celui-ci lui en avait donné l'ordre, et les deux hommes avaient enfourché leurs chevaux pour courir à la villa d'Api-hetep. Trente policiers s'étaient élancés après eux, à quelques minutes de distance.

Ils étaient arrivés peu après que les soldats de Nakhtmin avaient enfoncé les portes de la villa. Et juste à temps pour sauver la vie des conjurés.

Et savoir le fin mot sur ce complot et son rapport avec la tentative d'assassinat d'Aÿ.

— Peut-être, Mahu, répondit Thoutou, que je ne connais pas moi-même toutes les raisons de ma stratégie. Mais j'ai certainement été intrigué par le lien entre la tentative d'assassinat de Sosenbal et Api-hetep, tel que me l'a révélé Néfertep. Je me suis rappelé qu'Api-hetep avait bien connu Aÿ, puisque celui-ci l'avait invité aux fêtes du couronnement. Selon Néfertep, il était même un favori d'Aÿ. Il m'a paru qu'Api-hetep avait des révélations à faire.

— Mais quelles révélations ? Pourquoi Nakhtmin tenait-il tant à réduire Api-hetep au silence ? Pourquoi Aÿ lui en avait-il donné l'ordre ?

Thoutou lança un long regard ironique au chef de la police.

— Tu es un homme intelligent, Mahu. Pourquoi me poses-tu des questions dont tu sembles connaître la réponse ?

Mahu eut un rire bref.

— Parce que les révélations d'Api-hetep seraient compromettantes pour Aÿ, n'est-ce pas ?

Thoutou soupira.

— Vizir, reprit Mahu, je demande à assister à l'interrogatoire d'Api-hetep et de ses lieutenants. Car tu seras le président du tribunal extraordinaire, n'est-ce pas ?

Le vizir hocha la tête.

— Aÿ a-t-il le pouvoir d'empêcher la tenue de ce procès ?

— C'est ce que nous verrons, répondit Thoutou.

— A-t-il le pouvoir de présider le tribunal ?

— Non, à moins que le Conseil royal en décide autrement.

— Ma tête est donc en jeu, puisque j'ai fait arrêter Nakhtmin, observa le chef de la police.

Thoutou sourit :

— Mahu, tant que nous sommes au pouvoir, notre tête est sans cesse en jeu.

Mahu songea qu'il avait une fois déjà dupé Aÿ, quand celui-ci cherchait à tout prix à savoir quel était l'amant de la reine Merit-Aton. Il le duperait bien une autre. Et une autre encore, avec la grâce d'Amon !

Ce vieux chacal !

Le débarquement des prisonniers au port de Memphis causa un attroupement. Plusieurs d'entre eux n'avaient pas du tout la mine habituelle aux gueux, il en était même deux qui semblaient de belle prestance, bien qu'ils eussent les mains ligotées dans le dos. Les policiers de garde furent criblés de la même question :

— Qui sont-ils ?

Mais ils demeurèrent muets, comme ils en avaient reçu l'ordre.

Le convoi se dirigea vers la prison de Memphis.

Thoutou se rendit chez Horemheb, à la caserne de la ville.

Le général le reçut avec des marques d'égards exceptionnelles.

— Vizir, l'honneur sera mémorable de recevoir une visite de toi, s'écria-t-il.

Il lui avança lui-même un siège et, sur un signe de Thoutou, congédia le lieutenant et le scribe qui se trouvaient dans la salle. Le vizir s'assit :

— J'ai arrêté ce matin le général Nakhtmin, déclara-t-il, le masque impassible. Il vient, à cette heure, d'arriver à la prison de Memphis.

La métamorphose du masque d'Horemheb eût été comique en d'autres circonstances. Il béa un long moment, le regard fixe.

— Qu'a-t-il fait ? parvint-il enfin à articuler.

Thoutou lui raconta les événements.

Horemheb alla de surprise en surprise.

— Tu ignorais le projet d'Api-hetep ? lui demanda son visiteur.

— Totalement. Mais il ne me surprend pas tellement. La décomposition du pays est telle que des aventuriers ne peuvent qu'être tentés de s'emparer du trône. Par qui est-il donc occupé ? Des enfants ! Dont l'un est effroyablement chétif. Et le pouvoir ? Un vieillard trop lié aux régimes précédents pour pouvoir mettre fin à la corruption et juguler le pouvoir exorbitant de seigneurs de province, tels que lui-même ou cet Api-hetep.

— Il était donc lié à Api-hetep ?

— De près. Pendant les quelques mois où Semenkherê a régné, ils ont projeté de mettre ensemble le pays en coupe réglée. Et je sais de source sûre, ajouta Horemheb, sans citer la source, qui n'était autre que Khnoumose, qu'il lui a offert le poste de vizir s'il venait au pouvoir.

Thoutou reçut l'information comme un coup de poing dans le visage ; il pâlit.

— Tu ne le savais pas ? demanda le général, s'avisant de l'émotion de son interlocuteur.

— Non.

Il ravala sa salive et reprit :

— L'affaire est claire. Comme Aÿ a probablement feint d'oublier sa promesse, Api-hetep a voulu se venger. Il a tenté de faire assassiner Aÿ par un de ses hommes de main, auquel il a probablement promis aussi le poste de vizir, et une fois installé à Memphis, de se faire proclamer roi par Néfertep.

— Néfertep l'aurait-il fait ?

— Néfertep couronnerait n'importe quel homme qui remettrait de l'ordre dans le pays.

Thoutou se rappela les paroles du grand-prêtre : *« J'ai peur qu'Api-hetep lance son entreprise et qu'il échoue. Là, le désordre serait terrible ! Alors je préfère essayer de maintenir l'ordre en l'empêchant de la lancer. »*

— J'ai besoin de ton aide, dit Thoutou.

— Je n'en doute pas. Aÿ va exiger la libération de son cousin Nakhtmin. Il ne peut pas faire moins. C'est Nakhtmin qui vous a arraché la nomination d'Aÿ et l'a fait revenir d'Akhmîm. Et si tu organises un procès d'Api-hetep, il va essayer de te démettre. Tu as besoin d'un contre-pouvoir. Tu l'as. Tu peux menacer Aÿ de le faire arrêter pour obstruction à la justice et complicité dans l'empoisonnement d'Akhen-Aton. Je ferais encercler le palais par l'armée.

Thoutou fut effrayé par la détermination et la clarté d'esprit d'Horemheb. C'était bien un général et un stratège.

— Tu irais jusque-là ?

— Oui, répondit Horemheb.

— Et tu prendrais la régence ?

— Oui.

Thoutou hocha la tête.

— Il serait souhaitable, alors, que tu m'accompagnes à Thèbes pour le dire devant Aÿ.

— Je le ferai volontiers, répondit Horemheb, trop content de tenir enfin une revanche sur son beau-père. Quand veux-tu partir ?

Thoutou songea qu'il lui fallait se remettre en route pour Thèbes, dont il était absent depuis déjà trois jours.

— Peux-tu partir ce matin ?

— Oui. Laisse-moi une heure pour préparer mon absence.

— Nous nous retrouverons donc au bateau *La Sagesse d'Horus.*

Il se leva. Le vizir et le général se serrèrent la main.

— Ne te laisse pas effrayer par mon beau-père, dit Horemheb. Il est beaucoup moins redoutable qu'avant. Et le poison ne le mènerait plus très loin, il le sait. Il s'est enfermé dans une cage dont il ne peut pas sortir. Mais crois-moi, fais libérer Nakhtmin. Je ne peux pas, au regard de l'armée, souscrire à l'arrestation d'un collègue de si haut rang, fût-ce un rival. Contente-toi de l'éloigner. Exige qu'il soit intégralement sous ton contrôle. Affecte-le aux garnisons des frontières.

— Bien.

Dans l'escalier de la caserne, Thoutou se dit que, pour la première fois depuis longtemps, il avait un allié de poids. Il avait un éléphant comme monture.

Il retrouva Mahu à la préfecture. Ils firent sortir Nakhtmin de sa cellule et l'embarquèrent avec eux sur *La Sagesse de Horus*. Puis ils attendirent Horemheb. Un écran masquait le prisonnier à l'arrière et les deux policiers qui le gardaient.

15

Les dieux inférieurs et les démons supérieurs

Le voile de la nuit se piqua de trous qui grossirent rapidement, puis il se déchira d'un coup.

Ankhensep-Aton se réveilla et s'assit. Elle n'avait pas rêvé. Des voix retentissaient à l'étage. Elle reconnut celle de Sati. Elle se leva, le cœur battant.

Pasar venait de se réveiller, près d'elle.

— Qu'est-ce que c'est ?

Elle se retourna et mit le doigt sur la bouche.

— Il y a des hommes dans le palais, chuchota-t-elle.

Elle ouvrit précautionneusement la porte et jeta un coup d'œil dans le couloir, éclairé par des lampes à huile à intervalles réguliers. On entendait nettement les voix, du côté de l'appartement de Tout-Ankh-Amon et de Sati. Pasar voulut la suivre.

— Non, reste en arrière, souffla-t-elle. On ne sait jamais…

Elle avança, pieds nus, le cœur battant toujours la chamade. Les voix exprimaient la colère. Elle retint un cri. Le corps d'un garde gisait par terre, dans son sang. Il ne bougeait pas. Là-bas, elle distingua un autre corps. On avait donc tué les gardes. Elle se mit à trembler de tout son corps. Elle parvint à l'appartement de Tout-Ankh-Amon. La porte en était ouverte, mais il était vide. Les voix provenaient de l'appartement de Sati, dont la porte était également ouverte. Le spectacle lui glaça le sang. Huit hommes, la dague à la main, étaient rangés du côté de la porte, Sati et Tout-Ankh-Amon, livide, se tenaient devant la fenêtre.

— Donne-nous le roi, dit un homme.

— Non, répondit Sati.

— Nous n'avons pas l'ordre de te tuer, mais nous allons le faire, puisque c'est ainsi, dit l'homme, avançant vers Sati.

Elle se tourna, retira prestement le couvercle d'un grand couffin couvert, près de la fenêtre, et poussa un cri pareil à un rugissement.

— Allez !

L'homme poussa un cri et s'arrêta.

Deux cobras avaient dardé la tête hors du couffin. Brusquement, leurs têtes se gonflèrent de colère. Les reptiles bondirent hors du couffin, rampèrent avec vivacité et se dressèrent vers les inconnus. Ils mesuraient plus de deux bras de long et ils étaient plus gros qu'un.

— Qu'est-ce que c'est que ça ? cria un autre homme.

Deux autres reculèrent et virent Ankhensep-Aton.

— Voici la reine ! On la tient ! crièrent-ils.

— Attendez…

Un cobra bondit sur l'un des hommes et le mordit furieusement. L'homme hurla et tenta d'arracher le reptile de son bras, mais celui-ci se tortillait comme un fouet. Quelques instants plus tard, l'homme tomba, le reptile relâcha sa prise et se dirigea vers un autre assaillant qui fila hors de la pièce, terrifié, bousculant les deux hommes qui tenaient Ankhensep-Aton.

Elle saisit un mouvement près d'elle et aperçut le médecin Seferhor, plaqué contre le mur, dans l'ombre, et une dague sur la bouche comme invitation au silence. Seul homme contre huit, il ne pouvait rien faire que risquer sa vie inutilement. Il attendait donc l'occasion d'agir. Près de lui, également plaqué contre le mur, elle reconnut le compagnon d'études de Tout-Ankh-Amon.

L'autre cobra bondit sur celui qui paraissait être le chef des assaillants. Il l'atteignit au visage, donnant de violents coups de queue sur le corps de l'homme.

— Non ! hurla l'homme, qui tomba, s'efforçant à son tour d'arracher le reptile de sa joue et s'arrachant la moitié du visage du même coup.

Il avait laissé tomber sa dague. Sati se pencha et d'un geste fulminant s'en empara et la darda vers les quatre hommes qui restaient.

Trois petits cobras dardèrent la tête à leur tour hors du couffin.

— Allez ! rugit Sati.

Le cobra adulte qui avait tué le premier homme saisit un homme à la cheville. Les petits se tortillaient sur le sol, gonflant déjà la tête et cherchant leurs cibles.

On n'entendit bientôt plus que des hurlements. Un homme qui n'avait pas encore été mordu tourna les talons et s'élança vers la porte. Sati lui enfonça la dague dans le dos d'un coup désespéré. Il s'écroula sur les autres, tenta de ramper, lui aussi, puis s'écroula.

Il ne restait plus que deux hommes dans la pièce, les yeux exorbités. L'un d'eux, fou de rage, se jeta sur Sati. Tout-Ankh-Amon, près de la nourrice, avait lui aussi saisi une dague. Il la pointa droit devant et en enfonça la pointe dans le ventre de l'homme. Celui-ci le regarda, incrédule, ouvrit la bouche et se tint les entrailles qui giclaient hors de la blessure.

L'autre venait d'être mordu au mollet par un des petits cobras. Ses yeux se révulsèrent. Ses bras battirent l'air, il hurla et tomba, essayant lui aussi d'arracher le reptile à son mollet avec le couteau.

Les geôliers d'Ankhensep-Aton la relâchèrent soudain. Seferhor poignarda l'un d'entre eux avec une force sauvage. L'autre prit la fuite. Ses sandales claquèrent sur le sol dallé, puis il trébucha et les perdit ; il acheva sa course pieds nus.

Cinq cobras se tortillaient lentement sur le sol couvert de sang et de corps qui tressaillaient et râlaient. Leurs têtes se dégonflaient lentement. Sati posa le couffin par terre et leur parla en balançant devant un hochet en or.

À demi folle d'égarement, Ankhensep-Aton chercha Pasar du regard. Elle l'appela.

Elle l'entendit dans le jardin. Mais bien d'autres voix furieuses retentissaient aussi en bas, avec des chocs de métal, des jurons, des cris de douleur. Elle enjamba les corps par terre et les cobras et courut sur la terrasse.

Une mêlée furieuse emplissait les jardins. La garnison, alertée par Pasar, était en train d'en découdre avec d'autres hommes. D'autres hommes ? Mais combien étaient-ils donc ? À la lumière des torches, elle vit des gardes égorger des hommes ou les désentripailler à coups de glaives. Elle vomit et rentra dans la pièce.

Pasar venait d'arriver. Elle se jeta dans ses bras et sanglota, secouée de terreur. Tout-Ankh-Amon tremblait lui aussi. Sati et le jeune compagnon d'études l'entourèrent de leurs bras et tentèrent de l'apaiser, puis Sati l'emmena à la salle de bains et le raccompagna dans sa chambre, loin des agonisants qui se changeaient rapidement en cadavres.

Pasar entraîna aussi Ankhensep-Aton hors de la chambre, vers la grande salle de l'étage.

Sati revint à pas lents. Elle caressa les cobras et les remit l'un après l'autre dans le couffin. Puis elle reposa le couvercle et alla rejoindre Tout-Ankh-Amon.

Les cris faiblissaient dans le jardin. Bientôt le lieutenant des gardes monta et inspecta les lieux.

— Mais qui a tué tous ces hommes ? demanda-t-il, éberlué, devant les six cadavres qui jonchaient la chambre de la nourrice.

— Le roi en a tué un, j'en ai tué un et Ouadjit a fait le reste, répondit Sati.

Ouadjit, la déesse-cobra. Le lieutenant la considéra comme si elle était folle.

— Ils étaient près de trente dans les jardins ! s'écria le lieutenant. Nous les avons tués. Les autres se sont enfuis. Ils ont tué les quatre gardes des appartements. Que voulaient-ils ?

— Enlever le roi ou le tuer, répondit-elle, épuisée.

— Mais qui étaient ces assassins ? demanda Pasar.

Le lieutenant secoua la tête.

— Je ne sais pas. Je ne sais vraiment pas. Mais heureusement que tu es venu nous alerter.

Sur l'injonction de Seferhor, le lieutenant alla à la terrasse et appela des hommes pour enlever les cadavres. Les domestiques, réveillés par le vacarme, firent chauffer du lait. Puis, quand l'aube pointa, ils vinrent laver la chambre du massacre.

Tout-Ankh-Amon était toujours alité. Ankhensep-Aton et Pasar allèrent le voir ; il avait la fièvre. Seferhor, à son chevet, semblait soucieux et fouillait dans sa trousse de fioles. Le garçon prononçait des mots incohérents.

Ankhensep-Aton, Pasar, Rekhmerê, le camarade d'études et Sati sortirent pour attendre dans la salle de l'étage. Ankhensep-Aton s'assit sur le rebord de la grande vasque où, bientôt, les lotus s'ouvriraient à la lumière. Les lotus qui, lui disait-on jadis, se fermaient au passage d'Anubis.

Ils regardèrent tous quatre le jour se lever en buvant du lait chaud. Parfaitement muets.

Au bout d'un moment, Seferhor sortit de la chambre du roi et vint dire à la reine :

— Le choc de tant de meurtres et celui d'avoir tué un homme lui ont donné la fièvre. Je lui ai donné une drogue pour l'apaiser. Il tient des propos que je ne comprends pas très bien sur la Fille d'Amon et je tiens pour possible qu'il ne se souvienne plus très bien des événements.

— Tant mieux, dit Ankhensep-Aton.

Quand il fit tout à fait jour, Sati remplit son bol de lait et le porta dans sa chambre, désormais propre.

Elle n'avait pas besoin de le dire : elle le destinait aux cobras.

Aux dieux inférieurs.

Mais étaient-ce bien des dieux inférieurs ?

Ankhensep-Aton, elle, comprit le lien qui s'était réveillé dans l'esprit de son époux entre les cobras et la Fille d'Amon : il était évident.

Lors du couronnement, les prêtres portant les masques des dieux Nékabit, Bouto, Neith, Isis, Nephtys, Horus et Seth, et elle-même avaient observé le prince pénétrer, selon le rituel, dans la Grande Maison *per-our*, la chapelle du Sud.

Là, en effet, l'attendait la Fille d'Amon, la Grande de Magie, la déesse-serpent, dont Sati était l'une des servantes. La tête surmontée d'un grand cobra d'or, au capuchon gonflé, la déesse tutélaire de la royauté s'était avancée vers le roi et l'avait étreint, enserrant sa tête de ses bras.

Plus tard, Tout-Ankh-Amon avait confié à Ankhen-sep-Aton que ç'avait été pour lui le moment le plus impressionnant des cérémonies. Il avait cru défaillir. Puis il avait compris que c'était un geste bienveillant. Amon déléguait sa fille pour assurer le prince de sa protection.

C'était, toujours selon le rituel, à ce moment-là que le prince devenait roi. Et de fait, le prêtre Inmoutef et ses assistants s'étaient à leur tour avancés vers le prince et avaient déposé sur sa tête la double couronne des Deux Terres, Taouy : la mitre blanche et le mortier rouge.

Mais le roi demeurait toujours sous l'emprise de l'émotion ressentie lors de l'étreinte de ce cobra femelle.

Elle se rendit au chevet du jeune roi.

— Fille d'Amon… murmura-t-il, une main frémissant sur le drap blanc, tu m'as donc protégé… Mère…

Il mélangeait dans la fièvre la déesse-serpent et sa propre mère, disparue alors qu'il avait quatre ans.

— Oui, elle t'a protégé, dit-elle, les larmes aux yeux, posant la main sur le front trop chaud du garçon.

Sati, debout près du lit, la vit pleurer. Sur le roi, sur sa sœur disparue, sur elle-même, mais cela, la nourrice l'ignorait.

— Ne t'inquiète pas, dit-elle à la jeune fille. Ouadjit le tirera aussi de la fièvre.

Ankhensep-Aton sortit de la chambre, séchant ses larmes et se demandant pourquoi, puisqu'elle était toute-puissante, la déesse ne faisait-elle pas de son époux un être splendide ?

Le régent, à Thèbes, ignorait tout de ces événements. Mais il s'impatientait. Le vizir et le chef de la police étaient partis depuis trois jours. Ils auraient quand même pu lui envoyer un messager.

Quand il les vit arriver, au matin du quatrième jour, accompagnés d'Horemheb, il fronça les sourcils. Que faisait là son beau-fils et rival ?

— Quelles nouvelles m'apportez-vous ? demanda-t-il d'un ton royal.

Il scruta les visages des trois hommes alors qu'ils s'asseyaient. Shabaka en fit autant ; il décela dans l'attitude de Thoutou une désinvolture qui lui inspira des réserves.

— La conjuration d'Api-hetep a été étouffée dans l'œuf, annonça Thoutou. Lui et huit de ses lieutenants ont été arrêtés dans la villa d'Api-hetep à Saïs. Un peu plus de trente subalternes ont également été arrêtés.

— Nakhtmin a donc magistralement mené l'opération, dit Aÿ. Où est-il ?

— Aux arrêts, à la caserne principale de Thèbes, répondit Thoutou, regardant Aÿ dans les yeux.

Aÿ, interdit, battit des cils et se pencha en avant.

— Je n'ai pas compris : j'ai demandé où était le général Nakhtmin.

— Je te l'ai dit, régent : le général Nakhtmin a été démis, arrêté par la police, et il est actuellement aux arrêts à la caserne principale de Thèbes.

— Et pourquoi ?

— Il a contrevenu aux ordres que je lui ai donnés d'épargner les vies d'Api-hetep et de ses lieutenants, afin qu'on puisse les juger vivants et, de surcroît, il a prétendu faire arrêter les lieutenants de police qui l'avaient informé sur la réunion des conjurés, prétendant qu'ils étaient des imposteurs.

Aÿ pressentit un renversement majeur de la situation ; il prétendit donc faire preuve d'autorité et, donnant un violent coup du plat de la main sur l'accoudoir de son trône, cria :

— C'est inadmissible ! Arrêter le général Nakhtmin, le héros de cette opération ! Mais vous avez totalement perdu la tête tous les deux !

Crier est une preuve de faiblesse ; Thoutou et Mahu demeurèrent impavides.

— Quand un général prétend faire arrêter les lieutenants de police qui lui ont permis cette opération, c'est un crime de félonie, déclara calmement Mahu.

Aÿ ne se contenait plus de rage :

— Quelle félonie ? Les félons, c'est vous ! Vous avez épargné les vies de gens qui voulaient abattre le trône ! Vous…

— Nous avons épargné la vie d'un homme auquel tu as offert le poste de vizir, régent, coupa Thoutou.

Aÿ écarquilla les yeux et recula son torse. Shabaka paraissait avoir été frappé d'apoplexie. Le silence régna un moment.

— Et de plus, reprit Thoutou, comme tu n'as pas tenu ta promesse, Api-hetep t'a envoyé son acolyte, le Syrien Sosenbal pour t'assassiner.

Aÿ devint apoplectique.

— Quoi ? feula-t-il.

— Ce sont les faits, régent. Et les raisons pour lesquelles j'ai tenu à juger Api-hetep vivant, car ce sera un procès de la couronne.

— Api-hetep est un menteur, une crapule ! tonna Aÿ. Ce procès sera pour lui une occasion de débiter des calomnies. Je n'en veux pas.

— Ce procès aura lieu, régent. La législature est mon domaine, à moi, vizir.

— Je te démets, vizir ! dit Aÿ, serrant les lèvres dans un mouvement de haine féroce.

— Dans ce cas, intervint Horemheb, pour la première fois dans la séance, je vais demander au chef de la police Mahu de t'arrêter tout de suite pour l'empoisonnement du roi Akhen-Aton et du régent Semenkherê. Dans une heure, la garnison cernera le palais. Le vizir Thoutou te fera juger dans un procès de la couronne. Ta tête sera tranchée, régent.

— Mais c'est insensé ! cria Aÿ, affolé. C'est une rébellion ! Ce sont des accusations de gueux ! Je n'ai jamais fait empoisonner personne. Comment osez-vous ?...

— Nous avons le témoignage de Pentju en ce qui concerne Semenkherê, régent, et j'ai, moi, personnellement, le témoignage de ton marchand de drogue, le petit singe Kobé – il tourna la tête vers Shabaka, qui roulait des yeux blancs –, le beau-frère de ton âme damnée ici présente.

Mahu tiqua : c'était là une information qu'il n'avait pas, mais aussi, il était informé que l'armée avait sa propre police. Chacun faisait de son mieux.

Aÿ se laissa retomber ou plutôt s'effondra dans son fauteuil.

— Le temps des poisons est terminé, beau-père, reprit Horemheb. Il te faudrait empoisonner trop de monde et tu cours toi-même trop de risques. Le procès aura donc lieu.

— Que voulez-vous ? articula Aÿ d'une voix rauque. Que voulez-vous donc, vous tous ?

— Nous ne voulons rien que la sauvegarde du Royaume, répondit Thoutou. Elle ne peut être obtenue dans la corruption que tu cultives. Toi et Api-hetep vous vouliez vous partager le Royaume, n'est-ce pas ?

Aÿ inclina la tête, comme pris de malaise. Shabaka s'élança à son côté. Le régent demanda que son médecin lui apportât un cordial. Shabaka courut donner des ordres.

— Vous voulez me tuer, dit Aÿ, d'une voix mourante. Vous voulez le trône, tous les deux…

— Non, régent, je ne convoite pas ton trône, tu l'as sali, rétorqua Thoutou, que la comédie pitoyable d'Aÿ n'émouvait guère. Si tu veux le conserver, laisse-moi gouverner, sans quoi tes propres combines te mèneront à ta perte et à la ruine des Deux Terres.

Le médecin arriva, tenant un verre et une fiole, qu'il vida dans le verre et tendit au régent.

— Si ce pouvait être du poison ! soupira Aÿ après avoir bu la potion.

Thoutou haussa les épaules et se leva.

— Laissons le régent se reposer, dit-il, et il gagna la porte, suivi par Mahu et Horemheb, tandis que Shabaka et le médecin, sur l'estrade, prodiguaient leurs marques d'attention à leur maître.

La toute-puissance d'Aÿ avait pris fin.

Le démon supérieur était dompté. Pour le moment, du moins.

16

Le faucon bienveillant

Ni Aÿ, ni Thoutou n'étaient cependant au terme de leurs peines et, bien évidemment, le reste de leurs collaborateurs et subordonnés ne l'étaient pas non plus.

Le lendemain de l'entrevue orageuse avec Aÿ, Thoutou recevait le grand-prêtre Houmose, qui avait appris son retour par on ne sait quel informateur et était venu recueillir des nouvelles sur l'issue de l'opération militaire contre Api-hetep. L'entrevue était évidemment confidentielle et ni secrétaire, ni scribe n'y assistaient. Ordre avait été donné de ne déranger le vizir sous aucun prétexte.

Thoutou rapportait à Houmose les renseignements que lui avait communiqués son collègue Néfertep quand on toqua à la porte. Le vizir jeta un coup d'œil agacé à la porte et poursuivit son rapport :

— Néfertep m'a livré un élément très important qui était le lien entre Sosenbal et Api-hetep…

Les coups se firent plus insistants. Houmose parut contrarié et Thoutou se leva, énervé, et alla ouvrir la porte. Il trouva son secrétaire, effaré :

— J'ai donné l'ordre qu'on ne me dérange pas !

— Excellence…

Et le secrétaire se pencha pour chuchoter à l'oreille de Thoutou. Le vizir parut saisi.

— Fais-le entrer tout de suite.

Quelques instants plus tard, un jeune cavalier, encore poudreux de la poussière des chemins, entrait dans la pièce. Un petit gars à la carrure de paysan, presque hagard, qui regarda à droite et à gauche, ne sachant lequel, de Thoutou et de Houmose, était le vizir.

— Voici le vizir, lui dit le secrétaire. Parle.

— Mon général, dit le garçon, qui ne connaissait visiblement pas d'autre formule de déférence, je fais partie de la phalange de cavalerie de la garnison du palais royal d'Akhet-Aton. Mon lieutenant m'a envoyé hier soir te prévenir qu'une bande armée a essayé hier d'assassiner le roi.

S'il était venu à cheval, le cavalier avait dû galoper à bride abattue. Thoutou et Houmose furent pétrifiés.

— Il est advenu quelque chose au roi ? s'écria Thoutou.

— Non, mon général. Nous avons été prévenus par un scribe que des hommes tenaient en otage le roi, la reine et leur nourrice à l'étage du palais. Quand le général Henektou a lancé l'assaut, nous avons trouvé en plus une trentaine d'hommes dans les jardins. Nous les avons tous tués, à l'exception de deux, que nous avons faits prisonniers.

Thoutou ravala sa salive.

— Bien, dit-il, et s'adressant au secrétaire : emmène cet homme se rafraîchir et se restaurer et donne-lui une récompense, puis renvoie-le à Akhet-Aton. Va ensuite toi-même prévenir le régent.

— Par écrit, excellence ?

— Non, verbalement. Puis envoie un scribe pour convoquer Mahu dans mon cabinet.

Se retrouvant seul à seul, Thoutou et Houmose demeurèrent silencieux un moment.

— Le Royaume est véritablement en péril, dit le grand-prêtre. Mon constat de l'autre jour se vérifie cruellement.

— C'était également celui de Néfertep, dit Thoutou. C'est pourquoi j'ai besoin de ton aide.

— Tu n'es pas le maître du jeu.

— Depuis hier, le régent n'est plus tout-puissant. J'ai le soutien d'Horemheb.

— Et Nakhtmin ?

Thoutou hésita un moment avant de répondre :

— Il est aux arrêts à la caserne principale.

— Aux arrêts ? Nakhtmin ? Le cousin d'Aÿ ? demanda Houmose, incrédule.

— Je vais le libérer et l'éloigner. Nakhtmin n'est plus un pion majeur. Je doute qu'il le redevienne de sitôt.

— Si tu veux que les clergés te soutiennent, il faut un acte éclatant qui signifie aux yeux du peuple tout entier que les anciens cultes sont restaurés. Les saupoudrages que toi et Aÿ avez faits à cet égard ne sont pas assez significatifs.

Thoutou hocha la tête. On frappa de nouveau à la porte.

— Mais que se passe-t-il donc ? On m'apprendra bientôt que le dieu Amon est descendu à Thèbes ! s'écria Thoutou, à bout de nerfs.

Il alla ouvrir et se trouva nez à nez avec le général Horemheb et un planton. Il ouvrit la porte tout grand et le général entra. Il considéra Houmose et lui présenta ses respects selon les formules convenues.

— Je suis venu prendre congé de toi, dit-il à Thoutou, parce que je ne peux évidemment pas m'éterniser à Thèbes.

— Général, je résumais la situation pour le grand-prêtre, lorsqu'un émissaire envoyé en urgence par la garnison d'Akhet-Aton est venu m'apprendre qu'une bande armée a tenté, avant-hier dans la nuit, d'enlever ou de tuer le roi et la reine.

Horemheb parut accablé. Puis il leva les yeux sur Thoutou :

— Comment vas-tu faire pour soutenir à toi seul ce Royaume qui s'effondre ?

— J'ai ton aide. J'ai demandé celle du grand-prêtre.

— Et il te faut celle de l'armée. Afin de te la garantir, je suis venu, avant de partir, te demander d'élargir immédiatement Nakhtmin.

La requête était paradoxale : pour maintenir la cohésion des armées, Horemheb demandait grâce pour son pire ennemi.

— Je te demande de le faire tout de suite, afin que je puisse moi-même aller libérer Nakhtmin.

Thoutou réfléchit. Peut-être n'était-ce pas, après tout, une si mauvaise solution ; en lui témoignant sa mansuétude, Horemheb assujettissait son ennemi. Il sortit appeler un scribe et lui dicta un ordre d'élargissement du général Nakhtmin, puis un nouvel ordre d'affectation du même aux garnisons des frontières, et enfin, une nomination du général Anumès au commandement des garnisons de Thèbes, précédemment assumé par Nakhtmin. Les sceaux du vizir furent appliqués sur les trois documents.

Mahu venait d'arriver. Thoutou l'informa rapidement de la tentative d'assassinat de Tout-Ankh-Amon et le chargea d'accompagner le général Horemheb à la caserne principale. Le premier document serait remis par Mahu au commandant de la caserne et le deuxième, par le général Horemheb au général Nakhtmin. Le troisième serait expédié à Anumès par les soins du vizirat. Cela fait, Mahu devrait partir sur-le-champ pour Akhet-Aton.

Horemheb prit congé et s'en fut, accompagné de Mahu. Thoutou se rassit, épuisé, en face du grand-prêtre.

— Il faudra vider l'abcès, dit Houmose. Tu as raison. Il faut tenir ce procès. À huis clos. Enfin, presque, ajouta Houmose avec un petit sourire.

C'est-à-dire en présence des grands-prêtres.

Il était presque midi. Houmose prit congé du vizir. Au moment où il quitta le cabinet de Thoutou, le secrétaire de celui-ci arriva et informa son maître que le régent Aÿ avait pris le lit et ne siégerait pas de la journée.

Houmose et Thoutou se retinrent de sourire. C'était une rude épreuve que de se trouver soudain bridé, alors qu'on s'était cru investi d'une puissance sans limites.

Thoutou se retrouva enfin seul, secoué par tant d'événements.

Un curieux incident, presque rien, se produisit alors.

Un faucon vint se poser sur la balustrade qui bordait la terrasse de son bureau. Il tourna la tête de part et d'autre, puis considéra le vizir d'un air inquisiteur. Ces rapaces étaient en général farouches, mais celui-ci ne semblait nullement alarmé par cet humain. Thoutou sourit.

Le dieu Horus venait lui manifester sa présence. Il lui était donc bienveillant.

À peine revenu de la prison, Mahu partit donc pour Akhet-Aton, à charge d'en renforcer la garnison et de témoigner la sollicitude du pouvoir administratif au monarque.

À son arrivée, il se rendit d'abord chez le commandant de la garnison. Ce dernier le rassura : conformément aux ordres qu'il avait donnés, rien n'avait transpiré dans la ville de l'extraordinaire attaque nocturne ; c'était l'essentiel. Même Panésy n'était pas au courant de l'épisode qui avait failli coûter la vie au jeune roi. Puis le chef de la police s'en fit faire le récit, ou plutôt les récits successifs par chacun des témoins.

Tout-Ankh-Amon fut à peine cohérent.

— Je dormais avec Sati, la nourrice. Ils sont arrivés. Ils ont demandé à la nourrice qu'elle me remette à eux. Elle a refusé. Je ne sais pas ce qui s'est passé ensuite. J'ai vu des cobras. Ils ont tué les agresseurs. J'ai tué un homme. Puis les gardes sont intervenus. C'était fini.

Il omit de préciser qu'il avait souffert, les deux jours suivants, d'une fièvre accompagnée d'accès de délire et que le médecin Seferhor avait eu de grandes peines à restaurer son équilibre, grâce aux drogues les plus raffinées en sa possession. Mahu fut stupéfait. Des cobras ?

Le policier fut frappé par sa rencontre avec Ankhensep-Aton. Quand il fut admis dans la pièce où elle le recevait, elle était assise sur une banquette et lisait *La Sagesse d'Any*, un livre qui ne lui paraissait guère présenter d'attraits pour une très jeune fille, posé sur ses jambes croisées. Elle décroisa les jambes, reposa le livre et leva sur le visiteur un regard blasé. On eût dit une femme d'âge mûr qui reçoit un intendant. Elle esquissa brièvement un sourire et, aux questions du policier, elle offrit un récit plus réaliste et plus sensé que celui de son époux :

— J'ai été réveillée par des éclats de voix. Quand je suis sortie dans le couloir, j'ai vu que deux gardes avaient été assassinés. Je suis allée à la chambre de la nourrice. Elle protégeait mon époux contre huit hommes qui se tenaient la dague en main en face d'elle et exigeaient qu'elle leur remette le roi. Sati possède l'art d'apprivoiser les cobras. Elle en a libéré cinq, qui ont attaqué les agresseurs. Ils sont tombés. Le roi et elle se sont emparés de dagues tombées. Elle a tué un homme et le roi en a tué un autre. Pendant ce temps, j'étais immobilisée par deux hommes, qui ont crié qu'ils tenaient la reine, mais ils n'ont pas eu le temps de me faire du mal. Quand les cobras ont tué les assassins, j'ai entendu des fracas dans les jardins et, par la terrasse, j'ai vu qu'il y avait bien d'autres forbans, que la garde était en train de massacrer. Je suppose qu'on ne saura jamais qui avait délégué ces criminels, dit-elle, d'un ton rageur.

— Détrompe-toi, Majesté, le vizir est déterminé à établir les noms de ceux qui les ont envoyés. Ils seront punis comme il convient.

Mahu ne mentait pas : les deux agresseurs qui avaient survécu au massacre avaient été interrogés par le général de la garde, et Mahu comptait les ramener à Thèbes pour poursuivre l'instruction. Le policier commençait à reconstituer la trame des événements récents et insensés des derniers jours. Mais il ne s'estimait pas libre de divulguer sa version des faits.

— Ces hommes, reprit-elle, ont à l'évidence été envoyés pour tuer le roi, pas la reine.

Mahu reconnut presque les accents de Néfertiti. Ankhensep-Aton se désignait elle-même comme « la reine ».

— Ils étaient donc, conclut-elle, aux ordres de quelqu'un qui aspirait au trône et qui comptait me forcer à l'épouser.

Et elle darda sur le policier un regard sombre.

À qui donc pensait-elle ? À son grand-père Aÿ ?

Enfin, Seferhor, Sati, Pasar et le compagnon d'études du roi confirmèrent ce que Mahu avait déjà appris.

Mais le plus déconcertant pour le chef de la police fut l'affaire des cobras. Mahu en était pantois : comment rapporter au vizir l'intervention de ces reptiles sans passer pour un halluciné ? Et pourtant, elle avait été un élément déterminant dans la déroute des huit assassins.

Il demanda à voir les cobras et sursauta quand Sati souleva le couvercle du couffin. Il fit un effort pour se maîtriser quand elle prit l'un des cobras dans ses mains, le caressa et dirigea sa tête vers le policier.

S'occuper de la sécurité d'un royaume était déjà suffisamment ardu sans qu'il fallût par-dessus le marché prendre la sorcellerie en compte.

Il décida néanmoins de demander pour la nourrice une récompense exceptionnelle : elle avait sauvé la vie du roi.

La fête des Semailles vint et nul, à Thèbes ni Memphis ni ailleurs, ne se douta des événements tragiques qui l'auraient ensanglantée. Aucun des fonctionnaires du vizirat ni du palais ne posa de questions, fussent-elles anodines. Le secret avait été si bien gardé qu'il semblait s'être volatilisé. Ceux qui connaissaient l'affaire avaient été priés d'en fournir une version édulcorée jusqu'à l'insignifiance. Quelques voleurs avaient été aperçus dans les parages des palais d'Akhet-Aton et une bande de brigands avait été neutralisée dans la Basse Terre ; pas de quoi fouetter un chat. Les documents de la police et de l'armée étaient rares, et tous conservés dans un coffre du bureau du vizir. Les parents des accusés furent vigoureusement priés de tenir leurs langues. Ils y avaient d'ailleurs intérêt, personne ne voulant être associé à des « brigands ».

Rien de subversif ou d'alarmant ne devait jamais advenir dans le Royaume des Deux Terres : les dieux, n'est-ce pas, y veillaient.

Du haut en bas de la Vallée, une semaine durant, l'on festoya et l'on fit ripaille. Les temples ne désemplirent pas, car l'on célébrait aussi les dieux associés à la fertilité, en premier lieu desquels figurait l'ithyphallique Mîn ; mais aussi à l'omnipotent Amon-Rê, sans qui rien n'existerait.

Lors de vastes pantomimes, on mit à mort l'abominable Apopis, le grand serpent souterrain dont la malignité menaçait le Royaume : un cylindre de tissu dans lequel s'agitaient des figurants.

Que se serait-il passé, se demanda Thoutou, si Apihetep avait pris le pouvoir ? Aÿ aurait sans doute été assassiné. Et Tout-Ankh-Amon. Et bien d'autres. Aurait-il, lui-même, été encore vivant ? Il frémit. Mais il n'était pas homme à s'attarder dans des délectations moroses. Il avait plus urgent à faire.

La sagesse des nations assure qu'il faut battre le fer quand il est chaud. Protecteur attitré, après le trône, de la Justice, il chargea Sehedj-Rê, directeur des tribunaux du Royaume, d'organiser le procès d'Api-hetep. Il rédigea lui-même la liste des dix juges et, outre lui-même, y inclut le grand-prêtre Houmose et le général Horemheb. Aÿ avait, avec humeur, refusé d'en assumer la présidence et Thoutou interpréta ce refus comme le signe qu'il n'y assisterait pas ; il y déléguerait sans doute l'une de ses âmes damnées.

La prison de Thèbes, où Api-hetep se morfondait dans une cellule solitaire, reçut une fournée de criminels d'un type qui risquait de devenir courant dans le Royaume : outre les huit lieutenants arrêtés à Saïs, cinq chefs de milices dans les nomes de la Basse Terre et quatorze de leurs acolytes, les six maires de ces nomes et les deux criminels rescapés de la tuerie d'Akhet-Aton. Trente-six inculpés en tout.

À la réflexion, Thoutou estima qu'il ne pouvait faire moins que d'offrir au grand-prêtre Néfertep de siéger aux côtés de son collègue au banc des dix juges.

Aÿ ne s'y trompa guère : c'était le procès de sa politique qu'on ferait. Il prétexta officiellement qu'il ne pourrait y assister, car il était tenu à ce moment-là de présider la Belle Fête de la Vallée. Il condescendit seulement à demander que Shabaka fût admis aux audiences et l'obtint sans peine. Mieux valait qu'il connût les charges qui pesaient sur lui ; elles l'inciteraient d'autant plus à la réserve.

Trente-cinq des trente-six inculpés comparurent avant le principal accusé, Api-hetep, et en tout premier, ceux de l'expédition contre le palais d'Akhet-Aton. L'un était un campagnard de dix-sept ou dix-huit ans, qu'on imaginait sans peine dans les rixes de paysans saouls, le second, à la surprise générale, un des Hébreux de la Basse Terre, dont on ne soupçonnait guère qu'ils se mêlassent des affaires du pays ; il était à peine plus âgé que l'autre. Le premier s'appelait Neser-Ptah, « Feu de Ptah », ce qui était bien ambitieux, le second, Jephunneh.

Flanqué des deux grands-prêtres, Horemheb était à la droite de Néfertep. Thoutou demanda au premier inculpé qui était son chef : Api-hetep, répondit-il sans hésiter. Combien ce dernier lui avait-il donné pour l'enrôler ? Dix anneaux de cuivre, avec la promesse de deux esclaves dans le cas où la mission réussirait. Quel était l'objet de la mission ? Se saisir du roi, le tuer et ramener son cadavre à Saïs.

La Cour frémit. Il n'y avait aucun autre témoin que Mahu, Shabaka et deux scribes assermentés au greffe.

— Et la reine ?

— Nous avions ordre de la garder sauve et de la ramener aussi à Saïs.

— Saviez-vous pourquoi ?

— Api-hetep ne nous l'a pas dit, mais l'on savait communément qu'il comptait l'épouser pour monter sur le trône.

Un frisson de scandale parcourut le banc de la Cour. Les barbes postiches frémirent sous les mentons.

Jephunneh fut un peu plus loquace. Si ses aveux correspondaient à ceux de son complice, il précisa en plus qu'Api-hetep les avait assurés qu'ils accomplissaient une mission divine, car les gens qui tenaient le trône et le pouvoir étaient des êtres cruels.

« Il faut défaire le pays de ces sangsues infernales qui défient les dieux et méprisent le peuple », répéta-t-il.

— Nous avons vérifié la justesse de ses propos, car ce sont des serpents, créatures de l'enfer, qui nous ont empêché d'atteindre notre but.

Plusieurs juges hochèrent la tête. Ces aveux prouvaient amplement le lien entre les trois opérations montées par Api-hetep, la tentative d'assassinat du régent, celle de la prise de Memphis et celle de l'assassinat du roi. Quant aux serpents, Thoutou préféra expliquer aux juges qu'ils s'étaient opportunément échappés de la ménagerie du palais, saccagée par l'assaut. On n'allait quand même pas se lancer dans des histoires de magie.

La sentence unanime fut la décapitation immédiate, dès le retour à la prison de Thèbes.

On fit ensuite comparaître, l'un après l'autre, les huit lieutenants d'Api-hetep arrêtés dans sa forteresse. Leurs discours furent presque identiques : la prise de Memphis serait le premier grand pas dans la reconquête du pays par le peuple et elle mènerait inéluctablement à l'écroulement d'un régime pourri, dirigé par un potentat inique, honni des dieux, renégat d'Aton, et des fantoches lamentables tels que le vizir Thoutou, le trésorier Maya, le secrétaire à la Justice Sehedj-Rê, le chef de la police Mahu, tous des gens corrompus, à passer impitoyablement par le fil de l'épée.

Ces propos étaient coulés dans une phraséologie visiblement apprise par cœur. Thoutou ravala sa salive : il avait bien été inclus dans la liste des gens à abattre.

L'un des lieutenants était le propre fils d'Api-hetep. En tant que tel, il gratifia les juges d'une tirade haineuse :

— Nous savons que vous ne nous ferez pas grâce et, si vous nous la concédiez, nous la refuserions, car il n'est pas de plus grande honte que d'être graciés par des empuses telles que vous.

La consternation qui s'empara des juges fut brève : condamnation à mort, sentence immédiatement exécutoire.

La journée s'achevait. Les juges remirent au lendemain la convocation des autres accusés. Thoutou avait organisé un banquet au vizirat. Les convives y furent modérément allègres ; ils connaissaient bien le principal des affaires jugées, mais l'ampleur de la conjuration, la détermination et la véhémence des accusés et l'importance des objectifs, notamment la vie du roi, leur valaient un malaise persistant.

La journée du lendemain commença par la comparution des quatorze acolytes.

Thoutou avait envisagé de faire preuve de clémence à l'égard de subalternes attirés dans une aventure criminelle par l'appât du lucre et les propos mensongers de leurs chefs ; une bastonnade suffirait à les ramener dans le chemin de la raison.

— Attendez de les entendre, lui conseilla Néfertep.

Le grand-prêtre connaissait son affaire.

— Qui êtes-vous pour nous juger ? déclara, en effet, l'un de ces conjurés, un maraîcher de Saïs. Nous vivons dans la Basse Terre et vous, dans la Haute Terre. Aucun d'entre vous n'a jamais mis les pieds à Saïs. Vos inspecteurs du fisc viennent nous enlever une partie de nos gains pour vous engraisser. Et quand nous essayons de nous défendre et de reconquérir l'autorité sur nos terres, vous nous arrêtez et nous jetez en prison. Vous nous condamnerez sans doute à mort ! Mais qu'Apopis vous dévore ! Vous êtes des envahisseurs ! Nous nous entendons mieux avec les Hébreux étrangers qu'avec vous !

Thoutou fut effrayé. Il vit Shabaka rouler des yeux effarés. Ces gens contestaient le principe même de l'unité des Deux Terres !

La condamnation à mort était donc inéluctable.

L'audition des six maires ne fut pas plus réconfortante. Ils étaient des fonctionnaires du Royaume ; on pouvait envisager de les sauver. Mais leurs discours sur l'autonomie ne furent guère différents :

— Quel mal y a-t-il, au regard des dieux, à vouloir gouverner soi-même son propre pays ? déclara l'un d'eux, le maire de Seben.

— Vous avez accepté de l'or d'Api-hetep, objecta Thoutou. Cela est de la corruption passive. Vous étiez vendus à un aventurier et vous vous disposiez à renverser la couronne sacrée.

— Ha ! ricana le maire. Api-hetep n'a fait que relever nos misérables salaires à la hauteur raisonnable que nous dénie votre préfet. Et il n'est pas plus aventurier que les rois qui ont chassé les Hyksos ! Car vous êtes pareils aux Hyksos : vous occupez indûment nos terres.

Allait-on condamner six maires à la mort ? Mais si on ne le faisait pas, objecta Horemheb, ils répandraient les mêmes propos séditieux et gagneraient d'autres esprits à leurs idées.

Au fur et à mesure que les peines de mort se succédaient, le découragement gagna le vizir.

Il ne restait plus à juger qu'Api-hetep lui-même.

Le faucon qui s'était posé sur la terrasse était-il bienveillant ? Ou bien le défiait-il ?

Thoutou se récita le conseil du roi Khéti le Troisième, qu'il avait appris quand il faisait ses études de scribe supérieur : « Accomplis la justice tant que tu dureras sur cette terre… »

Accomplissait-il la justice ? Ou bien protégeait-il un roi ? Existait-il une différence entre les deux tâches ?…

17

Les juges inculpés

L'après-midi du second jour fut consacrée au maître de ces désordres, Api-hetep.

La prison ne l'avait pas éprouvé. La quarantaine, bien bâti, avec un soupçon de ventre, torse et pieds nus et vêtu d'un seul pagne, il se tint droit et ferme devant les juges à barbichette. Sa perruque avait évidemment disparu dans l'algarade, aussi bien que les bijoux qu'il portait lors de son arrestation ; les militaires de Nakhtmin ne s'étaient pas privé de le dépouiller et de piller la maison qu'ils avaient investie. Il redressa la tête et son visage carré au nez large et fort et à la bouche mince. Puis il regarda autour de lui.

— Salut à vous dans cette salle, vous qui êtes par essence exempts de mensonge, qui vivez de ce qui est équitable ! clama-t-il d'un ton théâtral.

C'était le début d'une prière des morts ancienne.

— Me voici venu à vous sans péchés, sans délits, sans vilenie…

— Assez ! coupa Thoutou. Tu n'es pas encore mort et ta prière offense les dieux !

Api-hetep sourit.

— Le procès est donc à huis clos, ricana-t-il. Vous craignez que les vérités s'ébruitent.

Selon la coutume du Royaume, en effet, l'accusé se défendait lui-même ; on ne pouvait que le laisser parler. Dès ce premier sarcasme, chacun put juger de la différence entre Api-hetep et les précédents accusés. Il s'exprimait avec aisance, de façon éloquente et claire.

— L'insolence n'est pas une forme de plaidoirie, rétorqua Thoutou. Dis-nous plutôt ce qui t'a poussé à une entreprise aussi criminelle que de vouloir prendre Memphis d'assaut et tuer le roi.

— Quel roi ?

Personne ne daigna lui répondre.

— Vous appelez Tout-Ankh-Amon un roi ? Vos cervelles embrumées ne savent donc même plus ce qu'est un roi ? C'est un homme qui mène son peuple au bien-être et à la prospérité, qui le défend contre ses ennemis et le guide vers le respect des dieux. Mais ce pauvre garçon serait bien incapable de tirer une flèche et même s'il le pouvait, il ne saurait où tirer : les ennemis sont aussi nombreux à l'intérieur qu'à l'extérieur.

— Épargne-nous tes tirades, dis-nous ce que tu comptais faire si le malheur avait voulu que tes sicaires tuent notre auguste souverain.

— Épouser la reine. J'aurais alors pris possession de Memphis et j'aurais été proclamé roi de la Basse Terre.

— Qui t'aurait sacré ?

— Néfertep aurait sans doute eu assez de bon sens pour m'introniser. Il sait reconnaître un vrai chef quand il en voit un.

Il fixa le grand-prêtre du regard ; ce dernier demeura impassible. Ce que disait Api-hetep était presque vrai ; Néfertep lui-même en avait convenu devant Thoutou.

— Et pourquoi as-tu tenté de faire assassiner le régent par tes hommes de main, le Syrien Sosenbal et son fils ?

— Comment n'aurais-je pas tenté de le faire assassiner ? Lequel d'entre vous, ici, n'a rêvé de mettre fin aux jours de ce vieux chacal ? Il m'avait d'abord charmé, pendant le règne de cette flûte de Semenkherê, par ses discours sur la nécessaire réforme du Royaume. Il m'avait promis de me nommer vizir dès qu'il se serait débarrassé de cette poupée de sérail et aurait pris le pouvoir. Il aurait alors, assurait-il, épousé la sœur de la reine, la Deuxième Épouse royale, Maket-Aton. N'est-ce pas, Shabaka ? lança-t-il au Nubien, qu'il avait évidemment repéré dans la salle. Tu assistais à ces conversations. Tu te les rappelles, bien sûr ?

Shabaka était pétrifié. Sa glotte montait et descendait de manière alarmante, tandis qu'il s'efforçait d'avaler sa salive. Nul n'osa lui demander confirmation des dires de l'accusé.

Les scribes du greffe secouaient la tête.

Mahu suait à grosses gouttes et épongeait discrètement son front avec un linge.

— Je ne sais ce qui s'est passé, reprit Api-hetep, mais son plan n'a pas abouti. Il a mis sur le trône Tout-Ankh-Amon. Et il a complètement oublié ses promesses. Plus question de réformes.

C'était exactement ce qu'avait conclu Thoutou.

Les juges regardaient fixement Api-hetep, comme s'ils espéraient lui intimer le silence par la seule puissance de leurs regards ; la vérité peut être insupportable, même pour ceux qui la connaissent. Mais, comme protégé par une armure invisible, l'accusé paraissait immunisé contre les flèches qui giclaient de leurs orbites.

— Pourquoi le divin père Aÿ n'est-il pas de votre nombre ? demanda Api-hetep, goguenard. Il a peur de m'entendre ?

Il observa une pause.

— Il est vrai, reprit-il, que je n'aurais pas dû être présent. Je ne dois mon sursis de vie qu'au vizir – il pointa le doigt vers Thoutou – et au chef de la police – il désigna Mahu d'un geste du menton – qui m'ont, de justesse, évité d'être désentripaillé par les lanciers du général Nakhtmin.

Plusieurs juges ignoraient ce détail ; ils consultèrent Thoutou du regard.

— Pourquoi le général Nakhtmin, cousin du régent, tenait-il tant à me dépêcher aux soins d'Anubis ? Je vais vous le dire, juges, c'était justement pour éviter mes révélations ! Pas mes aveux : mes révélations !

La manière qu'avait l'accusé de mener les débats exaspéra Thoutou.

— Api-hetep, tu comparais ici en tant qu'inculpé de crimes épouvantables d'impiété ! Ce n'est pas à toi de poser les questions et de porter des accusations. Poursuis ton récit.

L'homme qui avait rêvé d'être roi lança un long regard à Thoutou et reprit :

— Alors, j'ai compris qu'Aÿ était une effroyable canaille, un de ces carnassiers auxquels les paysans donnent la chasse parce qu'ils déciment les troupeaux. Il n'était pas au service du Royaume, clama Api-hetep, mais au sien propre et seulement au sien ! Il distribuait les promesses et le poison au gré de ses machinations ! Il a gagné ce qu'il désirait plus que tout au monde, le pouvoir, et vous, vous êtes au service de ce chacal et vous accusez le berger !

Les juges furent saisis. Dans une bouffée d'humiliation – quel autre mot appliquer à leur propre mise en accusation ? – ils brûlèrent d'envoyer l'accusé à la décapitation sur-le-champ. Ils l'auraient occis dans le tribunal même. Ils ne pouvaient plus supporter d'entendre une condamnation aussi franche et crue du régime auquel ils participaient.

Ils le savaient trop bien : ils étaient tous complices. Ils étaient censés juger le pire ennemi du Royaume et, par un renversement insensé de la situation, c'était eux qui étaient mis en accusation.

Shabaka semblait s'attendre à ce que le plafond s'effondrât sur lui. Mahu se demanda ce qu'il pourrait bien rapporter au régent.

— J'ai donc décidé, poursuivit Api-hetep, d'appliquer le plan qu'Aÿ m'avait imprudemment décrit : éliminer les tenants du pouvoir, le réel et le symbolique, lui-même et Tout-Ankh-Amon, et de prendre le pouvoir, d'abord en Basse Terre. Je ne le prenais pas pour moi, mais parce que j'aspirais à rendre le pays réellement prospère en éliminant la corruption. Il ne m'aurait pas fallu longtemps pour m'emparer ensuite de la Haute Terre. Qui vous aurait défendus ? Votre armée ? Elle est humiliée depuis des années et elle voit trop bien la manière dont se distribuaient les butins des conquêtes passées. Car des conquêtes, elle n'en fait plus beaucoup, ajouta Api-hetep, défiant Horemheb du regard.

Le seigneur de province connaissait bien le militaire, en effet ; il l'avait vu lors de maintes cérémonies et fêtes, ils avaient sans doute échangé des compliments et bu le même vin de liesse. Il venait de le mettre directement en cause. Horemheb ne broncha pas.

— Et les dieux ? demanda Houmose. Qu'aurais-tu fait de nos cultes ancestraux ?

— Tu le sais bien, grand-prêtre, je les aurais respectés. Ils sont les garants de notre sentiment personnel de justice. Je les aurais non seulement respectés, mais encore relevés. Crois-tu que je n'aie pas vu, en Basse Terre, la déréliction des temples ? Ils ne sont encore debout que grâce à la piété et aux donations des fidèles. Dont moi-même, affirma-t-il, s'adressant à Néfertep. Grand-prêtre, as-tu oublié les dons que j'ai faits pour la restauration des temples de Ptah ?

Oui, songea Thoutou, les clergés auraient approuvé l'opération d'Api-hetep si elle avait réussi. Ils n'étaient que provisoirement ses alliés. Ils avaient, eux aussi, trempé dans les complots qui avaient entraîné et suivi la mort d'Akhen-Aton.

— Je le sais, conclut Api-hetep, je n'ai aucune grâce à espérer de vous. Vous allez m'envoyer à la mort. Mais elle ne vous libérera pas la conscience, juges. Vous ne le savez que trop bien, ma mort ne sera pas décidée dans un esprit de justice, mais dans la peur et l'instinct de vengeance. Vous entendrez donc ma voix bien après. Vous l'entendrez le restant de vos misérables vies. Vous vous souviendrez des paroles de la colère de Rê : « J'ai défendu que les hommes commettent l'iniquité. Mais leurs cœurs ont défait ce que ma parole avait prescrit. » Je n'ai plus rien à dire.

Il croisa les bras sur la poitrine. Les greffiers assoiffés vidèrent une gargoulette. Thoutou ordonna aux gardes d'emmener le prisonnier à l'extérieur. Mahu commanda une douzaine de gargoulettes. Sans avoir dit un mot, les juges aussi avaient le gosier desséché. Leur puissance et leur gloire avaient été mises à rude épreuve. Ils burent jusqu'à plus soif.

— Délibérons donc, dit Thoutou.

Un silence morne suivit cette résolution.

— Y a-t-il objet à délibérations ? demanda l'un des juges du tribunal principal de Thèbes. Selon la parole de la justice, cet homme a commis deux crimes de l'impiété suprême : il a essayé de tuer les deux personnages les plus éminents du Royaume, le régent et le roi. Mais…

Il n'acheva pas sa phrase, mais tout le monde entendit ce qu'il n'avait pas dit : selon l'esprit de la justice, il devait être nommé roi.

Horemheb soupira.

— La mort, dit-il.

Elle fut décidée à l'unanimité.

Api-hetep fut décapité dans la Cour de la prison centrale de Thèbes avant le coucher du soleil.

Personne n'était d'humeur à banqueter. Par courtoisie, Thoutou invita cependant les juges à souper. Comme à l'accoutumée dans les repas officiels, un groupe de joueuses de lyre ornait le silence de ses accords. Mais à un certain moment, le contraste entre ces accords gracieux et ce que les convives venaient d'entendre et qui résonnait encore dans leurs oreilles, fut trop fort. Deux juges, dont Houmose, prièrent le vizir de bien vouloir faire taire les musiciennes.

Bref, ce fut presque un repas de deuil.

18

Une bien mauvaise soirée de Shabaka

La dame Nes-Hathor portait un nom prédestiné, ou bien l'avait-elle forgé, puisqu'il signifiait « Langue de Hathor », Hathor étant à la fois la déesse de l'amour et celle de la danse. Elle tenait à Thèbes, à brève distance de la Grand-rue d'Amon, un établissement réputé auprès des hommes aisés : la Maison Aimable. Certaines épouses le qualifiaient dédaigneusement de cabaret, ceux qui n'avaient pas les moyens d'y aller, de bordel, et ses clients, de maison de danses.

Ce qui, incidemment, évoquait ces délicatesses de la langue du Royaume, dont les lettrés débattaient à l'envi dans les Maisons de Vie. Un objet se définit-il par l'usage qu'en fait l'individu ? Ou bien est-il investi d'une essence universelle ? Ainsi, un bâton peut servir, par son ombre, à indiquer le moment de la journée quand il est planté dans le sol, à soutenir les pas de l'infirme et du vieillard et à rosser un adversaire. Est-ce donc un instrument du savoir, un membre artificiel ou une arme ?

Bref. Encore belle, en dépit d'un alourdissement appréciable de ses appas aux approches de la quarantaine, Nes-Hathor se prépara ce matin-là à deux événements, l'un professionnel, l'autre privé. Le premier était l'arrivée de trois nouvelles danseuses, l'une nubienne et les deux autres syriennes, avec lesquelles elle avait, la veille, opportunément conclu des contrats. Elles remplaceraient trois de ses employées qui la quittaient pour n'avoir pas su, dans leurs activités annexes, se servir de la pâte spermicide. Ce n'était pourtant pas sorcier : on imprégnait un tampon de résine d'acacia, de pâte de datte et de miel et on l'introduisait dans le fourreau délicat. Cela faisait merveille depuis un temps immémorial. Mais ces pécores étaient tombées enceintes.

Elle eut un sursaut d'agacement : elle n'allait quand même pas aller fourrer les tampons dans les chattes de ces sottes !

Peut-être, d'ailleurs, que la sottise était hors de cause. Nes-Hathor chassa des soupçons qui l'avaient déjà assez contrariée : ces maladroites avaient quand même fait de beaux mariages. L'une avait épousé un fils de famille aisée, l'autre avait été prise comme deuxième épouse par un barbon aussi fortuné que libidineux et la troisième avait épousé, tenez-vous bien, nul autre que le deuxième scribe en chef du vizirat ! Un fonctionnaire du roi ! Bien sûr qu'elles avaient omis de placer le tampon à l'acacia !

En conséquence, la Maison Aimable avait perdu trois clients de bon rapport, de vrais *aoû djeret.*

Une femme venait d'entrer dans sa chambre. Nes-Hathor était nue, de la tête aux pieds.

— Voilà, dit-elle à l'arrivante, je suis prête.

Celle-ci installa sur un trépied un bol de terre sous lequel elle glissa une lampe à huile. Quelques moments plus tard, le bol dégagea une fumée aromatique de plus en plus intense. La femme examina attentivement le contenu, le touilla délicatement avec une longue spatule et préleva une lichée d'une substance brunâtre, semi-liquide, et l'étala avec dextérité sur une jambe de sa cliente.

— Ouille ! cria Nes-Hathor, c'est trop chaud !

— Il faut que ce soit chaud pour que l'huile de la cire pénètre le poil et l'amollisse.

— Peste du poil !

Une autre lichée, puis une troisième et une quatrième, jusqu'au genou, suscitèrent les mêmes récriminations. Sur quoi l'épileuse, puisque c'en était une, arracha brusquement une grande plaque de la substance qui avait durci. Nes-Hathor poussa un tel cri que la servante à la porte entra vérifier ce qui se passait.

— Après m'avoir brûlée, tu m'écorches vive ! Qu'est-ce que tu as mis cette fois-ci dans ta pâte infernale ?

— J'ai ajouté de la cire d'abeille, qui est plus pénétrante, et j'ai réduit la quantité de résine d'acacia, répondit l'épileuse, imperturbable, en arrachant une autre plaque.

— Ouille ! Ça ne repoussera pas comme la dernière fois ?

— Ça repousse toujours, mais de plus en plus faiblement.

— Quinze jours après que tu m'avais épilée la dernière fois, j'avais les jambes comme des balais !

— Tu as dû les raser. Il ne faut pas se raser. Cela fortifie le poil.

Nes-Hathor omit de répondre ; c'était vrai, elle s'était rasée. Et blessée, par-dessus le marché.

Après les jambes, l'épileuse passa au pubis, dont le poil avait été préalablement réduit au rasoir, et là, sa cliente poussa des cris affreux. Mais quand, l'opération terminée, elle se pencha sur le mont de Hathor, évidemment rose vif, et qu'elle passa les doigts dessus, elle se déclara satisfaite.

— Comme de l'ivoire, dit l'épileuse, passant un index expérimenté sur l'entrecuisse de sa cliente. Essaie de trouver à Thèbes une autre épileuse qui fasse aussi bien.

La séance se termina par les aisselles, que Nes-Hathor avait touffues.

Elle fut enfin prête à être baignée. Après quoi, parfumée aux essences de santal et de jasmin, la dame Nes-Hathor se confia aux soins de sa coiffeuse. Elle eût porté une perruque, comme tant d'élégantes, mais il se trouvait que la nature l'avait dotée d'une abondante chevelure lustrée, dont elle tirait fierté. Le seul problème consistait dans les cheveux blancs qui la parsemaient.

Quand les premiers de ces fils d'argent étaient apparus, Nes-Hathor avait confié à sa servante en chef le soin de les arracher un à un. Mais comme ils se multipliaient, force fut de recourir à la coiffeuse.

Akh-chen, « Chevelure étincelante », presque un nom de boutique – en fait, elle s'appelait Di-Thoueris, « Don de Thoueris », la déesse accoucheuse –, était la coiffeuse la plus réputée, et donc la plus chère de Thèbes. Elle possédait un secret inestimable sur la façon de masquer les cheveux blancs. Pas au henné, dont les reflets cuivrés, quand le soleil les exaltait, disaient trop bien l'artifice, mais par une méthode qu'elle refusait évidemment de divulguer : imprégner longuement les cheveux avec de l'encre de seiche, et quand ils avaient séché, les frotter avec un mélange dont elle consentait à révéler la composition : de l'huile de genévrier et de la graisse de serpent, qui protégeaient la teinture et lustraient les cheveux.

Au bout d'une heure de manipulations, elle pria d'abord la servante de juger de l'effet ; celle-ci s'extasia. Nes-Hathor vérifia le commentaire dans son miroir d'argent et admit qu'en effet, le traitement d'Akh-chen était efficace.

Ce fut ainsi que Nes-Hathor se prépara au second des événements évoqués plus haut : l'arrivée d'un promis. Tout ce qu'elle savait de l'homme, qui lui avait rendu visite un mois auparavant, se limitait au fait qu'il habitait la Basse Terre et qu'il était riche. Très riche. Et qu'il ne s'était pas laissé captiver outre mesure par les séductions graciles des danseuses ; à la différence de son compagnon, un garçon plus jeune, donc moins avisé, il n'était pas, dit-il, amateur de fruits verts. Il s'était lancé à l'assaut de la maîtresse des lieux. Comme il était aussi généreux qu'ardent, le roi des *aoû djeret*, vraiment, et qu'il avait des manières magnifiques, Nes-Hathor avait enfin cédé au feu de sa cour.

Bien lui en avait pris. Leur nuit avait été brûlante et leurs exploits renouvelés l'avaient laissée à l'aube pantelante. C'était un diable d'amant que celui-là ! Goulu par un bout et conquérant de l'autre, insatiable et savant dans les choses galantes, Apis en personne !

Il avait refusé de dire son nom.

— Attends-moi, avait-il dit en partant. Je reviens le mois prochain. Tu seras mon épouse. Tu ne sais pas qui je suis. Tu ne peux imaginer ce qui t'attend. Tu remercieras tous les jours la déesse Hathor qui a voulu notre rencontre.

Et il avait laissé sur le lit un collier de petits disques d'or que la première des concubines royales, s'il en était encore, eût jalousé.

Elle attendait donc, le cœur palpitant, son amant et futur époux.

Le soir vint et la fièvre monta.

L'orchestre arriva et le vieux harpiste aveugle, conduit par ses collègues, s'installa d'abord sur l'estrade. Puis l'ancienne danseuse devenue musicienne s'accroupit près de lui et posa sa double flûte à ses côtés. Sur le devant, à gauche, se cala le joueur de perles *minot* ou cistre, qui impartissait le rythme en continu, et son collègue le batteur de tambour *kemkem*, à droite.

Nes-Hathor leur fit servir de la bière. Elle fit vérifier que les jarres bouchées de vin et de bière étaient bien au frais au fond du puits, que les bols de pépins de pastèque grillés étaient pleins et qu'il y avait assez de galettes au sésame, pour le cas où des clients voudraient grignoter.

Puis elle alla s'entretenir avec les nouvelles danseuses.

Il y avait affluence, ce soir-là. Sitôt après le souper, donc une heure environ après le crépuscule, les clients arrivèrent.

Ils emplirent la salle de part et d'autre, s'asseyant sur des bancs, s'attablant par deux ou trois ou se vautrant sur des banquettes garnies de peaux pour boire du vin frais ou de la bière ou encore, s'il y en avait, le vin deux fois macéré que les Hébreux fabriquaient dans la Basse Terre.

Bientôt arriva Shabaka, que les deux jours de procès avaient éprouvé plus que dire le pouvait et qui, attendant le retour de son maître pour la fin de la semaine, se trouvait désœuvré et démoralisé.

Depuis qu'il était arrivé à Thèbes, dans les bagages du régent, le Nubien n'avait pas surmonté son dépaysement ; il soupirait après la douceur de l'existence à Akhmîm et l'oisiveté tranquille de la grande villa d'Aÿ, les siestes voluptueuses avec l'une des esclaves, les soirées parfumées dans l'écoute des musiciens et, surtout, la sécurité que lui conférait la toute-puissance de son maître. Qui l'eût jamais cru, les *Bin tchao* du perroquet lui manquaient. Thèbes n'était que fièvre et hargne.

Il en va ainsi de ceux qui ont pris l'habitude des grands espaces indolents ; sitôt qu'ils sont dans les villes et que leur horizon est restreint par le spectacle des autres, ils sont dépités de n'être plus rois.

Nes-Hathor, qui l'avait déjà vu dans ces lieux, le salua avec bienveillance, sans bien savoir qui il était, sinon un personnage employé au palais. Il commanda un verre de vin doublement fermenté, plus cher, mais qu'on sirotait à son gré.

Elle alla ensuite saluer d'autres *aoû djeret*, de ces gens qui laissaient toujours un ou deux anneaux de cuivre de plus.

Le frémissement des cistres et les battements du tambour *kemkem* annoncèrent le commencement du spectacle. La première danseuse, la Syrienne, se produisit. Les seins nus, le téton carminé et les hanches ceintes d'un mouchoir écarlate, bien plus décoratif que pudique, elle arriva, les mains jointes au-dessus de la tête, et fit imperceptiblement onduler son corps.

C'était la première fois que les clients du cru la voyaient ; ils la détaillèrent d'un œil connaisseur. Son corps était différent de celui des Égyptiennes : la peau plus pâle, les seins plus ronds et la fesse plus enrobée. Quant au reste, Shabaka entendit les commentaires, noyés dans les rires, sur les abricots duveteux.

Un client arriva, un étranger comme en témoignait son collier de barbe couleur de bronze clair, et le visage de Nes-Hathor s'éclaira.

C'était le compagnon de son promis ; celui-ci n'était donc pas loin.

Shabaka perçut vaguement l'échange entre la maîtresse des lieux et l'étranger.

— Es-tu contente de mes artistes ? demanda ce dernier.

— Deux perles !

L'homme s'assit, non loin de Shabaka. La danseuse exécuta alors la figure que tout le monde attendait : le grand arc. Elle s'inclina en arrière, fit un bond et se trouva les mains au sol. Puis levant en cadence une jambe, puis l'autre, et faisant vibrer les cerceaux de perles *minot* à ses chevilles, parvint à pivoter comme si l'arceau était fixé à un axe invisible, afin que chacun pût jouir de sa prouesse sous tous les angles.

En vérité, l'objet de la giration était différent.

— Ah, l'abricot ! lança un client.

Les rires fusèrent. Puis, dans un mouvement aussi rapide que celui du scorpion qui rabat sa queue, la danseuse tendit son corps et se redressa, faisant vibrer tout son corps et les perles *minot* à ses chevilles et ses poignets.

Les applaudissements éclatèrent et les anneaux de cuivre plurent sur l'artiste. Shabaka en jeta deux. Il y eut même des anneaux d'or et la danseuse les reconnut vite ; les saisissant entre le pouce et l'index, elle les porta triomphalement au-dessus de sa tête, avec un sourire exquis.

Un intermède musical suivit et Nes-Hathor en profita pour aller à la table de l'étranger. Shabaka, distrait, entendit mal leurs propos. Apparemment, Nes-Hathor posa une question. Shabaka tourna la tête et lui vit un masque tendu, tragique :

— Il ne viendra pas, dit l'étranger.

— Pourquoi ? Il a été retenu ?

— Il ne viendra plus.

— Mais pourquoi ? cria presque la tenancière.

— Il a épousé Astarté.

— Astarté ? répéta-t-elle, se penchant vers l'homme.

— Il est mort, dit l'homme en faisant un geste caractéristique en travers de son cou.

Les larmes jaillirent des yeux de Nes-Hathor et elle s'enfuit précipitamment. Shabaka fut intrigué, puis confusément alarmé. Qui était donc l'homme qu'elle attendait et dont la tête avait été tranchée ? Se pouvait-il qu'il fût l'un des conjurés qui avaient été passés par le fil de l'épée ?…

Ce fut alors que l'étranger capta son regard et le soutint sans chaleur, mais avec obstination.

— Il me semble t'avoir vu avec le régent, dit-il.

Shabaka, les sens soudain en alerte, ne répondit pas. En un éclair d'instant, il songea que la danseuse était syrienne, que c'était cet étranger qui l'avait amenée à la Maison Aimable, qu'il était donc syrien et que… Un ami de Sosenbal ? D'Api-hetep ? Des deux ?

— Tu viens de voir l'une des esclaves de Sosenbal, reprit l'homme. L'une de celles qu'il a dû vendre. Sosenbal, tu ne connais pas ce nom ? insista-t-il, à la fois goguenard et insultant.

— Que me veux-tu ?

— Qu'est-ce que je pourrais bien te vouloir, face de babouin ?

Et il cracha au visage de Shabaka. L'altercation avait attiré l'attention d'autres consommateurs. Le Nubien se leva, outragé. Il saisit son verre et en jeta le reste au visage du Syrien. Celui-ci se leva à son tour et tenta de décocher un coup de poing à l'autre. Shabaka était vif. Il l'esquiva et rendit le coup à la poitrine de son adversaire.

Les cistres et les tambourins devinrent plus bruyants, pour couvrir le bruit de l'algarade.

Le Syrien sortit une dague. Des cris fusèrent, des clients se levèrent pour séparer les combattants. Nes-Hathor accourut. Les deux hommes furent maîtrisés par l'assistance. Le Syrien tenait toujours sa dague. Quelqu'un tenta de la lui enlever, mais il se débattit et cracha de nouveau au visage de Shabaka. Celui-ci lui décocha alors dans les parties un coup de pied qui fit jaillir un cri de douleur et plia l'autre en deux.

Sans doute un client avait-il prévenu la police, qui patrouillait toujours dans les parages, féconds en algarades. Deux mafflus apparurent à la porte. L'orchestre s'était arrêté.

— Je suis le secrétaire du régent, leur cria Shabaka à travers le brouhaha. Je vous donne l'ordre d'arrêter cet homme et de le jeter en prison jusqu'à ce que le chef de la police décide de son sort.

L'homme rugit de colère. On le remit aux policiers qui le ligotèrent vite fait.

Shabaka partit. Il n'avait pas vu les deux autres danseuses. En fin de compte, ç'avait été une mauvaise soirée pour tout le monde.

19

Le masque du roi

Ankhensep-Aton voulait parler à Thoutou. « Que veux-tu lui dire ? », demandèrent à la fois Tout-Ankh-Amon et Pasar.

Le compagnon du roi, Itchân, « Mille beautés », écouta, l'œil grave. Admis dans l'intimité royale, il savait aussi que l'oreille sert plus que la bouche.

Le soleil se couchait dans les pépiements d'oiseaux. Au jardin, des nuages irisés voguaient au gré de la brise : des moucherons. Les trois jeunes gens goûtaient le frais sur la terrasse, en sirotant du vin de palme coupé d'eau, dont l'âpreté délicate étanchait les soifs les plus rebelles. Dans quelques moments, le souper serait servi. Seferhor et Sati les rejoindraient et, après dîner, Tout-Ankh-Amon jouerait aux dames avec Seferhor, Rekhmerê ou Itchân, tandis qu'Ankhensep-Aton jouerait avec Pasar ou Sati au

---

1. Voir *L'Œil de Néfertiti*.

jeu du chien et du chacal : piquer des bâtonnets dans un hippopotame de faïence bleue.

— Nous sommes ici comme des animaux sacrificiels. On ne nous dit rien, reprit-elle. Nous ne savons pas si les coupables ont été punis.

Depuis l'agression nocturne, les illusions d'impunité et d'innocence qui avaient enveloppé le séjour à Akhet-Aton s'étaient évanouies. La visite de Mahu n'avait rien appris d'autre que l'importance attachée à cette attaque par le pouvoir de Thèbes. Mais qui avait inspiré cette tentative d'assassinat ? Et pourquoi ? Être roi, être reine, et ne rien savoir !

— Oui, il faudrait avoir un entretien avec Thoutou, admit avec conviction Tout-Ankh-Amon. Mais comment irions-nous à Thèbes ? Nous n'avons pas de bateau.

La Gloire d'Amon, en effet, était retourné à Thèbes après les avoir accompagnés à Akhet-Aton.

Le terme de bateau éveilla en Ankhensep-Aton le souvenir cruel de celui qu'avaient sa sœur et Néfer Herou[1] et qui leur avait permis d'échapper à l'enfer.

Pasar revint à la proposition du bateau.

— Nous pourrions aussi prendre le bateau des finances, qui part tous les quinze jours.

Elle songea que sa présence à Thèbes la contraindrait à une entrevue avec Aÿ, qu'elle soupçonnait fortement d'avoir organisé la tentative d'assassinat. Et la perspective lui en était odieuse.

« Je vois clair ! avait-elle ainsi déclaré à Pasar, le lendemain de l'atroce nuit des cobras. Il voulait tuer Tout-Ankh-Amon pour m'épouser. »

— Non, répondit-elle. Nous n'aurons quasiment pas de protection. Elle se tourna vers son époux :

— Écris à Thoutou pour le convoquer ici. Thoutou est un homme bon. Je crois que nous pouvons parler avec lui. Un courrier part chaque semaine pour Thèbes.

Il hocha la tête. Seferhor vint les rejoindre. Ils soupèrent et, comme prévu, ils jouèrent jusqu'à l'heure du coucher.

La lettre fut rédigée le lendemain et laborieusement scellée du sceau royal, puis confiée au général de la garnison, quelque peu surpris, car c'était la première missive de ce genre qui lui était confiée.

Thoutou éprouva un choc en décachetant la missive, la première du genre également qu'il recevait. Il se sentit fautif. Comment, après l'atroce nuit qu'ils avaient dû passer là-bas, n'avait-il pas songé à se rendre sur place pour rassurer et consoler le couple royal ? Mais il se rappela qu'il avait été absorbé par l'assaut contre la villa d'Api-hetep, l'épreuve de force contre Aÿ et les procès qui s'en étaient suivis. Il soupira : à part Mahu, il n'avait aucun homme de confiance et ce dernier n'était allé là-bas qu'en policier.

Aÿ venait de rentrer de la Belle Fête de la Vallée et il était enfermé avec Shabaka, se faisant sans doute faire le compte rendu des procès. Thoutou renonça à le prévenir de son absence et demanda qu'on appareillât immédiatement *La Sagesse de Horus.* Une heure plus tard, il était à bord, avec son secrétaire et un scribe.

Mahu lui avait rapporté le changement psychologique qui s'était produit en Ankhensep-Aton. Celui qui avait affecté le roi n'était pas moins frappant. Thoutou en fut saisi.

Il jaugea le roi du regard. Il était à coup sûr moins souffreteux que lors des cérémonies du couronnement. Les jambes étaient plus charnues et les bras, plus musclés. En revanche, il était évident que la claudication, jusqu'alors attribuée à l'insuffisance musculaire des jambes, s'était accusée. Nul ne pouvait manquer de remarquer la démarche chaloupée du garçon.

Tout-Ankh-Amon avait décidé que la réunion se tiendrait dans la salle d'audiences d'Akhet-Aton, qui n'avait pas servi depuis bientôt quatre ans. Il n'occupa pas le trône, toujours présent, mais poussiéreux, sinon dépenaillé sur l'estrade.

Thoutou eut l'impression d'une réunion d'outre-tombe. Pas de porteur d'éventail, un deuxième chambellan distrait, un seul scribe qui attendait qu'on lui donnât l'ordre d'enregistrer, et trois fauteuils d'apparat.

Devant lui, un couple d'enfants graves et tristes.

Divinités suprêmes, songea-t-il, sont-ce là les maîtres du Royaume de Taouy ?

Il compara mentalement la masse d'intrigues, de trahisons et de meurtres qui avait constitué le plus clair de sa carrière et l'image de ce couple royal, pathétique et désarmé. Tous ses labeurs avaient-ils donc abouti à cela ?

Soudain, il fut frappé par le visage du roi. Un visage ? Plutôt un masque durci par une souffrance intérieure et dont les yeux semblaient interroger, non les hommes, mais les puissances divines qui présidaient à leurs destins.

Cependant, Tout-Ankh-Amon questionna d'emblée son vizir :

— Vizir, qu'en est-il de cette agression abominable dont nous avons été victimes dans ce palais ? Le chef de la police nous a assurés que tu t'efforçais de trouver les coupables. Y as-tu réussi ? Qui sont-ils ? Ont-ils été châtiés ? Pourquoi n'avons-nous pas été informés ?

Thoutou crut entendre Semenkherê. Le roi défunt avait été le modèle de son cadet. Tout-Ankh-Amon en avait repris les intonations. Le vizir en fut ému.

Ankhensep-Aton se contentait d'écouter, les mains jointes sur ses genoux.

— Sire, l'entreprise impie dont tu as failli être la victime était plus vaste et démente que l'esprit le plus délirant l'eût imaginé. Je n'ai pu avoir l'honneur de t'en entretenir parce que les procès qui l'ont sanctionnée se sont achevés il y a peu de jours.

Il résuma la tentative de prise du pouvoir par Apihetep et la conclusion des procès, omettant toutefois de mentionner la complicité éphémère d'Aÿ et du conspirateur, ainsi que la disgrâce du général Nakhtmin. Il répugnait, en effet, à attiser les haines qui envenimaient déjà les sphères mêmes du pouvoir.

Le roi et la reine l'écoutèrent gravement.

— L'autorité du trône est donc en péril dans le Royaume, constata Tout-Ankh-Amon.

— Notre vigilance a triomphé de la sédition, Sire.

— Il en était déjà ainsi du temps de Semenkherê, dit encore le roi.

Comment le savait-il donc ? Il n'avait alors que huit ans.

— La nature d'un royaume, comme de toutes choses terrestres, est imparfaite, Sire. L'ambition et la cupidité y flambent souvent.

— Le régent Aÿ assistait-il à ces procès ? demanda Ankhensep-Aton.

La question était singulièrement pertinente.

— Non.

— Pourquoi ?

— Il était alors tenu de présider la Belle Fête de la Vallée.

— Et maintenant, pourquoi n'est-il pas venu avec toi ?

— Il vient de rentrer à Thèbes et l'on ne peut pas laisser le siège du pouvoir vacant.

Pieux mensonges ; Thoutou ne se sentait pas le droit de faire partager à ce jeune couple le poids des trahisons, compromissions et infamies diverses qui s'était abattu sur lui depuis plusieurs semaines. Mais ils n'emportèrent pas la conviction de la jeune reine : son expression méfiante montrait assez qu'elle tenait Aÿ pour responsable, d'une manière ou d'une autre, de l'abominable agression de la nuit des cobras. Et force était d'en convenir, l'absence d'Aÿ était maladroite, sinon carrément suspecte. Dès son retour à Thèbes, Thoutou décida de le représenter au régent.

Au terme d'un silence pensif, Tout-Ankh-Amon demanda :

— N'était-ce pas à moi de présider la Belle Fête de la Vallée ?

— Oui, Sire. Mais nous avons jugé que ç'aurait été une épreuve comparable à celle de ton couronnement. Nous avons préféré te l'éviter.

— Combien de temps comptez-vous, toi et Aÿ, nous garder ici ?

— Le temps nécessaire, Sire, pour que ta divine personne puisse assumer pleinement les charges physiques de la couronne. Ta présence à Akhet-Aton ne change rien à rien.

— À cette différence près que moi et ma femme sommes tenus à l'écart des regards du peuple, n'est-ce pas ?

Thoutou affronta à la fois la question et le regard scrutateur du monarque.

— Il est préférable, Sire, que les regards de ton peuple ne se posent sur toi que lorsque ta divine personne sera à l'apogée de sa splendeur. Je prie ta divine sagesse de bien vouloir considérer que cette mesure n'est dictée que par ton intérêt et celui de ton royaume, dont le régent et moi sommes les serviteurs.

Le roi lui adressa un acquiescement morne, sous la forme d'un hochement de tête et d'un battement résigné des paupières. Il s'était sans doute fait à sa condition. Mais son masque s'était encore durci.

— Mais, reprit le vizir, il est probable que tu seras appelé à présider une cérémonie très importante, exceptionnelle.

Il venait soudain de donner corps à un projet qu'il caressait depuis plusieurs jours.

— Laquelle ?

— Une proclamation, Sire. Celle du respect de tous les cultes ancestraux de ton royaume.

Le roi hocha la tête.

— Que pouvons-nous ajouter à ton confort, Sire, et à celui de ta divine épouse ? demanda Thoutou.

Le roi réfléchit.

— Nous sommes ici comme des prisonniers, dit soudain Ankhensep-Aton. Je demande qu'on remette à notre service *La Gloire d'Amon*. Nous pourrons au moins faire des promenades. Et nous rendre à Thèbes, si besoin en est.

Thoutou frémit à la perspective d'une arrivée inopinée du couple royal dans la capitale. Par ailleurs, la présence du yacht royal devant l'embarcadère du palais ne pourrait que susciter des rumeurs sur la présence du couple royal dans le palais. Enfin, Aÿ s'était approprié le bateau, sur lequel il était descendu pour la Belle Fête de la Vallée. Mais il ne pouvait pas refuser au couple le modeste privilège d'une embarcation. Il biaisa.

— On m'assure, divine reine, que *La Gloire d'Amon* nécessite des réparations importantes. Ce bateau a déjà treize ans d'âge. Je propose donc de mettre à ta disposition l'un des bateaux récents du vizirat.

Elle en convint. L'audience était achevée. Au prix de quelques mensonges par omission, il avait préservé la sérénité du couple royal.

Et puis, il ne manquerait plus que la situation fût compliquée davantage par les angoisses, les vindictes et l'impétuosité de deux jeunes gens !

Une fois remonté à bord de *La Sagesse de Horus*, le vizir regretta cependant de n'avoir pas vu l'étrange Sati, sur laquelle Mahu lui avait adressé un rapport intriguant. Ce n'était, en fin de compte, que grâce à elle et ses cobras que la vie du roi avait été épargnée. Elle avait, certes, été récompensée par un Collier de la Faveur royale, en gros disques d'or.

Mais le vizir n'en demeura pas moins pensif : jadis, la vie de la famille et de la Cour avait été vulnérable aux poisons. Étaient-ce donc les venins des cobras qui prenaient leur succession ?

La rencontre du vizir et du régent fut la première depuis la dramatique épreuve de force à laquelle assistèrent Horemheb et Mahu. Thoutou craignit le pire.

Mais il trouva Aÿ presque amène. Les fastes qui avaient entouré la Belle Fête de la Vallée, les honneurs qui lui avaient été rendus par les notables de province, les cadeaux et les hommages à son éminence avaient sans doute titillé son goût du pouvoir. Rassuré sur sa gloire, il s'était probablement dit que la violente confrontation avec son vizir et Horemheb n'avait constitué qu'un orage passager.

Il releva cependant que Shabaka, assis comme à l'accoutumée, dans un coin de la salle, tirait une longue mine.

— Eh bien, vizir, cela fait bien des jours que nous ne nous sommes vus. Que s'est-il passé en mon absence ? On m'a dit que tu t'étais rendu à Akhet-Aton. Ta visite fut-elle faste ?

Tant de désinvolture et d'hypocrisie !

— Il convenait de s'enquérir officiellement du bien-être du roi et de la reine après l'atroce tentative de meurtre dont le roi avait fait l'objet.

C'était un rappel à la bienséance et aux manières de cour.

— Tu as bien fait, dit Aÿ.

— Il conviendrait, régent, que tu leur rendes également visite dans le même but.

La suggestion ne parut pas enchanter Aÿ. Il enchaîna :

— Comment se porte le roi ?

— Il m'a paru plus vigoureux et d'une grande maturité d'esprit.

— Ce qui signifie ?

— Qu'il a une notion plus claire des enjeux de notre gouvernement. Je lui ai fait le récit des événements auxquels l'agression contre sa personne était liée. Il a compris que des forces hostiles agitaient le Royaume. Sans doute commence-t-il, par ailleurs, à saisir la raison de son séjour quelque peu solitaire à Akhet-Aton et l'importance du prestige physique du roi divin.

Le compte-rendu était volontairement cursif : Thoutou avait omis de rapporter qu'il avait trouvé le jeune roi étrangement figé et tout aussi étrangement dépourvu de la vivacité qu'on associe à la jeunesse.

— Bien, voilà donc un garçon qui semble intelligent.

La condescendance du constat agaça Thoutou.

— Et toi, qu'as-tu appris de ces procès auxquels tu tenais tant et dont Shabaka m'a résumé la teneur ? reprit Aÿ d'un ton ironique.

— Exactement ce que tu penses que j'ai appris, régent, répondit le vizir d'un ton désinvolte.

Aÿ cherchait-il donc un nouvel affrontement ?

— Mais encore ?

— Que tu as envisagé tous les expédients possibles pour t'emparer du pouvoir, répondit Thoutou avec lassitude, et que tu as fait des émules. Mais que ceux-ci n'ont pas tenu compte de l'inertie naturelle du monde. Comme tous les corps constitués, les clergés et l'armée répugnent aux trop grands bouleversements.

C'était la manière la plus courtoise de décrire la situation.

Aÿ hocha longuement la tête.

— Maintenant, conclut le vizir, il faudra leur donner satisfaction de façon éclatante.

— Reconnaître officiellement le retour aux cultes anciens, veux-tu dire. Oui, approuva Aÿ.

— Il faudra faire vite. Api-hetep n'est certes pas le seul ambitieux du Royaume.

— C'est évident. Soumets-moi ton projet.

Thoutou prit congé. En regagnant ses bureaux, il s'avisa qu'il était obsédé par le masque de Tout-Ankh-Amon. Que recouvrait donc cette impassibilité impossible chez un garçon de cet âge ? Une sagesse suprême ? Ou bien l'imbécillité satisfaite ? Dans le premier cas, où le garçon aurait-il acquis la tranquillité parfaite de l'âme ? Dans le second, comment se faisait-il que personne ne se fût avisé que l'anémie du corps, qui caractérisait sa race, avait aussi gagné l'esprit ?

Et c'était pour la gloire de ce moucheron d'or qu'il dénouait tant d'intrigues ?

20

Le jardinier de la Maison de Vie

Enserrant le tronc du palmier de ses jambes graciles, mais vigoureuses, le gamin lança haut, comme un fouet, la corde qui lui servait à grimper, et en ayant rattrapé l'autre bout après l'avoir accrochée à l'une des aspérités – évidemment un moignon de palme tombée ou coupée –, il se hissa d'un cran, près d'une coudée entière, à la force de ses pieds, chaque orteil agrippant la surface rugueuse de toute sa force préhensile.

Au pied du palmier, un scribe de quelques années plus âgé, l'observait d'un air amusé et sans doute inquiet.

Le gamin fut bientôt parvenu au sommet du palmier. Là, il saisit un grand couteau qui pendait à son cou par une lanière et trancha à sa racine un régime de dattes qui narguait les convoitises. Puis il le jeta à son aîné, qui le saisit prestement au vol.

Le gamin redescendit évidemment plus vite qu'il était monté, mais sans négliger toutefois de s'aider de la corde.

Il haletait, mais il était rayonnant.

— Ce n'est pas à un scribe de faire ce travail, dit l'aîné au gamin. Il y a le jardinier pour cela.

Ce dernier les observait de loin.

— Je sais, répondit le gamin, se frottant les mains, mais j'aurais le sentiment d'être inférieur au jardinier si je ne savais pas faire aussi bien que lui.

— Regarde, tu t'es écorché les mains. Un scribe doit les avoir lisses.

— Je préfère les avoir moins lisses et plus fortes.

Il tira une datte du régime, la croqua et cracha le noyau aussi loin que son souffle le lui permettait.

— Trois coudées au moins ! s'exclama-t-il.

Son aîné se mit à rire et arracha aussi une datte au régime.

— Seras-tu aussi charpentier ?

— Pourquoi pas ? J'aime exercer mon corps. Je suis déjà plus fort que toi !

Il donna un coup de coude à l'autre, qui lui agita le régime de dattes au visage.

Ils rirent encore et entrèrent dans la maison proche du temple d'Amon, à Karnak, sise dans un immense jardin jouxtant une palmeraie.

C'était une Maison de Vie.

À tous les grands temples étaient attachées des Maisons de Vie.

Officines de scribes au premier regard, c'étaient d'abord des lieux de l'esprit. Si l'on y recopiait les textes liturgiques, on les y rédigeait aussi. Il s'y trouvait donc des hommes à la pensée ailée, capable de guider les cœurs de ceux qui n'étaient pas lettrés, ceux dont la sueur du travail physique coulait dans leurs yeux et les aveuglait. On n'y ciselait pas seulement les mots, mais aussi l'or immatériel de la pensée, qui est le sang des dieux.

À Karnak, on copiait en particulier la version thébaine du Livre des Morts. C'était le grand succès commercial des Maisons de Vie. Même les illettrés en achetaient des exemplaires, pour les inclure dans leurs effets funéraires, quand ils ne seraient plus là pour les lire avec leurs yeux de vivants. Les plus riches se le faisaient lire par des scribes qu'ils payaient pour cela. Quant aux lettrés, presque tous des scribes, ils le connaissaient par cœur.

On perfectionnait aussi dans la Maison de Karnak les inscriptions des peintres et des sculpteurs, car que vaut l'éternité de la pierre si la parole qu'elle porte est malhabile ? Par la même occasion, on y concevait donc les représentations qui ornaient les temples, les chapelles et les tombeaux. Il ne fût venu à l'esprit de personne de bâtir sa dernière demeure sans en soumettre d'abord l'illustration en images et hiéroglyphes aux scribes de la Maison de Vie la plus proche.

Tracer les images et les paroles dernières d'un être humain, rédiger le dernier chapitre de sa vie, le seul digne de foi, celui qu'Anubis déchiffrerait au tombeau, quand il y viendrait de son pas majestueux, exigeaient beaucoup de savoir et autant de modestie.

Pour cela, il fallait posséder les connaissances du ciel et de la terre : en théologie, mère de toutes les sciences, puisque celles-ci ne sont que les lois édictées par les dieux, chacun selon sa volonté, sous la juridiction du Grand maître d'Études, Amon-Osiris. Mais aussi en astronomie, en mathématiques, en architecture, en métallurgie, en chimie.

Bien évidemment, les Maisons de Vie recueillaient aussi le savoir médical. Les plus prospères, près des grandes villes, possédaient des catalogues de tout ce qu'on savait sur chaque partie du corps et chaque maladie qui pouvait l'affliger, sur tous les moyens de les traiter, par les plantes, les poudres minérales, les substances animales et les exorcismes.

C'était, d'ailleurs, dans la Maison de Vie de Karnak que le médecin de Tout-Ankh-Amon, Seferhor, avait d'abord fait ses études, puis dispensé son enseignement.

Mais c'était surtout dans celles de Thèbes que jadis le splendide Imhotep, désormais divinisé, avait approché du plus près autorisé à un mortel la connaissance des mathématiques, la forme la plus pure du langage divin. Imhotep, modèle de tous les scribes du Royaume depuis des générations et des générations.

Cette Maison-là comptait un scribe singulier. Son visage doux et souriant démentait son nom belliqueux, Oudj-Bouto, « Massue de Bouto ». Il avait vingt-huit ans. Sa singularité résidait dans ses loisirs : tout au long des trois saisons, il observait les plantes et jardinait dans le jardin médicinal.

Quand vint l'heure du souper, celle où le vieux Rê faisait rougeoyer l'horizon du couchant, le gamin grimpeur alla s'asseoir près de lui. Il le dévisagea avec l'impertinence de la jeunesse et son œil allègre témoignait qu'il voulait parler.

— Je t'écoute, dit Oudj-Bouto, amusé, se servant d'une galette de blé et la couvrant de miettes de canard.

— Que fais-tu au jardin ? Tu y travailles depuis que je suis entré ici et l'on me dit qu'avant, tu le faisais aussi.

— J'étudie les hommes et les femmes.

— Au jardin ?

Oudj-Bouto se mit à rire.

— Toutes les choses vivantes ont les mêmes comportements et elles obéissent aux mêmes lois, sauf que les plantes ne se déplacent pas et qu'elles ne mentent pas, puisqu'elles ne parlent pas.

Le gamin fut intrigué.

— Tu études les hommes et les femmes en regardant les plantes ? Raconte !

— Je te montrerai demain.

L'apprenti scribe n'eut garde d'oublier la promesse.

— Regarde, lui dit Oudj-Bouto le lendemain, en lui montrant un ricin haut de plus de dix coudées. Vois-tu les feuilles jaunes et prêtes à tomber de cet arbre ? Sais-tu pourquoi elles ont jauni ? C'est parce que le jardinier l'a trop arrosé.

— Mais quel rapport avec les hommes ?

— Il en va des plantes comme des humains. Elles ont toutes besoin d'eau, mais si tu leur en donnes trop, elles dépérissent. À l'extrême, leurs racines pourrissent. Ainsi les hommes trop choyés finissent-ils par dépérir aussi et ceux qui boivent trop de vin perdent-ils leur force. Une plante que tu arroses parcimonieusement sera plus vigoureuse, de même qu'un humain élevé avec rigueur trempera son caractère.

Le garçon parut songeur.

— Regarde maintenant cette passiflore, dit Oudj-Bouto en indiquant une liane aux fleurs rosées. La nature l'a ainsi faite qu'elle ne possède pas de tronc et ne peut croître qu'en s'accrochant par ses vrilles à un arbre ou tout objet élevé et ferme. Elle est pareille aux femmes qui ont besoin d'un homme fort auprès d'elles et à ces hommes qui ne savent subsister sans une autorité nourricière, comme les fonctionnaires.

Le garçon éclata de rire.

— Si tu observes les plantes, reprit Oudj-Bouto, tu t'aviseras qu'il est peu de grands arbres qui se soucient de donner de belles fleurs odorantes. Leur but dans l'existence est de gagner de la hauteur et de faire du bois, et plusieurs d'entre eux vivent des dizaines de dizaines d'années, tandis que les plantes qui produisent de grandes fleurs exigent des soins constants, sont vulnérables aux insectes prédateurs et vivent bien moins longtemps.

— Et comment faut-il comprendre cela ?

— Réfléchis un peu. Qu'en déduis-tu ?

— Que ce qui plaît n'est pas ce qui dure ?

Ce fut au tour du scribe de rire.

— C'est à peu près cela. Les gens qui se soucient de briller laissent peu de traces durables, tandis que ceux qui poursuivent leur chemin sans céder à la vanité font œuvre durable et utile.

— Mais crois-tu donc que les plantes connaissent la discipline et la vertu ?

— Ce sont là des mots que nous utilisons pour décrire certains comportements. Viens, regarde ces figuiers de Barbarie. Ils donnent des fruits succulents, n'est-ce pas ? Ils sont la providence des voyageurs, qui les trouvent dans les déserts les plus arides. Ils n'ont pas besoin de soins, leurs piquants repoussent les prédateurs naturels et ils se multiplient sans le secours de l'homme.

— Ont-ils une vertu ?

— Si tu veux l'appeler comme cela, oui : ils sont très économes d'eau. Ils en conservent la moindre goutte et ne l'évaporent pas. C'est ainsi qu'ils peuvent supporter des sécheresses qui épuisent même l'homme endurci. Et sais-tu ? Cette vertu de résistance au soleil est matérialisée dans leur suc. Si tu parviens à couper une de ces grosses feuilles sans te blesser à ses piquants et que tu enduis de son suc la peau irritée par un soleil trop vif, tu apaises rapidement les brûlures.

Le garçon demeurait songeur, presque émerveillé. Oudj-Bouto l'emmena dans une autre partie du jardin.

— Regarde ce semis de pavots, dont nous extrayons les substances qui calment les âmes agitées. Que remarques-tu ?

L'apprenti scribe scruta la masse de fleurs écarlates un moment et finit par dire :

— Il me semble qu'il y a des plants plus hauts que d'autres, et que certains poussent mal.

— Tu as bien observé. Les plantes ne naissent pas égales. Certaines sont issues de graines d'essence vigoureuse, d'autres de graines qui peinent à germer et ne produisent que des pousses chétives.

— Ne peut-on les fortifier par de l'engrais ?

— Oui, mais l'engrais ne servira qu'à fortifier davantage celles qui sont déjà vigoureuses et permettra aux autres de survivre tout juste. Aussi le bon jardinier choisit-il les pousses les plus triomphantes, parce que les graines en seront plus fertiles.

— Cela signifie-t-il qu'on ne puisse rien faire pour améliorer les plantes chétives ?

— Sans doute le pourrait-on, mais quand on considère le temps qu'on leur consacrerait, l'on se prend à songer qu'on enlève aux autres celui d'exalter leurs vertus.

Le gamin devenait de plus en plus songeur.

— Mais, Oudj-Bouto, nous ne sommes pas des plantes. Ne considères-tu pas que nous pouvons changer notre nature par le savoir ?

— Certes, répondit le scribe, arrachant au passage les feuilles mortes d'un papayer, le savoir est toujours utile. Mais il ne fera que confirmer les faibles dans la conscience de leur faiblesse et les forts, dans celle de leur force. Il est donc comme l'engrais et il convient de l'utiliser à bon escient.

— Nous ne pouvons alors rien contre notre nature ? demanda l'apprenti scribe, comme s'il énonçait une fatalité.

— Ce n'est pas ainsi qu'il faut l'interpréter. Il est bien plus sage de cultiver sa propre nature. Il serait vain pour le rosier de prétendre s'élever à la hauteur du baobab et pour le sycomore, d'aspirer aux grâces du jasmin.

— Et quand tu vois un homme, tu peux dire s'il est un baobab ou un rosier ?

— Si j'étudie son comportement, je peux parfois le deviner, en effet, mais je ne peux en jurer.

— Pourquoi ?

Oudj-Bouto mit un certain temps à répondre. Puis, avec un demi-sourire, il dit :

— Parce que l'être humain se fait parfois une idée de lui qui n'est pas celle de sa nature. Il est des hommes-rosiers qui se prennent pour des hommes-baobabs.

Le garçon le regarda, songeur.

— Et moi, Oudj-Bouto, que suis-je ? Un homme-rosier ou un homme-baobab ?

Le scribe eut un rire silencieux.

— Je peux me tromper, mais tu n'es ni ceci ni cela. Tu me pârais plutôt être un futur homme-palmier, comme celui que je te voyais escalader hier. Tu es souple, tenace et fort. Il te faudra cependant laisser tomber bien des palmes avant de produire ton régime de dattes.

L'apprenti scribe rit franchement et saisit le bras d'Oudj-Bouto et le secoua, dans un geste d'amitié espiègle.

— Pourquoi ne m'invites-tu jamais à faire ce que tu fais avec Pasar ?

La question, posée sur la terrasse, à l'heure de la sieste, saisit Ankhensep-Aton comme une pierre qui serait tombée du ciel. Comment Tout-Ankh-Amon savait-il donc ce qu'elle faisait avec Pasar ? Elle et son amant avaient toujours observé une discrétion extraordinaire, se réfugiant pour leurs ébats, surtout la nuit, dans les anciens quartiers des domestiques, désertés depuis longtemps. Et s'il advenait que Pasar dormît avec elle, comme lors de la nuit des cobras, il s'esquivait à l'aube et regagnait sa chambre, avant que la petite maisonnée du palais s'éveillât.

Pasar était parti inspecter le bateau requis par Ankhensep-Aton et qui venait d'accoster le matin même à l'embarcadère du palais : *La Justice de Maât*. Du haut de la terrasse, elle observait le garçon arpenter l'embarcation et s'entretenir avec les mariniers.

Inévitablement lui revint le souvenir de Néfer Herou, qui avait cru que personne ne le voyait quand il montait à bord de son bateau. Celui sur lequel il avait pris la fuite d'Akhet-Aton, une certaine nuit, voilà déjà près d'un an et demi, arrachant Merit-Aton et leur fils aux querelles empoisonnées du palais et à la mort.

La question de Tout-Ankh-Amon était restée sans réponse. Mais Ankhensep-Aton sentait le regard de son époux lui brûler la joue. Elle se tourna vers lui et battit des paupières. Elle ne mentirait pas, non, elle ne protesterait pas ; mais elle ne se tiendrait pas pour découverte.

— Je vois bien, quand il est présent, quels liens vous attachent, reprit-il. Vous n'avez pas besoin de vous parler. Vous vous entendez d'une façon évidente.

Était-ce une scène de jalousie ? Mais aucune revendication, aucun reproche ne perçaient dans le ton de Tout-Ankh-Amon. Il avait parlé de façon égale, presque sereine, et son masque était resté impassible.

Son masque, oui. Depuis la nuit des cobras, il avait changé d'expression. Ses traits étaient devenus moins mobiles. Il avait gagné en assurance. Mais aussi, il était sujet à des accès de silence intriguants. À quoi pensait-il, quand il demeurait de longs moments le regard perdu dans le vide ?

— Je suis ton mari, dit-il. N'ai-je pas le droit, moi aussi, de faire cela ?

Moi aussi. Ce n'était donc pas une crise de jalousie ; il requérait son droit tout en acceptant la présence et les privilèges de Pasar.

— Bien sûr, finit-elle par répondre.

Pas *oui*, mais *bien sûr*. Un gouffre séparait les deux mots. *Oui* eût été l'admission convaincue du droit du garçon à posséder son corps, *bien sûr* signifiait que cela allait de soi et qu'elle n'y attachait pas d'autre importance.

Perçut-il la différence ? Sans doute pas. Un éclair anima les yeux dans le masque.

Elle éprouvait pour son époux une affection profonde, celle d'une sœur et presque d'une mère, mais aucune attirance. Elle ne connaissait pas le discours d'Oudj-Bouto, le jardinier de la Maison de Vie de Karnak, mais l'arbre Pasar dominait incomparablement la liane Tout-Ankh-Amon dans son univers secret.

L'un donnait sa force, l'autre en prenait.

Pasar s'entretenait avec les mariniers, qui carguaient la grand-voile. Il viendrait bientôt les rejoindre.

— Bien sûr, répéta-t-elle.

Il hocha la tête.

Ce serait donc ce soir.

Il fut affectueux et prodigue en baisers maladroits. Mais il ne connaissait pas le corps féminin, ni même les positions agréables. En revanche, elle connaissait celui des garçons et, quand elle le guida, n'éprouva guère de grande surprise. Il entreprit de passer rapidement à l'acte. Elle tenta de participer autant qu'elle subissait. Et tout aussi rapidement, il vint au terme de ses efforts, poussa un cri et quelques instants plus tard, s'endormit. Elle n'avait évidemment ressenti qu'une agitation frénétique.

Elle demeura songeuse, le regard papillotant autour de la lampe à huile qui faisait danser des ombres dans la pièce. Ce garçon était certes protégé par Ouadjit, mais certes pas par Hathor.

Heureusement, songea-t-elle, qu'elle n'était pas dans un de ses jours fertiles.

« J'enfanterais un nain, se dit-elle avant de céder à son tour à un sommeil résigné. Et ce serait un prince. Et moi, suis-je une reine ? Vraiment ? »

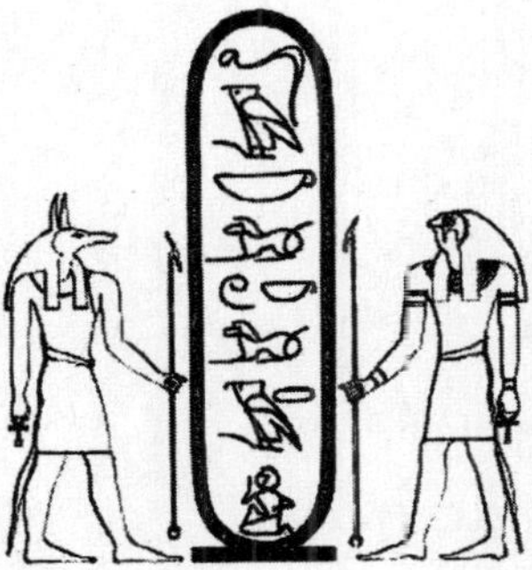

SECONDE PARTIE

LA VOIE DU SANG

21

Un roi-papillon, des ailes de bronze

Peu de jours après la visite de Thoutou, un émissaire du vizirat à Thèbes débarqua de *La Sagesse de Horus.*

Tout-Ankh-Amon et Itchân, le compagnon d'études qu'il avait emmené dans son exil, se reposaient de la séance de gymnastique et surtout de lutte ce jour-là. Redoutable séance qui avait éprouvé les trésors de révérence et de maîtrise musculaire d'Itchân : alors qu'il était solidement bâti, lui, il avait dû, sous la supervision de Seferhor, apprendre au roi à résister à l'assaut d'un adversaire qui le prendrait par les épaules et, crime innommable, le jetterait à terre. Il avait, cent fois, été contraint de contrôler sa force pour ne pas envoyer son royal partenaire valdinguer à travers la salle. Les deux garçons, sur la terrasse, soufflaient en dégustant une sorte d'hydromel confectionné selon la recette de Seferhor, du miel et du vin de palme coupé d'eau et additionné d'eau de rose.

Ankhensep-Aton et Pasar jouaient au chien et au chacal.

Sati promenait les cobras dans le jardin, à la terreur sacrée du jardinier.

L'émissaire remit au Deuxième chambellan deux papyrus dans leurs étuis et le chambellan monta à l'étage les remettre à son tour à Tout-Ankh-Amon. Le premier informait Sa Majesté que le vizir avait nommé le général Horemheb lieutenant du roi. Suivait un éloge du général et de ses liens anciens avec la famille royale.

Le second papyrus informait le roi et la reine que le Conseil royal avait émis le souhait que la reine accordât son nom à celui de son époux et s'appelât désormais Ankhensep-Amon.

— Aton, Amon, marmonna-t-elle, quand Tout-Ankh-Amon lui soumit le message.

Le Globe solaire adoré par son père jusqu'à la folie ne lui avait inspiré aucune révérence particulière. Un changement de nom ferait-il d'elle une autre ?

Et de toute façon, il y avait trop de dieux. Lequel devait implorer une femme qui désirait un enfant de son mari ? Le phallique Mîn, dans son étrange combinaison collante, ou la hideuse Thouéris, avec son ricanement d'hippopotame ventru ? Si l'on avait un vœu à formuler, il fallait un scribe pour vous guider. Depuis qu'elle avait commencé à réfléchir à ces choses, et surtout depuis la mort de son père, elle avait obscurément perçu qu'il n'y avait en fin de compte qu'un seul dieu, comme l'avait jadis écrit le scribe dont son maître lui récitait la leçon :

Tu ne cesses de tirer
Des millions de formes de toi,
En demeurant dans Ton Unité.

À l'énoncé du vœu du Conseil royal, elle se retint de hausser les épaules, car le Deuxième chambellan, seul fonctionnaire de la maison royale qui fût demeuré à Akhet-Aton, Seferhor et Itchân l'observaient.

— Lieutenant du roi, qu'est-ce que ça veut dire ? demanda le roi à son médecin Seferhor, assez âgé et expérimenté pour savoir ce que recouvrait un tel titre et qui était, par ailleurs, l'un des rares familiers du couple royal.

La situation était paradoxale ; le roi ne savait pas quel rôle jouait son lieutenant.

— Sire, cela signifie dans la réalité des faits qu'il est un vice-régent.

Ankhensep-Amon se déclara surprise. Aÿ avait donc accepté que quelqu'un contrebalançât son pouvoir ? Comment Thoutou le lui avait-il imposé ? Elle commença à s'interroger sur le caractère du vizir ; il avait donc plus de poigne qu'elle l'eût cru.

En fait, la triple entreprise criminelle d'Api-hetep avait convaincu Thoutou qu'il n'avait pas le choix :

pour parer aux dangers qui menaçaient le Royaume, il ne pouvait plus se suffire des appuis tacites des clergés et de l'armée. Il fallait des actes éclatants. Or, Aÿ, peut-être désorienté par les convulsions récentes, mis en échec au terme de la confrontation avec son vizir et, de plus, secrètement repu par la régence, semblait soudain frappé d'atonie : il était pareil à un chacal qui a dû en découdre avec les chiens. Mais il avait quand même dévoré son agneau et là, il était occupé à le digérer. Redoutable quand il œuvrait dans l'obscurité, il devenait étrangement inefficace au grand jour ; il temporisait, ratiocinait, finassait.

Il accepta la nomination de son gendre sans autre réserve que des bougonnements. Après tout, elle le protégeait aussi des menées éventuellement séditieuses de l'armée.

Sitôt nommé, Horemheb prit une villa à Thèbes et s'attaqua à la tâche qui attendait depuis trois ans : réorganiser l'armée. Il s'enferma dans son bureau des journées entières avec le trésorier Maya et ils décidèrent du recrutement de mercenaires, des achats de chars et d'armes, de la remise en état des services d'intendance, des casernes et des soldes régulières, en dehors des butins.

Le pays se réarmait enfin.

Seuls quelques mauvais esprits, dans la nuit crapuleuse des cabarets, se gaussèrent de ce qu'il eût fallu attendre l'avènement d'un roi-papillon pour s'armer de bronze. Une plaisanterie rapportée par les services secrets de Mahu, en dépit de son irrévérence, faisait rire la Vallée : Horus, sous sa forme de faucon, avait avalé une mouche et, pris d'indigestion, avait dû la vomir. La mouche, libérée, lui avait dit :

— Je ne savais pas que les dieux mangent des mouches.

Et Horus lui avait répondu :

— Et moi, je ne savais pas que les rois sont des mouches !

Mais les rieurs n'ont jamais désarmé les amateurs d'héroïsme, sans quoi on le saurait et l'on rirait davantage.

Les chefs des garnisons de Thèbes, de Memphis et d'autres villes, y compris le général Nakhtmin, furent convoqués. Officiellement, l'objet de la conférence était de décider des promotions d'officiers ; en réalité, il s'agissait d'exposer aux officiers supérieurs la nouvelle politique du Royaume et d'obtenir leur assentiment. Les chefs de l'armée avaient, depuis les dernières années du règne d'Akhen-Aton, soit six ou sept ans, été laissés dans les limbes ; le Royaume leur apparaissait comme une barque à la dérive. Ils se morfondaient dans la crainte d'une saison de l'Hyène : jamais les Deux Terres n'avaient été aussi vulnérables. Des ennemis qui surgiraient par le Sinaï et s'empareraient de la Basse Terre les priveraient des tributs des protectorats d'Asie, dont plusieurs étaient déjà tombés. Or, l'armée dépendait étroitement de l'or, de l'argent, du cuivre, de l'étain et des bois durs de ces protectorats, sans compter qu'elle recevait tous ses armements de Syrie. Militairement paralysé, le Royaume s'effondrerait.

Pareillement, si le pays de Koush, qui était actuellement gardé par des garnisons du roi, venait à se rebeller et envahissait la Haute Terre, le pays serait coupé en deux, donc appauvri d'autant et, là encore, le Royaume s'effondrerait.

Ces officiers furent trop heureux d'apprendre que l'un des leurs, et le plus illustre, Horemheb, était désormais aux commandes et que, de plus, il prenait des mesures urgentes pour rétablir la puissance de l'armée. Ils lui accordèrent leur plein soutien. La fraternité des armes triompha des querelles de rivalités, qui s'éteignirent dans la fierté des promotions. Secondé par son chef des renseignements, Khnoumose, Horemheb galvanisa l'armée du nord au sud.

On le vit bien, rien qu'aux mines des soldats dans les rues ; ils avaient pendant des mois traîné la semelle avec l'air de gueux qui guettent la rapine et, soudain, ils bombaient le torse et souriaient aux filles.

Thoutou, à qui les décisions étaient soumises, se trouva partagé entre des sentiments contradictoires : d'une part il était dépassé et, de l'autre, soulagé. À l'évidence, Horemheb ne lui soumettait ses décisions que par courtoisie, n'escomptant aucune contestation. Mais enfin quelqu'un de compétent assumait le travail avec une autorité qu'il ne possédait pas lui-même et que certains membres du gouvernement trouvaient même dictatoriale.

Le vizir fit mieux.

— Lieutenant du roi, lui déclara-t-il, tu as restauré l'un des piliers de la monarchie. Reste l'autre.

Horemheb l'interrogea du regard ; l'autre pilier, c'étaient les clergés. Or, il avait pris pour acquis qu'ils appartenaient au domaine du vizir.

— Je me suis concilié leur soutien autant que possible, dit Thoutou. Il faut maintenant sceller cette alliance par une proclamation et des actes.

Il se leva et arpenta le bureau.

— Nous ne pouvons pas continuer à vivre avec un roi fantôme. Quel qu'il soit, il faudra bientôt le montrer publiquement.

— Tu as vu le résultat, objecta Horemheb.

— Justement. Si c'est le roi lui-même qui mène la restauration des clergés et des temples, les critiques s'évanouiront. La désapprobation des grands-prêtres a été dictée autant par leurs préjugés à l'égard d'Akhen-Aton et de sa famille que par l'aspect physique du roi. Les préjugés effacés, ils ne pourront faire autrement que de célébrer les vertus du roi.

Horemheb réfléchit et sourit.

— Nous allons commencer par ériger une stèle déplorant la déréliction des cultes ancestraux et proclamant leur restauration. Elle sera inaugurée par le roi.

Horemheb hocha la tête.

— Et je te demande de la rédiger, lieutenant du roi.

— Moi ?

— Tu peux obtenir l'aide de l'un des scribes de la Maison de Vie de Karnak.

— Bien, vizir, dit Horemheb.

Il interrogea Thoutou du regard.

— Tu te prépares à te retirer ?

— Non, répondit Thoutou, se rasseyant. Je peux encore être utile.

Mais son regard en disait plus long.

— Ta confiance en moi a-t-elle des limites ? demanda le général.

Thoutou secoua la tête.

— Veux-tu parler du roi, alors ?

Ce militaire avait décidément l'esprit fin, songea Thoutou.

— Depuis que je l'ai vu à Akhet-Aton, admit-il enfin, je ne cesse de penser à son visage. Non pas son visage, mais son masque. Il est étrangement figé.

— Tu crains qu'il n'ait pas tous ses esprits ?

— Je crains qu'il n'y ait pas assez de sang dans sa personne. Comme dans celles de ses frères, murmura Thoutou d'une voix basse.

22

La stèle et la folie

Au dix-neuvième jour du quatrième mois d'Akhet, celui de l'Inondation, une foule extraordinaire et considérable était réunie à l'*Ipet soût*, le temple de Karnak, sur l'autre rive de Thèbes. Il y avait bien là trois mille personnes, officiers supérieurs, ministres et fonctionnaires du gouvernement, dignitaires du palais et du Royaume, grands-prêtres et prêtres, notables, ainsi que leurs épouses.

Plus d'une centaine de bateaux, les uns splendides, les autres plus modestes, affrétés pour la circonstance, des marchands, étaient amarrés devant le temple.

Tous ne pouvaient évidemment trouver place dans la grande salle hypostyle. Ayant prévu pareille presse, Horemheb avait posté trois cents lanciers, chargés de contenir des mouvements imprévus et de former une haie sur le passage entre le débarcadère et le temple.

Le roi était dans la salle, devant une grande stèle. Houmose, Aÿ et la reine se tenaient derrière lui. Horemheb et Thoutou derrière eux. Puis les deuxième et troisième prêtres, nombre d'autres scribes, des ministres, des notables. Ankhensep-Amon repéra dans les rangées des femmes sa tante Moûtnejmet et l'épouse de Thoutou, parées comme des statues d'Isis.

Un sacrifice avait été préalablement célébré sur l'autel d'Amon.

Le roi tira la cordelette qui retenait un grand tissu de lin jaune.

Une stèle apparut.

Elle le représentait deux fois dans la demi-lune du cintre, à gauche et à droite, présentant des fleurs, des offrandes et des libations au dieu Amon et à la déesse Moût.

Le grand-prêtre s'avança vers la stèle et en commença la lecture solennelle :

> *L'an un, quatrième mois d'Akhet, dix-neuvième jour, sous la majesté de Horus, Taureau Puissant, se réjouissant dans les naissances des Deux Dames, Exécuteur de la Loi, qui domine les Deux Terres, Horus d'Or, à l'apparence plaisante et qui réjouit les dieux.*
>
> *Le Fils de Rê, bien-aimé d'Amon, Tout-Ankh-Amon, gouverneur de l'Héliopolis du Sud…*

Suivaient les titres du roi, qui écoutait, le masque plus impassible que jamais. Il était qualifié de « bon fils,

Fils d'Amon, Fils de Kamoutef », ce qui signifiait Taureau-de-sa-Mère, et était un titre de Horus, et défini comme « l'œuf saint qu'Amon a créé, père des Deux Terres » et autres titres ésotériques.

> *Il est le vrai roi qui a fait ce qui est bon pour son père et tous les dieux. Il a restauré tout ce qui était ruine, afin que cela soit son monument pour toujours et toujours. Il a vaincu le chaos sur toute la terre et il a restauré Maât à sa place. Il a fait du mensonge un crime et tout le pays a été fait comme il l'était au jour de la Création…*

Ankhensep-Amon écoutait ce texte étrange dans un état comparable à la torpeur : le rédacteur y faisait dire au roi que, sitôt après son avènement, il se réjouissait de l'œuvre qu'il venait d'entreprendre, car il allait supprimer le Mal dans tout le pays et « faire refleurir les ruines » en les transformant en monuments d'éternité.

Lui ? se demanda-t-elle, incrédule, et elle se secoua pour s'arracher à l'engourdissement mental.

> *Quand Sa Majesté a été couronnée roi, les temples et les terres des dieux et des déesses depuis Éléphantine jusqu'aux marais de la Basse Terre étaient tombés en ruine. Leurs autels avaient été renversés, devenus ruines et gravats et envahis par les herbes…*

Et comment l'aurait-il su ? se demanda-t-elle. En dehors d'Akhet-Aton, il n'avait jamais été qu'à Thèbes !

De plus, elle n'avait pas trouvé que les temples de Karnak fussent réduits à l'état de gravats.

> *... Leurs sanctuaires semblaient n'avoir jamais existé, leurs temples étaient devenus des sentiers. Le monde était chaotique et les dieux avaient tourné le dos à ce pays...*

Parlons d'exagérations ! Parce que les dieux s'étaient donc repris à sourire ? Et la nuit des cobras, c'était un sourire ? Elle jeta un coup d'œil à Aÿ ; elle lui trouva le regard vitrifié. Était-ce là une cour ou bien une congrégation de momies ?

> *Si une armée avait été envoyée à Djahy*[1] *pour étendre les frontières du pays, elle n'aurait eu aucun succès. Si vous demandiez un conseil à un dieu, il ne vous répondait pas, et si vous vous adressiez à une déesse, elle ne répondait pas non plus. Les cœurs défaillaient dans les corps, parce que tout ce qui avait existé avait été détruit. Quelques jours après cela, Sa Majesté monta sur le trône de son père et gouverna les deux rives de Horus*[2]*, la Terre Noire et la Terre Rouge étaient soumises à son autorité et tout le pays s'inclinait devant sa puissance...*

---

1. La Syrie.
2. Autre nom antique de l'Égypte.

Elle retint une exclamation. Elle perçut un très léger raclement de gorge derrière et se retourna : Thoutou la fixa d'un regard sévère.

> *Sa Majesté était dans son palais qui se trouve à Aakheperkarê*[1]*, pareil au soleil dans le ciel et Sa Majesté accomplissait les travaux de ce pays et tout ce que les Deux Terres exigeaient chaque jour. Puis Sa Majesté interrogea son cœur et chercha quelque chose qui serait utile à son père Amon...*

« Je vais devenir folle ! » se dit-elle. Mais il n'a jamais mis les pieds à Memphis. Tout cela est de la pure invention ! Il était vrai aussi que le rédacteur de ce texte délirant l'avait daté de l'an I du règne de son époux, alors qu'on était dans l'an II, se dit-elle encore, et elle décida de ne plus écouter. Elle regarda le plafond, puis ses pieds et un nouveau raclement de gorge la rappela à l'ordre.

> *Il fit réaliser la statue en véritable électrum, pour laquelle il donna plus qu'on avait jamais donné. Il représenta son père Amon long de treize verges*[2]*, la sainte statue étant en électrum, incrustée de lapis-lazuli, de turquoise et de toutes pierres nobles et fines...*

---

1. Memphis.
2. Il s'agit vraisemblablement de la mesure en vigueur depuis la XIIe dynastie, valant quelque 26,50 centimètres, ce qui représenterait pour la statue une hauteur de quelque 3,45 mètres.

Et où est donc cette statue mirifique ? se demanda-t-elle, éberluée par tant de fabrications et aussi détaillées.

Il y en eut ainsi pour une heure. Elle se crut à l'agonie, surtout quand le rédacteur assura que le roi avait fait construire de nouvelles barques du dieu, avec les meilleurs bois du Negau[1] et plaquées d'or. Et tout cela était gravé dans la pierre !

Elle ignorait que le rédacteur de la stèle, Horemheb, lettré, avait dans sa jeunesse étudié dans une Maison de Vie. Il y avait appris le précepte souverain :

Si tu es mécontent de la réalité,
façonnes-en une nouvelle.
Si tu ne le peux,
façonne-toi un autre toi-même.

Ce qui, en termes irrévérencieux, pouvait se transcrire ainsi : « Mens jusqu'à ce que tu aies raison. » Elle ignorait que les mensonges de la stèle étaient un programme de réformes. Mais elle n'avait pas étudié dans une Maison de Vie, car les femmes n'y allaient pas.

Et lui, se demanda-t-elle, que pensait-il de toutes ces inventions ? Commençait-il son règne par ces vantardises extravagantes ?

… Sa Majesté qui est celle de son père Osiris,
fils de Rê, le fils qui est bon pour celui qui l'a

1. Le Negev.

engendré, généreux en monuments, riche en merveilles, celui qui a fait le monument exact pour son père Amon, prodigue en naissances, le roi qui a établi Taouy.

C'était fini. L'assistance commença à se débander. Des banquets l'attendaient, au temple, au palais, au vizirat. Thèbes serait en liesse : du blé et du vin avaient été distribués à la population. Des musiciens et des danseurs et danseuses s'exhiberaient dans les rues. Des chanteurs brameraient. La nuit serait blanche.

Tout-Ankh-Amon se retourna vers son épouse. Le regard espiègle qu'elle lui adressa se figea soudain et se chargea de stupeur. Elle retrouvait le masque. Le regard fixe, avec un sourire supérieur, avantageux. Il avait cru à ce qu'il avait entendu. Il avait cru au personnage fictif décrit par ses courtisans ! Le sang d'Ankhensep-Amon se glaça. La maladie de la famille s'était déclarée.

— Allons, viens, lui dit-il d'un ton souverain, comme s'il avait été vraiment l'incarnation d'Amon.

Elle se retourna et aperçut le visage grave de Thoutou. Avait-il compris, lui aussi ? Et pourquoi Moûtnejmet arborait-elle ce demi-sourire cynique ?

Elle se rangea auprès de son royal époux et gagna la sortie à pas comptés, selon le rythme cérémoniel, non sans remarquer la claudication du garçon qui avançait à ses côtés, s'appuyant sur une haute canne.

23

Le chef des Chevaux

La phrase tomba comme un aérolithe dans la salle du palais d'Akhet-Aton où le roi jouait aux dames avec Pasar, après le souper :

— Tu es mon émanation.

Itchân l'entendit. Rekhmerê aussi.

Et Ankhensep-Amon, évidemment. Le cœur battant, elle leva les yeux de son livre.

— Tu es l'émanation de mon corps. Il est impérieux que tu sois glorifié selon ton rang.

Plus de deux années avaient passé depuis le couronnement. Tout-Ankh-Amon avait douze ans, Ankhensep-Amon quatorze, Pasar n'était pas loin de quinze. L'isolement monastique qui avait été celui du couple royal, pendant la première année de ce qu'il fallait bien appeler son règne, s'était dissipé. En effet, depuis l'inauguration de la stèle de la Restauration, Tout-Ankh-Amon se déplaçait fréquemment dans le Royaume, pour inaugurer les travaux d'embellissement et d'extension de tel et tel temple, pour l'installation de telle statue d'Amon, de Ptah, d'Osiris, de Maât, de Moût et d'autres. Les Deux Terres avaient subi, depuis deux ou trois décennies, quelques séismes, des convulsions d'Apopis, assuraient les clergés. Quelques édifices avaient été endommagés, d'autres s'étaient écroulés ; les architectes, oisifs depuis maintes années, reprirent du travail, des légions d'ouvriers et d'esclaves se mirent à l'ouvrage du haut en bas de la Vallée. Des statues avaient été abîmées et les sculpteurs participèrent aussi à l'ouvrage. De nouvelles équipes de prêtres furent constituées, de nouveaux terrains distribués.

En accord avec Horemheb, Thoutou fit discrètement marteler quelques bas-reliefs à la gloire d'Aton dans les régions de Thèbes et de Memphis. Des temples d'Aton furent reconsacrés à des divinités traditionnelles, mais lors de ses voyages, les préfets qui le guidaient détournaient habilement le garçon-roi des sites de ces apostasies.

En effet, le renoncement officiel au culte d'Aton n'avait pas encore été proclamé.

Tout-Ankh-Amon se donnait à sa tâche dans la limite de ses forces. Il avait pris le discours de la stèle de la Restauration au pied de la lettre. Aucun dieu n'échappait plus à sa fureur de représentation. Son temps était désormais partagé entre une équipe d'architectes et une autre de sculpteurs.

La déclaration figea Pasar.

Ankhensep-Amon le lui avait confié : après trois ou quatre essais aussi pitoyables que le premier, le roi avait renoncé à ses droits et devoirs conjugaux. Il devinait trop bien ses inaptitudes à la conjugaison et, s'il en était besoin, quelques soupirs d'impatience de son épouse les lui avaient confirmées.

Il n'était pas doué pour la reproduction, sans parler de ses plaisirs.

Une conjuration affectueuse montée par Ankhensep-Amon elle-même, Itchân et Thoutou avait réussi à parsemer les séjours du roi dans la Vallée de plusieurs des prostituées les plus expertes et les plus séduisantes. En vain. Déléguées dans sa chambre avec l'appui de son maître de la Garde-robe, tantôt elles s'étaient fait congédier sans autre forme de procès et tantôt elles s'étaient échinées à fouetter les esprits animaux de Sa Majesté.

— Une heure pour un éternuement ! avait osé déclarer une infortunée au maître de la Garde-robe, qui l'avait rapporté à Thoutou, lequel, en termes bien plus choisis, l'avait rapporté à la reine.

Le roi s'était déchargé des choses du corps de la reine sur Pasar. Il faisait donc l'amour par procuration. Officieusement jusque-là.

Et soudain, la délégation devenait officielle. Puisqu'il faisait l'amour à la reine, Pasar était son émanation.

— Je commencerai par glorifier ton père, dit-il, avançant un pion sur le damier.

Pasar n'en perdit pas un mot.

— L'honneur est infini, Sire.

— Ton père Houÿ a déjà travaillé au palais, m'a-t-on dit.

Ankhensep-Amon ne parvenait plus à lire un seul mot. Tout-Ankh-Amon s'était donc préalablement informé sur le père de Pasar. Ce n'étaient pas des paroles en l'air qu'il venait de prononcer.

— Il a été le scribe du vice-roi pour le pays de Koush de ton auguste père Amenhotep le Troisième, Mérimès, précisa Pasar.

— Il était le messager du souverain dans toutes les terres, compléta le roi. Et son père était le directeur des douanes de mon père.

Ankhensep-Amon fut stupéfaite. Depuis bientôt cinq ans qu'ils se connaissaient, Pasar ne lui avait jamais parlé de son père ni de sa famille. Elle n'avait qu'incidemment appris le nom de son père. Effacement ou discrétion, depuis le jour mémorable où il lui avait remis cet éclat de pierre porteur d'une mise en garde[1], Pasar avait restreint sa relation à son amour et à son dévouement pour elle. Avait-il craint de passer pour intéressé ? Toujours était-il qu'il n'avait jamais demandé d'autre faveur que d'appartenir à la sphère de celle qui était encore Ankhensep-Aton.

Cependant, les révélations qu'elle venait d'entendre lui ouvrirent un autre aspect de l'attachement de Pasar : si le père avait été haut fonctionnaire d'Amenhotep le Troisième, il s'ensuivait que l'attachement pour la dynastie royale était héréditaire dans sa famille.

— Thoutou me l'a dit, poursuivit Tout-Ankh-Amon, le seigneur Houÿ figurait parmi les porte-éventails à la

1. Voir *L'Œil de Néfertiti*.

droite de mon père. Et il était Brave de Sa Majesté dans la cavalerie de mon frère Akhen-Aton.

Pasar, gêné, jeta un regard dérobé à Ankhensep-Amon ; elle ouvrit de grands yeux : son amant appartenait donc à une grande famille du Royaume. Il fit effort pour se concentrer sur la partie.

— J'ai décidé, déclara Tout-Ankh-Amon, mangeant un pion adverse, que ton père sera mon vice-roi pour le pays de Koush. Cela a été établi avec mon vizir.

Ce n'était plus un aérolithe qui était tombé dans la pièce : ce fut la Lune.

— Tu seras le chef de mes Chevaux. Tu ne joues plus ?

— Sire…, balbutia Pasar. Tant d'honneurs…

— Tu es de noble sang. Et tu es mon émanation.

— Permets-moi, Sire, de baiser ta main.

Tout-Ankh-Amon tendit sa main délicate par-dessus le damier et Pasar la baisa.

— Et qu'en dit le régent ? demanda Ankhensep-Amon, qui s'était levée.

— Il en est tout à fait d'accord.

Ankhensep-Amon songea qu'Aÿ et Houÿ devaient se connaître, en effet, depuis longtemps. Elle se demanda si toute cette opération ne recouvrait pas une manœuvre du régent ou du vizir ou des deux. Mais elle ne parvint pas à l'imaginer. Voulait-on éloigner Pasar d'elle ?

— Et Pasar partira pour Koush ? demanda-t-elle.

— Non, puisqu'il est le chef de mes Chevaux.

Elle enregistra fugitivement le symbolisme de la fonction de chef des Chevaux et se trouva déconcertée au point de ne pouvoir accorder deux idées ensemble.

— Tout cela m'a donné soif, dit-elle.

Et elle demanda à un domestique de leur apporter de la bière.

— Si tu ne joues plus, déclara Tout-Ankh-Amon, j'ai gagné.

— Pardon, Sire, répondit Pasar en s'appliquant au damier.

Ankhensep-Amon évoqua fugitivement les escapades sauvages dans la campagne au nord du palais, en compagnie de Pasar. C'était hier et cela semblait jadis. Ils avaient été seuls. Maintenant que leur liaison était officialisée, elle leur avait été volée.

L'intronisation de Houÿ eut lieu deux semaines plus tard, à Thèbes. Ankhensep-Amon vérifia que son époux avait mobilisé non seulement l'intendant aux fêtes royales, ainsi qu'Ouadj Menekh, bien évidemment, mais encore tous les services de la régence et du vizirat.

La cérémonie s'ouvrit dans la grande salle des audiences. Sur une estrade si haute qu'une chute en eût été mortelle, le roi et la reine siégeaient sur des trônes plaqués d'électrum, sous un dais.

Aÿ était assis sur un troisième trône, devant eux, sur une estrade plus basse, deux porteurs d'éventails à ses côtés. Thoutou, Horemheb et Maya se tenaient debout, de part et d'autre de son trône.

Tout-Ankh-Amon avait revêtu pour la circonstance la grande robe de lin plissé, qui lui prêtait plus d'ampleur qu'il n'en avait naturellement dans son pagne. À la ceinture était accrochée, dans le dos, la queue de panthère. Il avait insisté pour qu'Ankhensep-Amon portât, comme lui, des sandales entièrement dorées. Et surtout, il portait la couronne d'apparat *kheperesh*, bleue à pois, celle qu'on appelait « le casque de guerre » et d'une main, il tenait à la fois le sceptre et le fouet, les emblèmes royaux, de l'autre l'*ankh*, la croix de vie. Bien qu'il attachât désormais un soin méticuleux à ses tenues, comme à l'organisation des cérémonies et à leur décor, Ankhensep-Amon fut néanmoins surprise du faste dont il avait entouré l'intronisation de Houÿ. Que pouvait donc signifier cela ?

Elle le regarda : toujours ce masque impassible.

« Mais qui est donc derrière ce masque ? » se demanda-t-elle. Elle avait cru connaître le garçon, alors qu'il n'était qu'un prince timide et elle s'avisait qu'il s'était changé en énigme.

De part et d'autre d'une vaste allée, les ministres, courtisans et dignitaires formaient des groupes silencieux, en tenues d'apparat. Au premier rang du groupe de droite, Ankhensep-Amon distingua deux femmes d'un certain âge et de fière prestance, portant chacune un pectoral étincelant, des bracelets d'or, des sandales garnies de pierres, et elle conclut que ce devaient être Ounher, la mère de Houÿ, et Taëmouadjisy, la mère de Pasar. Celle-ci se doutait-elle des raisons de la faveur de son mari ? Mais les raisons étaient-elles bien celles qu'elle croyait ? La perplexité la gagna.

Ouadj Menekh annonça d'une voix de stentor l'arrivée de Houÿ. Et le père de Pasar entra, lui aussi vêtu de la longue robe de lin plissé. Elle le dévisagea. Pasar dans trente ans, se dit-elle. Pour la circonstance, il s'était évidemment composé une expression indéchiffrable.

Derrière Houÿ entrèrent ses deux fils, car Pasar avait un frère, aîné. Puis les assistants de Houÿ. Tous courbés et la tête inclinée.

Maya alla l'accueillir au nom du roi et lui déclara :

— On t'a transmis la région qui s'étend de Nekhen jusqu'à Nesout Taouy[1].

— Puisse Amon de Nesout Taouy faire que tout ce que tu as ordonné soit réalisé, ô Souverain, mon maître, répondit Houÿ.

Sur quoi les assistants entonnèrent :

— Tu es le Fils d'Amon. Puisse-t-il faire que viennent à toi les chefs de tous les pays étrangers, t'apportant les produits choisis de leurs régions.

Ankhensep-Amon essaya de capter le regard de Pasar. Mais à ce moment, Maya tendit solennellement l'anneau d'or de sa charge à Houÿ, et les deux fils suivaient la conclusion de l'intronisation.

Une nouvelle bouffée de perplexité l'agita. Elle ne pouvait se résoudre à croire que Tout-Ankh-Amon avait organisé toute cette cérémonie rien que pour établir Pasar comme son amant. Avec la complicité de Thoutou ? Et de Maya ? Non, il y avait à coup sûr une autre raison, plus profonde.

---

1. Hiérakonpolis et Napata.

Le nouveau vice-roi récita encore un compliment pour remercier le roi.

Vice-roi, songea-t-elle. Et la lumière se fit brusquement : de même qu'Aÿ s'était assuré l'appui d'un vice-régent, Tout-Ankh-Amon se dotait d'un vice-roi. C'était cela ! Puisque Aÿ s'adossait à l'armée, Tout-Ankh-Amon mettait la main sur les revenus de Koush en or, en ivoire, en bois précieux, en esclaves. Comment n'y avait-elle pas pensé plus tôt !

Le nouveau vice-roi adressa un dernier regard à son maître et sortit de la salle, puis du palais, suivi par sa famille et nombre de dignitaires et courtisans. On entendit à l'extérieur les vivats des fonctionnaires qui l'attendaient. Tout ce monde l'escorterait jusqu'à l'embarcadère.

Là, il monterait dans une barque somptueuse, avec une cabine à la poupe pour lui et sa suite et une autre pour ses chevaux à la proue, derrière une sculpture qui représentait le roi assujettissant un Noir. Une chanteuse célébrerait sa splendeur, et il ferait voile à destination du vaste et mystérieux pays de Koush. Et il s'emploierait à lui arracher l'or, le cuivre, l'ivoire, les pierres précieuses, l'ébène végétale et l'humaine, ainsi que le bétail dont regorgeait ce pays conquis.

Ankhensep-Amon ne reverrait Pasar que le soir ou plus probablement le lendemain. « Chef des Chevaux », se redit-elle.

Quand la salle se fut vidée, Itchân, promu Premier secrétaire du roi, l'aida à descendre les marches, lui prit les insignes royaux de la main, puis lui tendit son bâton.

Car c'était désormais acquis, le roi ne se séparait plus de son bâton, pour assurer sa démarche. Ce n'était pas un bâton ordinaire, il s'en fallait, mais une haute canne au bout recourbé dont l'anse s'ornait d'un Syrien et d'un Noir aux faces douloureuses, les ennemis traditionnels du Royaume.

Tout à coup, descendant de l'estrade de son côté et saisissant la main que lui tendait la Première dame de cour, Ankhensep-Amon eut une illumination : ce garçon qui était son époux codifiait tout. Y compris son infortune conjugale. Il s'était même codifié lui-même : un roi, fils de dieu, dont l'existence ne pouvait être qu'une série ininterrompue de cérémonies solennelles et de spectacles. Mais il était également rusé : il avait mis la main sur les ressources qui devaient servir à son goût du faste.

Elle regarda Aÿ, qui s'entretenait avec son secrétaire et rejoignait Tout-Ankh-Amon. Le vieux chacal devait penser qu'il avait croqué le lapin.

Et elle devina que Tout-Ankh-Amon ne lui avait pas pardonné la mort de Semenkherê. Il ne la lui pardonnerait jamais.

24

La cérémonie interminable

Parfois apparaissent dans les rêves des personnages familiers, mais dont le comportement est si différent qu'il emplit le dormeur d'épouvante ; il se réveille en sursaut et se prend à craindre que le cauchemar soit un présage. Le familier va-t-il tomber malade ou mourir ?

Ankhensep-Amon fut ainsi arrachée au calme d'une nuit par une vision de Tout-Ankh-Amon, assis devant elle et jouant tout seul aux dames dans un espace immense et lugubre. Elle s'assit vivement et Pasar aussi se réveilla.

— Que se passe-t-il ? demanda-t-il, posant sa main sur le poignet de sa maîtresse.

Elle lui raconta le rêve, ajoutant :

— C'est comme s'il était mort.

— Il ne peut mourir. Il est déjà mort.

— Comment ? s'écria-t-elle.

— Ne le vois-tu pas ? Le peu qu'il a de corps est vide. Son regard est celui d'un masque mortuaire. Aucune passion ne l'habite. J'ai parfois l'impression, quand je le vois manger, qu'il avale ces aliments de plâtre peint qu'on met dans les tombeaux pour les repas fictifs des âmes. Il a transformé son existence en une interminable cérémonie funèbre.

— Tais-toi, dit-elle sans conviction.

Mais c'était en grande partie vrai, elle le savait dans son cœur. Il n'y avait même plus de place, dans ses échanges avec son époux, pour l'émotion ni les petits riens pourtant si éloquents auxquels elle avait été habituée : toutes les rencontres avaient été ritualisées et dès qu'elles s'écartaient de la règle, d'ailleurs édictée par lui, il devenait muet, manifestant sa désapprobation par le silence. À leur première rencontre du matin, il lui demandait ainsi, invariablement :

— Ma divine épouse a-t-elle bien dormi ?

Et parfois agacée qu'un garçon de douze ans fût à ce point cérémonieux et si peu spontané, elle répondait, même si ce n'était pas vrai, que des moustiques l'avaient incommodée ou qu'elle avait mal digéré le repas de la veille. Il lui opposait alors une impassibilité de pierre, ne relevait jamais la réponse et n'offrait aucun réconfort.

Il devenait donc inutile de lui faire part de quoi que ce fût qui n'entrât pas dans le rituel prévu.

Parfois, elle mangeait du poisson, qu'elle se faisait préparer pour elle seule. Or, il n'en consommait jamais. D'abord, le plat était plébéien, ensuite il était exclu de l'alimentation des purs, et le roi, arguait-il sentencieusement, devait être plus pur que les purs. Il ne mangeait pas non plus d'oignon, ayant appris que ce végétal était interdit aux prêtres se préparant à accomplir des rites. Mais à quels rites se destinaient-ils donc ? Elle en mangeait plus souvent qu'elle n'en avait envie, pour le contrarier. Y parvenait-elle ? Il ne faisait aucun reproche, détournait les yeux des nourritures infâmes et son regard survolait la table.

Mais elle comprenait aussi les causes de cette rigidité. Dès la mort de son frère Akhen-Aton, on avait tiré l'orphelin des arcanes du palais comme une statue d'un magasin d'accessoires, et on l'avait jeté dans des combats de monstres. Sa mère Satamon, propre fille du père du petit prince, était morte peu après sa naissance. Il ne disposait alors d'autre consolation que la compassion des domestiques et des esclaves.

Puis on avait tué l'autre frère, Semenkherê, son seul soutien. Et il connaissait le fomentateur du meurtre et ne pouvait invoquer aucune justice.

Puis encore, on l'avait marié et couronné. Et on lui avait fait prendre conscience de la faiblesse de son corps.

Enfin, on avait essayé de l'assassiner.

Il s'était donc renfermé en lui-même. D'où le masque et la ruse.

Elle songea que l'origine de ce changement semblait se situer dans la nuit des cobras, quand les animaux sacrés de Sati l'avaient protégé. S'était-il alors cru d'essence divine ? Était-ce la cause de ce figement, de cette mort intérieure dont il revêtait prématurément le masque ?

Elle se rallongea, réfléchissant à ce qu'avait dit Pasar.

En dépit des activités nombreuses de son époux, auxquelles parfois il l'associait, la vie antérieure d'Ankhensep-Amon avait disparu, comme martelée au ciseau par les ouvriers d'un pharaon chargés d'effacer les vestiges de son prédécesseur. On aurait dit d'un caillou lâché dans l'eau : après quelques vagues concentriques, la réalité en a été engloutie sous la surface redevenue lisse.

Plus jamais aucune mention de Semenkherê, de la disparition de Merit-Aton, de Néfer Herou et de leur fils, de la nuit des cobras ni de la tentative de révolution d'Api-hetep. Rien de tout cela n'avait existé. C'était la loi du Royaume. On ne vivait que dans le présent et la préparation de la mort. On n'évoquait jamais la réalité.

Il n'y avait pas de passé. Rien qu'un rituel interminable.

Puis la paix qui émanait du corps de Pasar, rendormi, la guida de nouveau vers le sommeil.

— J'ai reçu ce matin les rapports sur la cérémonie de la stèle de la Restauration, déclara Aÿ d'un ton satisfait.

Autour de lui étaient réunis Thoutou, Horemheb, Maya, Mahu et plusieurs fonctionnaires des divers ministères, ainsi qu'un de ses nouveaux protégés, Ousermon.

— Cela, reprit-il, démontre qu'un peu d'autorité et des cadeaux ont raison des esprits les plus chagrins. Le roi est désormais aimé comme il se doit par tout le pays.

L'affirmation fut accueillie sans conviction excessive.

— À propos de cadeaux, dit Maya, nous en avons fait beaucoup aux temples. Outre la statue d'Amon en or de treize verges de long, il y en a une autre de quatre verges, une statue de Ptah de cinq verges, quatorze statuettes en or et en argent émaillés... Et je ne parle pas des statues de granit ni des artistes et artisans qu'il faut payer... Le Trésor du Royaume est presque vide.

— On le regarnira avec l'or que nous enverra Houÿ, rétorqua Aÿ. Il est expert à collecter des richesses. L'essentiel est que les clergés soient contents.

Thoutou demeura silencieux : c'était le roi qui contrôlerait dorénavant les tributs de Koush. L'or du sud n'atteindrait jamais les coffres du Trésor. Tous ces gens, à l'exception de Maya, n'avaient vu que du feu dans la nomination de Houÿ.

— Il faut songer aux chars et aux armes que nous achetons en Syrie, déclara Horemheb. Si le Trésor s'épuisait, cela poserait des problèmes à l'armée. Nous ne pourrions pas enrôler les mercenaires dont nous avons besoin.

— Je l'ai dit, Houÿ y pourvoira, répéta Aÿ. Nous lui adresserons un message le priant de faire vite. Les impôts sont-ils rentrés ?

— Les derniers sont rentrés il y a trois mois et ils sont déjà dépensés, répondit Maya avec une pointe d'impatience. Les prochains, tu le sais, régent, ne sont dus que dans huit mois et ne rentreront pas avant dix.

— Il faudra les augmenter un peu.

— Tel n'est pas l'avis des préfets, intervint Thoutou. Ils les trouvent déjà trop élevés.

Il avait dû subir toute la matinée les récriminations de Maya sur les frais somptuaires de Tout-Ankh-Amon et ses pressions pour qu'il intervînt auprès du monarque.

Depuis les dernières années du règne d'Akhen-Aton, le Trésor s'était considérablement dégarni et ce n'étaient pas les années suivantes qui l'avaient renfloué.

Ce fut au tour d'Aÿ de s'impatienter.

— Tout cela, ce sont des détails, déclara-t-il avec force. L'essentiel est que la sérénité soit revenue dans le Royaume. La présence royale sur le trône s'impose désormais de façon éclatante. Il sera bientôt désirable d'inviter Sa Majesté à quitter Akhet-Aton pour se montrer au peuple.

— Tu comptes le faire venir à Thèbes ? demanda Horemheb.

Aÿ parut indécis. Il devinait que ses discours avaient été présomptueux. Les vieux et pénibles arguments sur la nature chétive de la personne royale risqueraient de ressurgir. Par accord tacite, personne ne l'avait mentionné, mais nul ne pouvait plus nier que le roi était affligé d'un défaut congénital et qu'il s'appuyait toujours sur sa grande canne quand il se déplaçait.

— Peut-être à Memphis, plutôt, dit-il.

Thoutou se demanda quelle différence il pouvait y avoir entre Thèbes et Memphis.

— Et il faudra songer à organiser une fête de l'Opet que le roi mènera, conclut Aÿ.

La prochaine n'étant prévue que six mois plus tard, personne ne jugea utile d'en discuter. Cette fête durait onze jours et elle serait au moins aussi éprouvante pour Tout-Ankh-Amon que l'avaient été les cérémonies du couronnement.

La réunion prit fin.

Retrouvant le vizir dans le couloir, Horemheb lui confia :

— J'ai le sentiment que le régent prend un peu vite les choses pour acquises. Le calme du pays n'est qu'apparent et provisoire. Il parle d'augmenter les impôts ! Veut-il un nouvel Api-hetep ?

Thoutou hocha la tête.

— Depuis l'inauguration de la stèle de la Restauration, j'ai l'impression qu'il se sert du roi comme d'un emplâtre pour panser le pays, reprit Horemheb.

— Peut-être aura-t-il plus de peine qu'il le pense à se servir de cet emplâtre, observa Thoutou avec un léger sourire.

Il n'avait pas oublié un commentaire de Semenkherê : l'étrange petit roi était un bon joueur de dames.

25

Le fils accompagne son père au Harem

La saison des Semailles s'acheva. Les premiers vols d'oiseaux migrateurs tracèrent leurs hiéroglyphes sur le ciel d'argent, en direction du nord.

Plus que deux mois avant celui de Paophi et la fête de l'Opet. Le thème en était qu'Amon et son épouse Moût, escortés de leur fils le dieu lunaire Khonsou, le Magnanime selon son titre thébain, se rendait à son Harem du Sud, à Louxor[1]. C'était l'occasion pour le peuple d'apercevoir le Créateur du monde ou tout au moins son effigie.

Tout-Ankh-Amon n'y avait jamais assisté. Prié par Aÿ, le Conseil royal et le grand-prêtre de Karnak de bien vouloir mener la cérémonie, il ne se fit pas prier. N'avait-il pas fait construire, selon la stèle de la Restauration, les trois barques du dieu ?

---

1. En fait, le nom de Louxor à l'époque était Harem du Sud.

— C'est mon père, dit-il avec un sérieux imperturbable à Ankhensep-Amon et Pasar, médusés.

Il partit incontinent pour Thèbes, suivi de Seferhor et d'Itchân, afin de se faire expliquer par le grand-prêtre toutes les étapes de la fête et leur symbolisme. Ankhensep-Amon et Pasar l'y rejoindraient la veille du départ du dieu.

Sur quoi, comme un coup de tonnerre, ceux-ci apprirent qu'un rescrit royal avait nommé Taëmouadjisy, la propre mère de Pasar, matrone du Harem royal. Ni la reine ni le chef des Chevaux n'en avaient été informés. Ils furent confondus par l'inconscience ou la perversité.

— Il fait de ma mère une tenancière ! tonna Pasar.

Puis il éclata de rire.

— Et pour quoi faire, un harem ? murmura Ankhensep-Amon, sincèrement surprise.

Les rois avaient toujours entretenu un harem. Mais Tout-Ankh-Amon, si jeune ?... Taëmouadjisy devrait donc recruter les plus jolies filles du pays pour les plaisirs charnels du monarque.

Lesquels ? Elle ne serait donc jamais au terme de ses étonnements avec ce garçon.

Elle descendit donc vers Thèbes avec Pasar. Elle y trouva le palais en effervescence. Le Premier chambellan, Ouadj Menekh, débordé par les requêtes de notables qui demandaient tel et tel rangs aux festivités dans le temple, paraissait au bord de la crise de nerfs. Pasar fut comme happé par une machinerie en folie ; étant le chef des Chevaux, il lui revenait d'organiser le trajet du roi du palais à l'embarcadère. Le trajet ne durerait qu'un quart d'heure, mais on eût cru qu'il s'agissait d'une offensive militaire de cent chars. Sa fonction consisterait à se tenir auprès du roi et à guider les quatre chevaux du char royal, où le roi se montrerait debout, et à leur imposer un trot raisonnable, afin d'éviter les cahots. Après quoi, une fois le roi à bord de la barque sur laquelle il traverserait le fleuve, il ramènerait les chevaux à l'écurie.

Ankhensep-Amon eut ainsi le loisir de revoir ses trois sœurs, Néfernerou-Aton-Tashéry, Néferneferourê et Setepenrê, séparées d'elles depuis le couronnement. Onze, dix et neuf ans : elles ne jouaient plus guère à la poupée. Retrouvailles trempées de larmes et de désarroi. Laissées aux soins des nourrices et parfois de leur tante Moûtnejmet et de la femme de Thoutou, les trois jeunes princesses semblaient égarées : des oiseaux de paradis sans plus aucun sens de la réalité. Elles demandèrent ainsi des nouvelles de Merit-Aton et s'étonnèrent de ne pas la voir arriver pour la fête, puis encore elles s'enquirent de Semenkherê. Pour un peu, elles eussent demandé après leur père et leur mère.

— Tu es la reine ? demanda même Setepenrê.

Avaient-elles perdu la raison ? L'épreuve fut trop grande pour Ankhensep-Amon, qui les quitta en larmes pour regagner ses appartements, en attendant que Pasar revînt.

Le lendemain commença l'épreuve.

La reine et tous les ministres et dignitaires partirent tôt pour attendre leur roi à l'embarcadère. Ils lanternèrent sous les yeux curieux de la foule et dans l'empressement obstiné des mouches.

Vers dix heures, Tout-Ankh-Amon sortit donc du palais sur un char d'électrum, dans une tonitruante fanfare militaire. Pasar, en simple pagne, conduisait les chevaux. Torse nu, lui aussi, un lieutenant de petite taille, afin de ne pas désobliger le roi, montait également le char, afin d'épauler le monarque. Entre les deux jeunes hommes, en effet, Tout-Ankh-Amon, en longue robe de lin plissé blanc et coiffé de la *kheperesh*, qu'il convenait de tenir en équilibre, devait faire le trajet tenant d'une main le crochet et de l'autre le sceptre. Et il ne pouvait se raccrocher à rien ni personne.

Une foule immense était massée tout le long du trajet, criant des vivats dans le fracas des trompettes, le mugissement des cornes et le martèlement des tambours. On lança des fleurs.

Au ponton, garni de hampes au sommet desquelles claquaient des oriflammes blanches et rouges, Pasar et le lieutenant aidèrent le roi à descendre. Ouadj Menekh lui prit les insignes royaux et tendit sa canne au roi. Celui-ci embarqua avec la reine. Une nuée de bateaux étaient ancrés au large du site. Une demi-heure plus tard, sur l'autre rive, le cortège se rendit à pied au temple d'Amon, aux sons d'un autre orchestre militaire.

Le grand-prêtre attendait le roi et le mena faire des libations et encenser les offrandes. Puis des escouades de prêtres et de scribes allèrent chercher dans le temple la première des trois barques divines, celles qui étaient annoncées dans la stèle de la Restauration, la chargèrent sur leurs épaules et se dirigèrent vers la berge, afin de la mettre à l'eau. Chacun put le vérifier : elle était bien en cèdre incrusté d'or. Puis la deuxième barque, plus grande. Puis la troisième.

Ce n'était pas une mince affaire, car l'espace entre le temple et les berges avait été envahi par des vendeurs à la sauvette qui proposaient des vivres à la foule : brochettes de poisson et de viande grillés, concombres au vinaigre, galettes au sésame ou au miel, dattes, bière au gobelet – le même pour tous. Suant et ahanant, les quelque deux cents porteurs par barque devaient donc se faufiler entre les tréteaux et les jurons fusaient, plus ou moins couverts par la musique.

Prêtres et scribes retournèrent au temple et couchèrent la grande statue d'or, de treize verges de long, sur un immense brancard, afin de la porter dans la deuxième barque, *Ouserhet Amon*.

Des centaines de mains se tendirent au passage pour toucher le dieu, qui souriait en regardant le ciel.

La statue de Maât, également en or, fut transportée de même.

Puis celle de Khonsou.

Il y avait déjà foule sur la rive de Karnak. Mais que dire de l'autre ! Plusieurs bateaux s'en étaient détachés, portant des curieux qui voulaient assister de près au départ. Les accords d'orchestrions sauvages se mêlaient à la musique militaire, créant un vacarme sans nom, courant sur l'eau d'une rive à l'autre.

Prêtres et scribes s'échinèrent alors à dresser les statues dans les barques et à les arrimer solidement. Cela fait, ils retournèrent encore une fois chercher les chapelles qui devaient être montées sur les barques divines, l'une à l'arrière, l'autre à l'avant, puisque les passagers allaient naviguer dessus quinze jours.

Enfin, vers quatre heures de l'après-midi, le roi embarqua sur *Ouserhet Amon*, accompagné par Itchân, le maître de la Garde-robe, le médecin Seferhor, au cas où, et un prêtre par barque. Puis les mariniers et rameurs, auxquels revenait une bonne partie des mérites de l'entreprise, prirent place à bord.

Amon étincela au soleil.

Les princesses béaient. Ankhensep-Amon cligna des yeux.

Le signal du départ fut donné. La barque d'Amon partit la première et se dirigea vers le milieu du Grand Fleuve, que la crue semait de courants insidieux et de mascarets. Celles de sa femme et de son fils partirent à leur tour et prirent bientôt sa suite. Comme les barques divines étaient sans voiles et qu'elles remontaient le courant, plus fort au moment de la crue, elles ne pouvaient avancer qu'à la force des rames. Trois autres, devant, pourvoyaient à une défaillance éventuelle et les halaient.

Amon, sa femme et son fils, tanguèrent et roulèrent comme des fêtards pris de boisson. Il était vrai que cela leur prêtait les apparences de la vie.

Les barques des dignitaires suivirent.

À un moment donné, tous les spectateurs purent, des deux rives, voir le roi se poster à l'arrière de l'*Ouserhet Amon* avec le secours d'un jeune homme, en qui

Ankhensep-Amon reconnut Itchân. Soutenu par celui-ci, il saisit la rame-gouvernail[1] et fit mine de godiller, comme s'il dirigeait lui-même la barque de son Père.

Des applaudissements éclatèrent. Ankhensep-Amon craignit que le roi ne payât cette audace d'une bonne baignade. Il n'en fut cependant rien, car après ce moment de pilotage symbolique, le roi leva le bras, pour répondre aux applaudissements, et regagna sa cabine.

Tout ce monde irait ainsi jusqu'à Louxor, et pendant onze autres jours, le roi accompagnerait son père céleste sur le chemin du retour, afin de le ramener avec sa femme et son fils à Karnak.

Recrue de fatigue, de chaleur, d'agitation et de bruit, Ankhensep-Amon fut trop heureuse de faire le chemin du retour. Elle se demanda si Tout-Ankh-Amon reviendrait vivant de cette expédition. Pour sa part, elle laissait volontiers le fils du dieu accompagner son père au harem.

La coïncidence la frappa : il s'était donc doté d'un harem au moment où il suivait son père vers le sien. Deux harems fictifs.

---

1. Le gouvernail n'avait pas encore été inventé.

26

Le garçon qui se prenait pour un dieu

Le roi était le centre du monde, puisque fils du Créateur, et l'idée ne serait donc venue à personne de le taxer d'excentricité. Elle-même d'essence divine, puisque fille de dieu vivant, Ankhensep-Amon ne put cependant s'empêcher de penser que le comportement de son divin époux commençait à défier l'interprétation commune.

Il n'était pas encore rentré de l'Opet ; elle avait donc tout loisir de méditer sur la nature terrestre et divine de Tout-Ankh-Amon.

Au cours d'une conversation sur la qualité des miroirs qu'on pouvait se procurer dans la Vallée, sa Première dame de cour lui dit :

— Ta Majesté s'inquiétait l'autre jour de savoir si le peuple parvenait à bien voir l'auguste visage de ton divin époux, lors des cérémonies. Je peux te dire que, même s'il ne le voit pas, à cause de la distance qui le sépare du roi, il commence à bien connaître ses traits.

Ankhensep-Amon ne comprit pas ce que voulait signifier la dame de cour.

— Ses effigies sont maintenant si nombreuses, expliqua celle-ci, qu'il est bien peu de gens qui ne connaissent les traits de ton époux bien-aimé.

Y en avait-il tant que cela ?

— La région thébaine en abonde, dit la dame de cour, visiblement admirative.

Surprise, Ankhensep-Amon avoua qu'elle ne les connaissait pas ; elle émit le souhait de les voir. Les deux femmes convinrent donc avec Ouadj Menekh et l'intendant général d'organiser une promenade d'une journée. Elles iraient à dos de mulet, suivies simplement de deux gardes, puisque, dans la journée, les parages de la capitale n'étaient pas dangereux. Elles s'habillèrent comme deux dames de bien, évitant tout apparat qui attirerait l'attention, et de toute façon, le visage de la reine était quasiment inconnu.

Elles étaient sorties du palais depuis une heure quand la dame de cour lui indiqua deux statues neuves qui flanquaient la porte est de la ville. Elles s'arrêtèrent. Ankhensep-Amon découvrit deux statues colossales de son époux, dotées d'un corps qu'elle ne lui connaissait pas. Mais ce qui la frappa surtout fut la couronne dont le monarque s'était coiffé dans ces représentations ; non pas la double couronne traditionnelle des Haute et Basse Terres, le *pschent*, mais la couronne d'Osiris, dite aussi couronne *atef* et caractéristique du dieu Geb :

blanche, surmontée de deux plumes d'autruche latérales et flanquée des cornes de bélier horizontales.

Une couronne divine.

Détail singulier : la couronne de Geb, le dieu de l'Ennéade[1] et premier pharaon du pays avant les rois humains, avait été réinterprétée : le globe lunaire qui la surmontait d'habitude, entre les deux plumes d'autruche, était posé directement sur la tête du roi.

Elle fut troublée. D'abord, le globe était bien plus gros que le voulait la convention et il évoquait dangereusement celui de l'Aton ; ensuite, même son père Akhen-Aton s'était représenté coiffé de la couronne royale, non de la couronne divine. Mais elle s'abstint de toute question ou commentaire ; si la dame n'était pas versée dans la nomenclature des attributs royaux, mieux valait ne pas attirer son attention sur cette singularité.

Le petit cortège reprit son chemin et parvint à l'embarcadère ; une demi-heure plus tard, mulets compris, il atteignit l'autre rive. La dame de cour prit alors le chemin d'un nouveau temple. Il était consacré à Khonsou, le fils d'Amon, dont la statue d'or avait suivi celle du dieu-roi sur le fleuve, lors de la fête de l'Opet. Des sculpteurs achevaient de polir deux autres statues colossales qui en flanquaient l'entrée et des peintres, de les décorer de jaune, de blanc, d'ocre et de rouge : deux autres représentations du roi. Les inscriptions

1. Groupe de neuf divinités représentant les forces fondamentales de l'univers, dont la composition varia selon les époques et les écoles de théologie.

toutes fraîches sur le socle les donnaient pour images du dieu. Mais au lieu de la tête de faucon qu'il eût dû avoir, il présentait les traits de Tout-Ankh-Amon. Le faucon était cependant présent : il étendait les ailes derrière la tête du roi. L'imagerie traditionnelle avait été modifiée au bénéfice du monarque.

De nouveau, Ankhensep-Amon parvint à dissimuler son trouble. Elle feignit d'admirer l'édifice et entra examiner les bas-reliefs. À sa stupeur, elle trouva sur des coudées et des coudées de long des images de son époux guerroyant contre les ennemis du pays. À treize ans ? Quand ? Où ?

Peut-être la dame de cour était-elle étonnée aussi. Quand leurs regards se croisèrent, Ankhensep-Amon décela dans celui de sa suivante une ombre de réserve, peut-être ironique. Leurs silences, en tout cas, étaient éloquents.

— Ta Majesté voudra sans doute voir également le grand ensemble de trois statues au temple d'Amon, suggéra la dame de cour.

Ankhensep-Amon hocha la tête et elles prirent le chemin de ce temple. Elles longèrent la chapelle d'albâtre d'Amenhotep le Premier et parvinrent au temple d'Aton. Ankhensep-Amon exprima le désir de s'y arrêter. Désir légitime : n'était-ce pas celui qu'avait bâti son père ? Et d'ailleurs, la visite était officieuse. Et le temple semblait abandonné. Pas un fidèle. Pas un prêtre.

Dès qu'elle entra, la reine fut saisie. Une gigantesque effigie d'Akhen-Aton dominait la grande salle. Le cœur battant, elle considéra le portrait, stylisé à l'excès et pourtant plus vrai que nature : la bouche sinueuse, les yeux effilés et ce visage vulpin figé dans sa détermination obstinée. Son père. Elle retint ses larmes. Son père et pourtant un père qui avait toujours été absent. Elle évoqua fugitivement ses dernières années, sa folie mystique, son enfermement dans sa maison, en compagnie de Semenkherê, ses journées passées à écrire des hymnes à Aton, qu'il confiait à Panésy pour qu'ils fussent recopiés dans la Maison de Vie. Elle revit sa mère, hautaine et mystérieuse, recluse dans le ressentiment, l'isolement progressif dans la compagnie des nourrices et des fonctionnaires.

Elle ressentit une nostalgie fulgurante pour Merit-Aton. Elle aurait ardemment voulu la prendre dans ses bras et pleurer sur son épaule. Mais l'autre reine n'était pas là.

Sur un autel d'offrandes, des vestiges calcinés, déjà anciens, avaient blanchi sous le sable. Les traces des dernières libations brunissaient sur le sócle. Des herbes poussaient entre les dalles. Des lézards couraient sur les bas-reliefs.

Ankhensep-Amon ravala ses larmes et ressortit. Les sycomores dispensaient leur ombre fraîche, des oiseaux chantaient, des papillons voletaient. Mais le décor était funèbre.

Les deux femmes et les gardes se dirigèrent vers le temple d'Amon.

Là, les pointes d'or des obélisques scintillaient au soleil. Les oriflammes jaunes claquaient dans la brise. Elles passèrent la Cour où le pharaon se purifiait avant de pénétrer dans la première salle. Des prêtres allaient et venaient. Un domestique balayait le sol. Un prêtre entouré de fidèles faisait un sacrifice et l'odeur de la chair animale et du lait brûlés emplissait l'air.

La dame de cour guida sa maîtresse vers le mur est de la chapelle. Une immense sculpture y était adossée. Ankhensep-Amon eut le souffle coupé. Tout-Ankh-Amon se dressait entre Moût et Amon debout et les tenait familièrement par les reins, comme des égaux qu'il entraînait dans une danse campagnarde. Sur sa tête, là aussi, une couronne *atef*.

Il avait pris la place du dieu Khonsou.

L'orphelin s'était inventé des parents.

La dame de cour proposa de visiter un autre temple, mais la reine allégua qu'elle était fatiguée et souhaitait rentrer à Thèbes.

Quand il vint lui rendre visite, à son retour, vers le milieu du troisième mois de l'Inondation, il lui sourit triomphalement, l'embrassa sur la joue et lui déclara :

— J'ai ramené mon père.

Elle faillit lui demander s'il avait trouvé du plaisir au Harem du Sud. Les doutes l'assaillirent de nouveau sur la santé mentale de son époux.

Au souper, il offrit un récit interminable, quasiment un monologue, sur son voyage et son retour.

Trois jours plus tard, au terme d'un entretien avec Aÿ, il déclara qu'il s'installerait bientôt à Memphis.

— Mais ton harem, demanda-t-elle tout à trac, où se trouve-t-il ?

— Partout où je me trouve, répondit-il.

Pasar lui avait appris qu'un étage d'une aile du palais de Thèbes, où elle ne mettait jamais les pieds, avait été aménagé pour héberger une vingtaine de donzelles de la Vallée, de Koush et de Pount, expédiées par Houÿ. Mais qu'en faisait-il, par Mîn ?

— Qu'en dit ta mère ?

— Qu'il est allé y passer trois ou quatre nuits.

Elle se trouva piquée. La situation devenait de plus en plus incohérente.

Le lendemain, Tout-Ankh-Amon était parti pour Memphis avec tout un équipage, comprenant des architectes, des sculpteurs, des scribes de la Maison de Vie de Karnak. Il se disposait donc à construire d'autres temples et ériger d'autres statues de sa personne divinisée. Il emmena avec lui Pasar, car il semblait qu'il fût devenu adepte des départs et des arrivées en char d'électrum.

Ou peut-être songeait-il qu'en son absence, la reine n'avait pas droit aux plaisirs du corps ni du cœur, fût-ce par procuration. Elle demeura donc seule, dans la compagnie de Sati. L'ancienne nourrice, devenue confidente, lui parlait de ses cobras et de l'intelligence suprême des animaux.

— Ils lisent dans ton cœur plus clairement que tu ne lis un livre.

Trois mois plus tard, Ankhensep-Amon fut quasiment sommée par courrier exprès de rejoindre son époux à Memphis. Elle se réjouit d'abord de retrouver Pasar, mais son plaisir fut gâté par le fait qu'elle était traitée comme si elle faisait partie du mobilier royal. Qu'avait-il besoin d'elle ?

— Je maudis la royauté qui m'a contrainte à le faire roi ! s'écria-t-elle, le soir, en tête-à-tête avec Sati.

— L'existence de ta sœur avec Semenkherê était moins agitée, mais elle est partie, observa celle-ci.

— Mais moi, je ne peux pas partir ! Comment partirais-je ? Où ?

— Allons toujours voir ce qu'il en sera à Memphis, dit Sati en posant sa main sur l'épaule de celle qu'elle avait connue enfant et dont elle connaissait l'histoire mieux que quiconque au monde.

Ankhensep-Amon pleura.

— Tu es comme ma mère, dit-elle.

La nourrice la prit dans ses bras.

Ses larmes une fois séchées, Ankhensep-Amon convoqua Thoutou, afin d'en savoir davantage sur cette confusion entre la fiction divine et la réalité, à laquelle aucune éducation n'avait jamais préparé personne.

Thoutou se fit conciliant :

— Sa Majesté est pénétrée de la nature divine de sa personne et du caractère impérieux de sa mission de Restauration. Il se dépense ardemment pour restaurer pleinement la présence des divinités dans le Royaume.

Pressentant au regard insistant de la reine que sa réponse ne la satisfaisait pas, il ajouta prudemment :

— Il me semble retrouver parfois chez Sa Majesté la ferveur exceptionnelle de feu son frère le roi Akhen-Aton.

Le vizir ne pouvait en dire davantage. Tout-Ankh-Amon était atteint, comme elle l'avait pensé, de la même passion mystique que son père.

— Qu'en pense le régent ? demanda-t-elle.

— Je crois pouvoir dire qu'il se félicite de l'harmonie que les travaux du roi consolident dans le Royaume.

Autant dire que le clergé était enchanté de ces débordements d'activité et que le régent, échaudé par maintes alertes depuis plusieurs mois, s'en estimait satisfait.

— Et Horemheb ?

Une lueur brilla dans les yeux du vizir :

— Le lieutenant du roi espère que l'harmonie du Royaume s'étendra à ses armées.

En clair, il estimait que les affaires de l'armée n'étaient pas aussi prospères que celles des clergés.

Elle baissa la tête, à demi par acquiescement, à demi pour ménager le vizir. L'irréalité, se dit-elle confusément, est une forme du vécu qui appartient aussi à la réalité. Elle l'éprouva avec une intensité insoutenable. Tout le monde était conscient des délires de son époux, mais tout le monde s'en accommodait parce qu'il était le roi et que ses débordements de ferveur religieuse flattaient les clergés dans le sens du poil.

Cela avait duré dix-sept ans pour son père. Mais pour Tout-Ankh-Amon ?

27

Esquisses de philosophie botanique aux approches d'un orage

« J'emmène mes sœurs à Memphis, déclara Ankhensep-Amon à la cantonade.

Elle ne savait pas elle-même à qui elle s'adressait : les dames de cour ? La maîtresse de sa Garde-robe ? Personne n'eût pu lui opposer le moindre refus. Ouadj Menekh avait été incapable de trouver Thoutou. Horemheb était à Memphis avec le roi. Aÿ était en villégiature pour quelques jours à Akhmîm. De toute façon, c'était un point qui relevait de son autorité à elle et elle seule. Elle pria donc les nourrices de bien vouloir préparer les coffres des princesses pour un départ le lendemain.

Elle ne pouvait laisser ses trois sœurs moisir dans l'indifférence et la folie du palais de Thèbes. Mais le palais de Memphis serait-il plus salubre ? se demanda-t-elle.

Le lendemain matin, les princesses jacassant de joie à l'idée d'une sortie et, mieux encore, d'un déménagement, montèrent avec leur sœur sur *La Sagesse de*

Horus. Un autre bateau convoyait les coffres de la reine et des princesses, ainsi que des fonctionnaires de la maison royale, convoqués d'urgence, eux aussi, à Memphis.

En fait, au moment où la reine, ses sœurs et leur suite embarquaient, Thoutou et Horemheb s'entretenaient dans les jardins du palais, loin des oreilles indiscrètes. L'un et l'autre venaient de recevoir le même rescrit du régent, élevant Pentju au rang de ministre chargé de la Correspondance étrangère. Autant dire de chargé des relations avec les alliés. Un poste prestigieux.

Relégué depuis ses aveux abjects, près de quatre ans auparavant, au rang obscur de chef des Archives royales, où Semenkherê l'avait condamné par magnanimité, l'empoisonneur revenait donc sur le devant de la scène[1]. Et, comme pour éviter d'avoir à s'en expliquer, Aÿ était parti tout de suite après pour Akhmîm.

— Que penses-tu que signifie cette réhabilitation ? demanda Thoutou. Elle me paraît ressembler à une ruse. Et si je ne me trompe, elle ne présage rien de bon. Souviens-toi, lors de notre entrevue avec Aÿ, après l'expédition à Saïs, nous lui avons imposé le procès d'Apihetep, dont il ne voulait à aucun prix. J'ai alors menacé de le faire arrêter pour l'empoisonnement d'Akhen-Aton et de Semenkherê, et j'ai imprudemment cité les aveux de Pentju. Celui-ci devenait un glaive suspendu au-dessus de sa tête. Aÿ ne pouvait le supporter. L'existence même de Pentju et le risque de ses révélations

———

1. Voir *L'Œil de Néfertiti*.

restreignaient sa liberté de décision. Il a habilement circonvenu Pentju et, par cette promotion, il se l'est acquis corps et âme. Pentju se croyait disgracié pour toujours. Il retrouve une existence publique et il ne trahira donc pas son bienfaiteur. Il est désormais réduit au silence, comprends-tu ? Nous ne pourrons plus menacer Aÿ de ses aveux.

Thoutou réfléchit et hocha la tête. L'interprétation était juste et limpide. Mais contrariante.

Le général parut songeur.

— Incidemment…, dit-il.

Thoutou attendit la suite.

— Incidemment, reprit Horemheb, nous avons peut-être eu tort de faire exécuter Api-hetep. Nous aurions dû feindre de l'avoir fait mettre à mort et le garder dans une cachette secrète.

La suggestion était inattendue ; le vizir fronça les sourcils.

— Je ne sais si Api-hetep nous a tout dit, poursuivit Horemheb. Je suis fortement tenté de penser que non seulement Aÿ lui avait promis le poste de vizir, mais encore qu'il l'avait encouragé à s'emparer de Memphis et de la Basse Terre.

Thoutou médita le soupçon du général. Il secoua la tête : le régent avait donc tenté de démanteler le Royaume pour mieux le dévorer !

— Telle est la véritable raison, dit Horemheb, pour laquelle, une fois qu'Api-hetep avait échoué, Aÿ avait donné à Nakhtmin l'ordre d'exécuter Api-hetep sur-le-champ et qu'il s'est opposé si violemment à son procès.

L'affaire avait des racines plus profondes. Si Api-hetep était encore vivant, nous aurions pu le faire parler. Le crime de division du Royaume était bien plus grave qu'une collusion passée avec un seigneur de province et des promesses inconsidérées. Là, nous aurions pu faire juger Aÿ.

Le général agita énergiquement son chasse-mouches à manche d'ivoire pour décourager des insectes insistants.

— Et le faire exécuter, ajouta-t-il.

Une fois de plus, Thoutou mesura la haine qu'Horemheb portait à son beau-père. Le général poursuivit son analyse :

— Aÿ est pratiquement le maître de la Haute Terre. Et plus encore depuis qu'il a convaincu le roi de nommer Houÿ vice-roi de Koush. Mais cela ne lui suffit pas pour prendre le pouvoir. Il a également besoin du soutien de la Basse Terre et d'abord de Memphis. Or, c'est moi qui tiens la garnison de cette ville. Et je suis le contre-pouvoir qu'il redoute.

Tout vizir qu'il fût, Thoutou avait sous-estimé cet aspect de la situation.

— Voilà pourquoi il ne réagit pas aux dépenses extraordinaires du roi à Memphis et dans la région, ni à cette prolifération de statues de Ptah après celles d'Amon. C'est afin de se concilier les bonnes grâces de Néfertep et des notables de Memphis et de la Basse Terre. Il a déjà le soutien inconditionnel du grand-prêtre d'Amon ; pas celui du grand-prêtre de Ptah.

Thoutou s'interrogeait sur la manière d'enrayer cette machine démoniaque.

— Il nous a donc endormis pendant tous ces mois, observa-t-il, en nous laissant croire qu'il se résignait à nos volontés. Et tout à coup, il nous retire une arme majeure : les aveux de Pentju. Il faut convenir qu'il a magistralement manœuvré.

— Cela signifie qu'il s'apprête à reprendre l'initiative, observa Horemheb.

— Mais que vise-t-il ?

— Le trône. Que crois-tu ?

— Mais le roi l'occupe ?

Le général Horemheb lança un regard ironique au vizir :

— Akhen-Aton et Semenkherê l'occupaient aussi.

Ce qui signifiait que Tout-Ankh-Amon risquait de les suivre au tombeau avant son heure. Le meurtre reprenait ses droits. Un pli amer abaissa la bouche de Thoutou.

— Pas tout de suite, cependant, ajouta Horemheb, devançant la question de son interlocuteur. Cela créerait de nouveau de l'instabilité dans le pays et cela serait périlleux pour lui. Pour le moment, il a obtenu ce qu'il voulait. Il nous a fait travailler pour lui…

Un léger sourire étira la bouche d'Horemheb. Thoutou attendit une explication :

— Le roi comble le clergé de faveurs et réussit cette pacification qu'Aÿ n'aurait pu obtenir qu'au prix de tractations infiniment laborieuses. Tout-Ankh-Amon est le ministre des Cultes du régent. Et moi, j'ai rétabli l'unité de l'armée et remis la machine de guerre en route. Le pays présente toutes les apparences de l'harmonie et de la prospérité.

— Les apparences seulement ?

— Les impôts sont trop élevés. Nous risquons de nouvelles turbulences.

— Que pouvons-nous faire ?

— Rester vigilants. À ta place, je me méfierais aussi de cet Ousermon qui est son nouveau favori.

Thoutou l'avait déjà remarqué ; il acquiesça.

— Il est parti avec lui à Akhmîm, ajouta le général. Les dieux seuls savent ce qu'ils mijotent là-bas.

Une fois de plus, une indéfinissable lassitude gagna Thoutou.

Quand il arriva à la porte de son bureau, il trouva Ouadj Menekh, désolé, en compagnie de Panésy, le grand-prêtre du culte abandonné d'Aton. Le vizir, surpris, échangea des civilités avec le grand-prêtre.

— Puis-je te voir quelques moments, vizir ?

Thoutou l'invita à entrer, lui fit avancer un siège et s'assit. Les deux hommes se regardèrent un moment.

— J'ai adressé deux messages au régent, dit à la fin Panésy. Il ne m'a pas répondu.

Thoutou devina la situation.

— J'ai écrit au roi, reprit Panésy. C'était il y a deux mois. Je n'ai toujours pas reçu de réponse. Je suis donc venu te voir. Mes prêtres et moi n'avons plus rien à manger. Nous vivons de la charité de quelques fidèles.

Le grand-prêtre avait été pendant dix-sept ans le soleil de la Cour et du Royaume. Et il avait arrangé, sous Semenkherê, la réunion des grands-prêtres, amorce de la réconciliation en cours. Il regarda le vizir avec la même sérénité que jadis. L'ingratitude du régent, la promptitude avec laquelle il s'était détaché du culte d'Aton, les silences du roi, tout cela ne semblait lui valoir aucune amertume. Rien qu'un léger sourire, un peu triste.

— Dois-je aller demander du secours au grand-prêtre d'Amon ? Il est prospère, maintenant.

Thoutou secoua la tête. Il appela son secrétaire et lui donna l'ordre de prélever du blé dans les réserves de Thèbes, d'acheter dix bœufs gras, vingt moutons, des jarres de vin et de les faire charger sur le bateau du vizirat qui raccompagnerait le grand-prêtre à Akhet-Aton.

Panésy hocha la tête. Il remercia le vizir et lui dit :

— Aton existe quand même. Il n'est pas juste qu'il subisse l'humiliation.

— Non, répondit Thoutou. Il n'est pas juste que les querelles des humains soient transférées chez les dieux. Écris-moi quand tu n'auras pas de réponse des autres. Tant que je serai à ce poste, tu obtiendras une réponse.

Aux derniers mots du vizir, le grand-prêtre haussa les sourcils, mais s'abstint de poser des questions.

Quand Panésy fut parti, Thoutou s'assit et se demanda ce que les dieux pensaient de tout cela.

De l'autre côté du Grand Fleuve, le grand-prêtre Houmose quitta sa villa et, suivi de son secrétaire, se rendit à la Maison de Vie du temple d'Amon. Son regard effleura les deux domestiques qui pendaient du linge à sécher, dans le jardin de l'arrière, et il pénétra dans la première des salles des scribes. Ils levèrent les yeux et lui souhaitèrent une heureuse journée. Il leur rendit leurs souhaits. Il alla vers l'un d'eux, Ouab-Meroût, « Pur amour », et se pencha vers lui :

— Frère, puis-je avoir un mot avec toi ?

Ouab-Meroût se leva prestement. C'était un jeune homme de vingt-sept ans, au regard vif et au visage prématurément creusé par la réflexion.

— C'est un honneur, grand-prêtre.

Il posa sa planchette par terre, reboucha son encrier et, le calame toujours sur l'oreille, suivit le grand-prêtre au jardin. Houmose le considéra un moment, comme s'il prenait sa mesure, puis esquissa un sourire et déclara :

— Ouab-Meroût, j'ai été chargé de te transmettre l'appréciation de Sa Majesté pour la diligence et l'intelligence avec lesquelles tu l'as conseillé dans ses choix et t'es fait son interprète auprès des sculpteurs et des peintres.

Ouab-Meroût inclina profondément la tête.

— C'est toi qui m'as désigné, grand-prêtre, et je te suis donc redevable de cet honneur.

— Le roi m'a chargé de te remettre cet anneau, en signe de son appréciation.

Le scribe prit le bijou dans le creux de sa main : monté sur un anneau d'or, un scarabée d'or émaillé en rouge, symbole de l'Être et du Devenir, c'est-à-dire de l'Éternel Retour. Puis il coula un regard inquisiteur vers le grand-prêtre.

— C'est à toi que revient un objet aussi splendide, grand-prêtre.

— J'ai déjà été récompensé, répondit Houmose.

L'expression du grand-prêtre était celle de quelqu'un qui a encore quelque chose à dire et le scribe était trop avisé pour ne pas le deviner. Il attendit.

— Tu as vu les statues commandées par le roi ? reprit le grand-prêtre.

— Je me suis rendu plusieurs fois dans les ateliers des sculpteurs, afin de les guider dans la mesure de mes humbles connaissances. Mais je ne les ai pas toutes vues installées, à l'exception de celle du temple de Khonsou et de la grande triade du temple d'Amon, bien sûr.

Houmose hocha la tête.

— N'as-tu pas trouvé qu'il y avait beaucoup de couronnes *atef* ?

C'était donc cela l'objet de l'entretien. Ouab-Meroût s'y attendait.

— C'est une couronne réservée aux dieux, rappela le grand-prêtre. À Geb d'abord.

— Cela est la règle, en effet, convint le scribe.

— J'ai compté huit effigies du roi coiffé de la couronne *atef*.

— C'est le roi qui l'a exigé.

Ce garçon de treize ans se prenait donc pour un dieu, songea Houmose. Il avait été contaminé par la même folie des grandeurs que son frère Akhen-Aton. En comparaison, Semenkherê avait été un havre de modestie ! Et qui aurait eu l'impudence de le rappeler aux convenances ? Houmose soupira.

— Lui en as-tu fait l'observation ?

— Je n'aurais su y manquer, grand-prêtre. Mes esquisses pour la triade comportaient un *pschent*. Il les a corrigées de sa main et dessiné une couronne *atef*. De même, reprit Ouab-Meroût, le dessin que le sculpteur avait proposé pour la triade représentait le dieu Amon et la déesse Moût posant chacun la main sur l'épaule du roi. Le roi l'a rejeté et imposé la composition que nous avons vue.

— Elle est presque irrévérencieuse, avança Houmose. On dirait que le roi entraîne les dieux.

— Le roi a également exigé du sculpteur qu'il fasse le visage du dieu aussi ressemblant que possible avec le sien.

L'audace frisait le blasphème.

— Il faudra s'opposer plus fermement à cet abus de la couronne *atef*, déclara Houmose. Ces sculptures sont destinées à la glorification des dieux et non seulement de la personne royale.

— La consigne devrait alors être transmise à Memphis, dit Ouab-Meroût. Le roi est parti s'y installer. Il a emporté avec lui les dessins des statues et des bas-reliefs qui ont été exécutés pour lui ici.

— Nous risquons donc de retrouver une floraison de couronnes *atef* dans la région de Memphis.

— Peut-être pourrais-tu attirer l'attention du grand-prêtre Néfertep sur ce point. Mais Sa Majesté a beaucoup de volonté.

C'est-à-dire qu'il était obstiné. Houmose se passa la main sur le crâne, soucieux.

— Il faudra alors attirer l'attention du régent sur ce point, dit Ouab-Meroût.

Au détour d'une allée, les deux hommes rencontrèrent Oudj-Bouto, le « scribe jardinier », qui tenait en main une tige de menthe. Il s'inclina révérencieusement devant le grand-prêtre et lui offrit un sourire pensif. Puis il demeura aux ordres.

— Que penses-tu des nouvelles statues qui ornent nos temples ? lui demanda Houmose.

— Qu'elles sont splendides, grand-prêtre, et qu'elles témoignent du renouveau de notre culte. J'ai particulièrement remarqué le regain de la dévotion chez Sa Majesté notre roi.

La phrase était assez adroitement tournée, songea Houmose, qui connaissait la finesse d'Oudj-Bouto. Il sonda du regard le scribe jardinier, sur la bouche duquel hésitait un sourire. Ouab-Meroût riait sous cape. Les trois hommes pensaient exactement la même chose sans le dire.

— N'est-il pas admirable que le maître des Deux Terres s'identifie si étroitement à Khonsou ? reprit enfin Oudj-Bouto. Jusqu'à la couronne *atef* !

Les trois hommes échangèrent des regards entendus.

— L'étude des plantes… commença Oudj-Bouto.

Mais il n'acheva pas sa phrase, craignant de paraître pédant.

— L'étude des plantes ? demanda Houmose.

— L'étude des plantes, grand-prêtre, indique que lorsqu'une pousse née d'une graine est vicieuse, il advient que les graines de la même cosse sont également vicieuses.

On ne pouvait mieux dire que Tout-Ankh-Amon commençait à poser autant de problèmes qu'Akhen-Aton.

Houmose eut un geste d'impatience.

— Ouab-Meroût a raison. Il faut que j'en avise le régent.

Des nuages s'amassaient décidément à l'horizon, comme souvent au début de la saison de l'Inondation. Cependant, on était à celle des Moissons.

28

La semence divine

L'arrivée d'Ankhensep-Amon dans ses appartements au palais de Memphis l'emplit de stupéfaction : on n'y pouvait presque pas circuler tant les chambres étaient pleines de mobilier et de statues. Des lits, des sièges, des tables, des coffres, des tentures, des peaux de panthères, des statues en or, en bois, en pierre, presque toutes, d'ailleurs, représentant Tout-Ankh-Amon en Osiris, en Khonsou, en Ptah.

Elle releva qu'aucune statue ne la représentait. Mais aussi, elle n'était pas déesse.

Bien que les appartements fussent vastes, il n'y avait même pas de place pour les coffres apportés de Thèbes. La main sur le couffin des cobras, que le remue-ménage avait agités, Sati fut prise d'un fou rire. La Première dame de cour retint un sourire. La maîtresse de la Garde-robe était penaude. Les autres étaient tout aussi déconcertées par cet amoncellement qui eût garni deux, sinon trois palais.

— Mais c'est un garde-meubles !

— Où est le roi ? cria Ankhensep-Amon.

La Première dame de cour s'en fut à la recherche de Ouadj Menekh, qui les avait conduites jusqu'aux appartements royaux.

Les trois princesses cadettes et les nourrices gagnèrent les terrasses qui dominaient le Grand Fleuve, en attendant qu'on trouvât une solution à cet embarras de richesses. Ankhensep-Amon examina le mobilier. Il était d'un style qu'elle ne connaissait pas. La richesse en excédait tout ce qu'elle avait jamais vu, même à Akhet-Aton, où Akhen-Aton avait pourtant dilapidé des trésors. Ce n'était qu'ébène incrustée d'ivoire, cèdre incrusté d'or et d'argent, placages d'électrum ou d'or, vases d'albâtre et lampes aux formes contournées, têtes et pieds de lion, de buffle ou d'hippopotame sculptés dans tous les coins possibles, les têtes de lit, les accoudoirs, les pieds des meubles... Quatre des sièges étaient décorés sur le dossier et les accoudoirs de représentations élaborées, en or, pierres dures et pâte de verre de différentes couleurs : on y voyait le roi en tête-à-tête avec la reine, qui lui tendait une fleur de lotus ou bien encore le roi à la chasse, transperçant un crocodile de sa lance. Pures inventions : c'était lui qui lui avait jadis offert, et une seule fois, des fleurs de lotus. Quant aux scènes de chasse... Elle haussa les épaules.

Elle songea aux bas-reliefs et aux décorations similaires que son père avait multipliées dans les palais et les temples, alors qu'il était séparé de Néfertiti et, reclus dans sa maison, n'allait plus à la chasse depuis belle lurette.

Ouadj Menekh arriva, confus : le roi était parti à l'aube assister à l'inauguration d'un temple de Ptah et ne reviendrait que le soir.

D'autres couronnes *atef*, à coup sûr, songea Ankhensep-Amon.

Dès que Sa Majesté serait de retour, déclara le Premier chambellan, il la préviendrait de l'arrivée de la reine et des princesses.

— En attendant, dit Ankhensep-Amon, envoie-nous des domestiques pour déménager des meubles, afin que nous puissions nous installer.

— Déménager des meubles ? répéta le chambellan, alarmé. Mais ce sont les trésors que Sa Majesté a fait réaliser par les meilleurs artisans de Memphis et ceux qui lui ont été envoyés de Koush par le vice-roi…

— Sans doute. Mais je ne peux pas les garder tous dans mes appartements.

Ouadj Menekh, navré, obtempéra. Des domestiques arrivèrent et commencèrent donc par transporter des meubles dans la grande salle centrale de l'étage. Ankhensep-Amon ne conserva qu'une statue du roi sur un esquif, la lance en main pour transpercer un monstre quelconque. Puis elle décida de casser la croûte avant de prendre un peu de repos.

Les domestiques apportèrent des plats de salades, de volatile blanc rôti, de galettes, de fruits.

Des cris affolés retentirent alors qu'Ankhensep-Amon se préparait à prendre sa collation sur la terrasse, en compagnie de Sati.

Un lion venait d'arriver, l'allure nonchalante. Il entra dans la chambre attenante à celle de la reine, où la maîtresse de la Garde-robe pendait les effets de Sa Majesté, et dévisagea celle-ci avec étonnement. À demi morte d'effroi, elle manqua s'effondrer et fut soutenue par une domestique. Le fauve renifla les effets et considéra les nourrices, attirées par les cris et recroquevillées d'épouvante. Suivit un léopard, pareillement dédaigneux. L'une et l'autre bêtes passèrent dans la chambre d'Ankhensep-Amon. Sati se figea, aux aguets, un œil sur le couffin des cobras. Les yeux de la reine s'agrandirent.

Encore des excentricités, songea-t-elle. Si ces fauves se promenaient en liberté, cela signifiait qu'ils étaient repus, sinon que leur agressivité était amortie par du pavot.

Les nourrices, la dame de cour, la maîtresse de la Garde-robe, étranglées de frayeur, observaient, par la porte de la pièce voisine, la reine de Taouy affronter deux fauves.

Mais d'où venaient-ils donc ?

Ankhensep-Amon se rappela que les animaux lisaient dans son cœur, comme l'avait affirmé Sati. On verrait bien. Elle jeta au lion et au léopard deux morceaux du volatile blanc. Ils les gobèrent, l'œil consciencieux, et attendirent la suite.

— Le reste est pour moi, leur dit-elle.

Sans doute la comprirent-ils, car au bout d'un moment ils se couchèrent à ses pieds, l'observant pendant qu'elle mangeait. À l'autre extrémité de la terrasse, les trois princesses ne détachaient pas leurs yeux de la scène, n'osant ni bouger ni parler.

— Je voudrais du vin, dit-elle aux domestiques apeurés.

Elle caressa l'échine du lion ; il plissa les yeux et leva le museau vers elle. Les domestiques la servirent en prenant garde que les fauves ne se servissent pas d'une jambe au passage.

— D'où viennent-ils ? demanda-t-elle.

La réponse lui fut donnée par un homme qui déboucha, haletant, sur la terrasse.

— Majesté..., articula-t-il en apercevant les bêtes. Pardonne-moi... Ils se sont échappés. Ils appartiennent à la ménagerie.

Setepenrê s'aventura à approcher du lion et se pencha pour l'observer. Le félin tourna la tête pour la regarder. Le face-à-face d'un fauve et d'une princesse royale fut bref ; le premier reconnut sa maîtresse et alla vers lui.

— Ils ne me dérangent pas, observa la reine à l'adresse de l'homme. Qu'est-ce qu'il y a d'autre dans la ménagerie ?

— Deux girafes, Majesté. Deux éléphants. Et un rhinocéros.

Elle se demanda s'il n'y avait pas également là quelques humains.

— J'irai les voir.

Des couronnes *atef*. Un harem. Des meubles à profusion. Une ménagerie.

Le lion et le léopard suivirent leur chef nourricier du même pas élastique.

Tout-Ankh-Amon revint plusieurs jours plus tard. Guidée par Ouadj Menekh, Ankhensep-Amon avait entre-temps eu le loisir de visiter le palais : il était plein de meubles pareils à ceux qu'elle avait trouvés dans ses appartements. Autant dans le quartier du harem, comme elle put le constater en y coulant un regard. Elle s'était, en effet, refusée à se faire présenter les donzelles, qu'elle entendait pépier dans une atmosphère de parfums débordant jusque dans les couloirs.

Le Deuxième chambellan vint lui annoncer l'arrivée de Sa Majesté. Elle et son époux se retrouvèrent dans la vaste salle aux colonnes lotiformes du rez-de-chaussée. Ils ne s'étaient pas vus depuis plus de trois mois. Il se composa un sourire et alla vers elle de sa démarche décidément bancale, s'appuyant sur sa haute canne. Les exercices de Seferhor n'avaient pas servi à grand-chose. Ou peut-être n'avaient-ils pas été poursuivis assez longtemps. Il paraissait heureux de la revoir et lui donna un baiser sur la joue, fraternel et enfantin.

Pasar se tenait à l'arrière, avec les porte-éventails, le maître de la Garde-robe et les deux premiers officiers de la suite royale ; il était réservé, afin de respecter le décorum. Une vingtaine de personnes, en effet, assistaient aux retrouvailles conjugales. Mais ses traits reflétaient assez son émotion.

Les yeux brillants, le roi expliqua qu'il était, au cours du même voyage, descendu à Busiris pour inaugurer un nouveau temple d'Osiris et d'Isis. Elle ne douta pas qu'Osiris aurait ses traits et se demanda pourquoi elle avait été mandée à Memphis en aussi grande urgence.

— Pourquoi donc tes meubles sont-ils dans la grande salle ? demanda-t-il, étonné. Ne te plaisent-ils pas ?

— Ils sont très beaux. Mais j'ai besoin d'espace pour circuler dans mes appartements.

— Ils ont été exécutés sur mes ordres et mes indications dans mes ateliers avec les tributs que m'a adressés Houÿ.

Et sans doute aussi avec les sacs de poudre d'or expédiés par le vice-roi, songea-t-elle.

— Et les statues ? demanda-t-il, chagrin.

— Elles sont splendides, mais songe que je ne saurais vivre avec une infinité de portraits de mon époux, présents tous les dix pas. J'ai gardé la sculpture qui te représente debout sur une barque.

Il reprit son sempiternel masque impassible. Sans doute était-il offensé.

— J'en ferai don aux temples, dit-il.

Il commanda le repas dans la salle du rez-de-chaussée ; ce serait donc une cérémonie d'apparat, avec tout le personnel de bouche. Elle argua qu'elle préférerait un souper intime à l'étage, avec Pasar et les princesses et le minimum de domestiques. La mention de celles-ci ne sembla susciter chez Tout-Ankh-Amon aucun intérêt particulier.

Quand il les retrouva, il les considéra cependant avec aménité, les embrassa et leur demanda de leurs nouvelles, sans paraître écouter les réponses. Puis il s'assit et tout le monde en fit de même.

Il se lança d'emblée dans une description du temple de Ptah qu'il avait fait reconstruire et des statues qu'il y avait installées, puis des cérémonies et des fêtes données à cette occasion. À un certain moment, il s'avisa qu'Ankhensep-Amon n'écoutait plus son monologue.

— M'entends-tu ? demanda-t-il.

— Parfois, dit-elle sèchement. Tu es roi. Ce royaume, c'est autre chose que des temples et des statues.

Il parut surpris.

— La religion est le fondement de l'autorité royale, sans laquelle il n'y aurait pas de Royaume. Or, le roi est le dépositaire de l'autorité divine, ne le sais-tu pas ? Il est l'incarnation du dieu sur la terre.

Elle fut consternée.

— Mais nous avons des territoires à contrôler.

— Il y a un vice-régent pour s'en occuper. Ma mission est de faire rayonner l'autorité de mon père divin sur le Royaume. J'ai restauré la paix dans les âmes des Deux Terres.

Et il entama un autre discours sur l'œuvre que son frère bien-aimé Semenkherê n'avait pas eu le temps d'achever.

— Il faudra, d'ailleurs, que je veille à lui rendre l'hommage que sa dépouille terrestre mérite.

Elle se demanda quel hommage supplémentaire méritait ce roi éphémère. Ou bien serait-ce un camouflet à son empoisonneur ?

Les princesses écoutaient, ébaubies. Pasar ne disait mot. Au bout d'un silence, Tout-Ankh-Amon demanda :

— Et vous deux, vous n'avez pas encore fait un enfant ?

Les bouchées que mastiquaient Ankhensep-Amon et Pasar se changèrent en plomb dans leurs bouches. Tous deux regardèrent Tout-Ankh-Amon, incrédules. Il souriait, sans aucune malice, pourtant.

— Moi, j'en ai fait deux, annonça-t-il.

Ankhensep-Amon ravala sa salive.

— Deux de mes concubines me l'ont affirmé. Elles sont enceintes de moi. Les enfants de la semence divine naîtront dans sept mois. La matrone du Harem me l'a redit.

Il regarda Pasar avec la même bienveillance, affectée ou réelle, personne ne pouvait le dire. Les trois princesses ne parvenaient plus à articuler un mot.

Ankhensep-Amon se contraignit à dire :

— Je leur souhaite une naissance heureuse et une vie longue et prospère.

Miséricordieusement, le repas toucha à sa fin. Le roi se leva et regagna ses appartements. Une fois dans sa chambre, Ankhensep-Amon se tourna vers Pasar :

— Mais il a perdu la raison ! La semence divine, en vérité !

29

Aucun homme n'a jamais empêché la nuit de tomber

Les semaines passèrent. Et comme il advient le plus souvent, la simple succession des jours et des nuits incita les esprits à déduire que, puisqu'ils étaient présents la veille, ils le seraient le lendemain. Que peut-être celui-ci serait meilleur. Mais en tout cas, que ce qu'ils avaient déjà enduré pourrait l'être de nouveau sans mettre leur existence en péril.

De haut en bas du royaume, chacun s'efforça donc d'oublier le dicton selon lequel un fruit mûrit en un mois et pourrit en trois jours.

En apparence, rien n'avait donc changé sinon, justement, les apparences.

Ce fut ainsi qu'un matin, la présence de Shabaka au palais signifia à chacun que le régent avait regagné Thèbes. À l'exception toutefois du vizir Thoutou. Celui-ci était parti pour l'autre rive, en compagnie de son fils aîné, seize ans, de son secrétaire et de l'un des meilleurs architectes funéraires de la capitale, afin de faire ce que tout homme raisonnable devait faire à son âge mûr : choisir son lieu de sépulture pour l'aménager. Il fallait le prévoir assez grand pour que sa famille pût un jour s'y retrouver pour l'éternité. Cette tâche accomplie, l'emplacement serait excavé et, avec le conseil des scribes, on organiserait les inscriptions et la décoration, ce qui durerait des mois.

Thoutou n'y mit aucune mélancolie ; son père et le père de son père en avaient fait de même et tous les hommes qu'il connaissait. Les derniers mois de son ministère lui avaient dévoilé la perspective de son existence, comme du haut d'un temple, on en découvre l'esplanade par un soleil éblouissant. Le roi au service duquel il se consacrait était le troisième en six ans. Il avait voué à chacun des deux précédents le meilleur de son esprit et de ses forces, et il avait vu le fruit de ses labeurs s'écrouler.

Il avait mesuré les égarements de la volonté de puissance et l'avait donc bridée en lui. Et pendant ce temps, les ombres s'allongeaient sur l'esplanade. Aucun homme n'a jamais empêché la nuit de tomber.

Tôt ou tard, dans les duels sans fin qui se livraient au palais, il finirait par être victime ou déchu. Il ne craignait pas la mort, mais le poison : seules les bêtes nuisibles meurent empoisonnées. Et il était trop fier pour finir comme un rat ou déchu comme un traître.

Il l'expliqua à son fils :

— Il ne reste rien de mes efforts pour Akhen-Aton. Son nom est honni, son souvenir est aboli, son culte interdit et la ville qu'il avait construite est de plus en plus abandonnée. J'avais fondé mes espoirs sur Semenkherê. Son règne a été trop bref pour laisser des traces.

— Et Tout-Ankh-Amon ? demanda son fils. Il est jeune, il aura le temps…

— J'ignore ce qui subsistera de mes efforts, mais je crains de ne pas les voir aboutir.

Le dos tourné à la montagne rouge, ils se dirigeaient vers leurs montures, des ânes qui broutaient paisiblement l'herbe éparse. Le secrétaire et l'architecte les suivaient.

— Pourquoi ?

— Une fois de plus, des forces trop puissantes s'affrontent. Mieux vaut ne pas s'interposer entre des éléphants qui se battent.

— Quelles forces ?

Mais le secrétaire et l'architecte venaient de les rejoindre et Thoutou fit signe à son fils qu'ils reprendraient la conversation plus tard.

Le lendemain, le régent convoqua une réunion générale du cabinet. Enfin, presque générale : le vice-régent Horemheb n'y était pas. Outre le vizir, il y avait là Maya, Mahu, Pentju et le nouveau favori, Ousermon. À sa profonde surprise, Nakhtmin était également présent. Que faisait là le général chargé des frontières ?

Thoutou fut frappé : mis à part Maya et Mahu, qu'il pouvait considérer comme neutres, Aÿ avait constitué autour de lui ce que, dans les murmures de couloirs, on appelait « la bande de la Haute Terre ». Nakhtmin était son cousin, Ousermon était le fils d'une grande famille de la Haute Terre, d'ailleurs neveu de Houÿ, autre seigneur de la Haute Terre, actuellement vice-roi de Koush. Et Pentju était sa nouvelle âme damnée. Comme le lui avait prédit Horemheb, le seigneur d'Akhmîm s'apprêtait à reprendre l'initiative.

Et la réunion avait justement lieu en l'absence d'Horemheb, seigneur de Memphis, considéré, lui, comme le chef de la Basse Terre. Quel pouvait en être l'objet ? se demanda Thoutou.

C'était la première fois, depuis la disgrâce de l'ancien médecin royal, que Thoutou revoyait Pentju dans des circonstances autres que fortuites. Les deux hommes échangèrent des salutations courtoises, mais sans empressement. C'était également la première fois qu'il revoyait Nakhtmin depuis la nuit où, dans la villa d'Apihetep, à Saïs, il l'avait arrêté et démis. Là, les salutations furent beaucoup plus fraîches.

— Je vous ai convoqués, commença Aÿ, pour vous faire part des décisions que j'ai prises durant mes quelques jours de réflexion à Akhmîm. Il est parfois bon, remarqua-t-il avec un léger sourire, de se détacher de la ruche et de prendre du recul.

Il parcourut l'assistance du regard, l'air satisfait.

— J'ai décidé de nommer le général Nakhtmin surintendant de la police du Royaume.

Mahu se composa un masque serein.

— Le général Nakhtmin, reprit Aÿ, est un homme de grande expérience et hautement révéré par l'armée du nord au sud des Deux Terres. Sa loyauté a été inestimable dans le rétablissement de l'harmonie, après la mort du roi Semenkherê. Le général possède la connaissance intime des territoires, non seulement dans les villes, comme l'estimé chef de la police Mahu, mais également dans les campagnes.

Autant dire que Nakhtmin coifferait Mahu et aurait la haute main sur la police. Donc que le régent tiendrait celle-ci à sa discrétion.

Aÿ se tourna vers Pentju, l'air oblique de quelqu'un qui n'en pense pas moins.

— Notre estimé Pentju, dit-il, articulant chaque mot avec une intonation imperceptiblement sarcastique, a jusqu'ici dirigé le département des Archives royales, dont il a acquis une connaissance approfondie. Je sais qu'il en a tiré une expérience précieuse.

Il observa une pause.

Expérience précieuse ! songea Thoutou. Il aura certainement appris à quels errements peut mener le commerce exclusif avec le dieu Aton et quelle a été l'impardonnable folie d'Akhen-Aton, quand il a refusé de répondre aux demandes de secours de nos alliés de l'époque ! Il aura aussi appris que la faveur du pouvoir en place n'est pas un talisman qui protège de la défaveur du pouvoir suivant.

— J'ai estimé, reprit le régent, que l'expérience d'un tel homme pouvait être mieux utilisée que dans la conservation de documents du passé. J'ai donc décidé qu'il sera désormais chargé de la Correspondance avec les pays étrangers.

Ministre des Affaires étrangères. C'était un poste prestigieux.

Et tout à coup, la lumière se fit dans l'esprit de Thoutou. Pentju était le seul homme qui pouvait défaire Aÿ, en révélant sa responsabilité dans l'empoisonnement d'Akhen-Aton. En le graciant, il le muselait ! Personne ne pourrait plus le menacer d'en appeler au témoignage de l'ancien médecin, comme lui-même et Horemheb l'avaient fait !

Un coup de génie. Force était de convenir que le vieux chacal savait, lui aussi, jouer aux dames.

D'ailleurs, le regard ironique du régent pesait sur lui ; Aÿ attendait visiblement une réaction du vizir. Thoutou se garda bien de manifester la moindre émotion ; il se composa une expression d'approbation amène. Mahu lui lança bien un regard qui signifiait : « Comment ? Tu ne dis rien ? Tu vas accepter cet empoisonneur comme ministre ? » Mais il ne réagit pas davantage.

— J'ai enfin décidé d'une autre promotion, poursuivit Aÿ. Ousermon, que voici, est le neveu de notre vice-roi Houÿ. Il a été, jusqu'à il y a peu, la fleur de la Maison de Vie du temple d'Osiris à Ombos. Ayant jugé de sa profonde science des affaires célestes et humaines, j'ai décidé de l'en arracher, afin d'en faire bénéficier le Royaume.

Les regards se tournèrent vers le jeune homme, qui souriait modestement.

Une autre recrue de la Haute Terre, songea Thoutou.

— J'ai donc décidé de le nommer vice-vizir, aux côtés de notre estimé Thoutou.

Les regards se tournèrent vers Thoutou, impassible.

— Il secondera son maître avec toute l'ardeur de son esprit et l'aidera à mieux supporter le poids de sa charge, qui, je le crains, ne s'est pas allégée ces derniers temps.

Aÿ dirigea son regard vers Thoutou, attendant à l'évidence une réponse.

— Ousermon bénéficiera de ma part de la bienveillance que tu lui témoignes, régent. Je déplore, cependant…, dit Thoutou, ménageant ses effets et n'achevant pas immédiatement sa phrase.

Le silence fut parfait. Que déplorait donc le vizir ? Chacun s'attendit à une observation acerbe. Nakhtmin se raidit.

— Je déplore que le bénéfice de la science d'Ousermon soit pour moi trop court. Car aux prochaines moissons, régent, j'entends me défaire de ma charge.

Il mûrissait cette décision depuis plusieurs mois ; l'occasion lui était donnée de la prendre.

Elle réduisit l'assemblée au silence. L'humeur qui prévalut dans la salle frisait la consternation. Elle signifiait trop de choses que tous percevaient obscurément : conscience du conflit qui s'amorçait et dédain, sinon mépris. À l'évidence, Thoutou voyait clair dans le jeu de la bande de la Haute Terre et n'aspirait pas à se battre contre elle ni à ses côtés.

— Mais que vas-tu faire ? demanda Aÿ, d'un ton contrarié, alors qu'il eût dû se féliciter du retrait de Thoutou.

N'était-ce pas lui qui, après l'expédition contre la villa d'Api-hetep, l'avait démis dans un accès de rage ? Ironie du sort, c'était maintenant lui qui se trouvait dépité de son départ ! Mais Thoutou ne se faisait pas d'illusions sur les raisons du dépit : Aÿ voulait maintenir une situation calme jusqu'au moment où il se jugerait en mesure de donner l'assaut final et d'emporter le trône. Or, lui, Thoutou, était l'une des chevilles garantes de ce calme.

— Régent, il est beaucoup d'hommes dans le pays qui ne sont pas vizirs.

Nakhtmin fronça les sourcils et demanda d'un ton presque provocateur :

— Notre œuvre n'est-elle donc pas digne de ton intérêt, que tu nous désertes, vizir ?

C'était au moins dire les choses clairement. Mais l'insolence de la question agaça Thoutou.

— Général, je ferai des prières pour la réussite de vos œuvres. Tant qu'elles seront dans l'intérêt du Royaume.

C'était répondre aussi clairement.

— Aspires-tu à un autre poste ? demanda Aÿ.

— Oui, régent, celui d'un père de famille à plein temps. Jusqu'ici, le service du Royaume a été ma véritable épouse. J'aspire à un sommeil paisible.

Nakhtmin étouffa un ricanement.

— Bien, dit Aÿ, contrarié. Je veux maintenant que nous écoutions les observations du surintendant au Trésor.

Maya prit la parole :

— Vous savez, pour me l'avoir déjà entendu rapporter, que depuis les deux dernières années du règne du roi Akhen-Aton, le Trésor est gravement dégarni. Les trois années qui ont suivi n'y ont pas remédié. En effet, les tributs militaires ont baissé pour les raisons que nous connaissons, et ils ne sont plus que le cinquième de ce qu'ils étaient sous le règne du roi Amenhotep le Troisième. J'avais espéré que la nomination du vice-roi Houÿ permettrait de le renflouer. Houÿ est un émissaire efficace du pouvoir royal. En effet, depuis quelque six mois qu'il a été nommé, mes fonctionnaires ont calculé qu'il avait expédié dans la capitale quelque sept mille *debens*[1] d'or, sans compter les bœufs gras, l'ébène, l'ivoire, les perles, le corail et les pierres dures.

Maya observa une pause ; même Thoutou l'écoutait.

— Or, dit le trésorier, il n'en est entré dans le Trésor que la dixième partie.

— Où est passé le reste ? demanda Ousermon.

— Le vice-roi adresse directement ses dons au roi, répondit Maya. Il en ressort que six mille trois *debens* d'or ont été consacrés à construire et restaurer des temples et à payer des statues, ainsi qu'une profusion de meubles.

Ousermon ouvrit de grands yeux. Maya reprit :

— Les généraux Nakhtmin, Horemheb et Anumès me pressent de demandes de crédit pour équiper l'armée, selon les promesses qui leur ont été faites. Mais je ne peux satisfaire leurs demandes.

— Les dépenses pour la restauration des cultes étaient essentielles au rétablissement de l'harmonie dans le Royaume, observa Aÿ. Le plus gros me paraît en avoir été couvert. Je vais prier le roi de bien vouloir diriger une plus grande partie des tributs de Koush au Trésor.

---

1. Mesure égyptienne valant 91 grammes.

La mollesse de la réaction parut décevoir Maya. Pour Thoutou, elle s'expliquait pourtant sans peine : le régent n'était pas pressé de voir l'armée reprendre du poil de la bête sous la férule d'Horemheb. En retardant les crédits promis, il réduisait celui du général auprès de ses officiers. Parallèlement, il écornait l'image de Tout-Ankh-Amon, qui passerait pour coupable d'un gaspillage effréné des réserves du Trésor et il attisait l'animosité d'Horemheb à l'égard du jeune roi.

Thoutou se félicita de sa décision : le conflit semblait inéluctable.

Sans doute excédé, Maya jeta un pavé dans la mare :

— Il me semble utile d'évoquer les soucis du grand-prêtre du temple d'Amon à Karnak, déclara-t-il.

Aÿ fronça les sourcils ; il connaissait les doléances du grand-prêtre pour les avoir entendues lui-même. Mais il ne pouvait imposer le silence à Maya.

— Le grand-prêtre et l'ensemble des clergés d'Amon s'inquiètent de ce que les sculptures du roi comportent de trop nombreux attributs divins, dont la couronne *atef* du dieu Geb, aux cornes de bélier. Peut-être serait-il opportun de rappeler également au roi la rigueur des symboles et particulièrement de la couronne. Ces écarts risquent de nuire à la restauration des cultes.

— Il ne s'agit pas de sculptures représentant le roi, protesta Aÿ avec humeur. Il s'agit de statues représentant des dieux.

— Tel n'est pas le sentiment du grand-prêtre, répliqua Maya. La triade du temple de Karnak représente spécifiquement le roi à la place du dieu Khonsou. Elle a été sculptée à sa ressemblance sur l'ordre exprès du roi.

— Je m'en expliquerai avec le grand-prêtre ! s'écria Aÿ. Il s'agit d'un malentendu. De toute façon, cela n'est pas du domaine du Trésor !

Thoutou retint un sourire. D'abord, Maya avait poussé Aÿ à la colère. Ensuite, il avait introduit un coin dans la bonne entente de la bande du Sud et révélé un motif de dissension que ni Nakhtmin, ni Ousermon, ni les autres sans doute ne connaissaient : Houmose, évidemment favorable à cette bande, commençait à s'impatienter des excentricités royales.

Ou peut-être aussi Aÿ était-il trop heureux de laisser Tout-Ankh-Amon se discréditer par ses excès.

30

Un combat de dieux

Le Royaume parvint ainsi aux moissons.

Le masque éternellement indéchiffrable, Tout-Ankh-Amon écouta les observations du régent. Celui-ci éprouva un malaise ; il lui sembla parler à une statue, dont il ne pouvait tirer aucun des signes ordinaires d'empathie ou contradiction, et encore moins d'émotion. Il eût voulu entraîner le roi dans une discussion qu'il aurait aisément maîtrisée par ses ruses ordinaires, combinaisons de cajoleries et de menaces. Peine perdue. Il ne décelait qu'une froideur indifférente. Il se demanda s'il n'avait pas eu tort de prendre le garçon pour un débile et si celui-ci n'avait pas percé les vraies causes de la mort de Semenkherê, auquel il le savait attaché. Il en fut quitte pour ses remontrances sur les dépenses somptuaires et les abus de sa représentation coiffée de la couronne *atef*.

Il s'en alla donc mécontent et obscurément troublé.

Dans les semaines suivantes, toutefois, le roi tempéra sa fièvre de constructions, de statuaire et de meubles et fit acheminer vers le Trésor de plus grandes parts des centaines de *debens* de poudre d'or que lui adressait Houÿ.

Le temps sembla s'être lissé.

Un soir, Pasar vint annoncer à Ankhensep-Amon, à mi-voix, que l'une des concubines enceintes du roi avait avorté au septième mois. Il l'avait appris par sa mère. Ils se préparèrent donc à offrir au roi, lors du souper, l'expression de leur chagrin. Elle recommanda aux princesses ses sœurs de ne pas se livrer à des manifestations de gaieté intempestives, si tant est qu'il y en eût l'occasion.

Il s'assit ; Ankhensep-Amon et ses sœurs, ainsi que Pasar en firent de même et scrutèrent son visage ; aucune différence. Il parla du pouvoir magique de son sceptre qui, d'un coup, pouvait transférer dans l'autre monde les offrandes destinées aux dieux.

N'était-il donc pas informé de la fausse couche ?

— Une de tes concubines a perdu son enfant, lui dit Ankhensep-Amon.

— Je le sais, répondit-il, sans montrer davantage de déception. C'était un garçon. Dommage. J'ai donné l'ordre de le faire momifier.

Ankhensep-Amon ravala sa salive. Les princesses tendirent le cou.

— Ce sont des choses qui arrivent, ajouta-t-il.

Et il reprit son discours sur la puissance magique des attributs royaux et la flamme qui se posait sur sa tête quand il revêtait la couronne.

Ankhsensep-Amon le prit en pitié : ce n'était pas un fils qu'il avait perdu, c'étaient les larmes. Il avait tant souffert qu'il rejetait toute forme de souffrance. Et ce fut à elle que vinrent les larmes.

— Pourquoi pleures-tu ? demanda-t-il.

— Je pleure sur toi et sur le fils perdu.

Il lui adressa un regard inexprimable.

— Il y en a un autre en route, dit-il.

— Aucun être jamais n'en remplace un autre.

Il ne répondit pas. Son regard se perdit dans le vide. À qui pensait-il ? Qui avait-il aimé et perdu ?

Il but un peu de vin. Et il ne parla presque plus jusqu'à la fin du repas. Mais il demanda à Pasar de jouer avec lui aux dames. Et il perdit. Les nourrices avaient emmené les princesses, éberluées, se coucher.

Ce n'était pas fête tous les jours que la vie au palais de Memphis.

— Qu'est-ce qui nous retient maintenant de faire un enfant ? demanda Pasar, quand ils furent seuls dans la chambre.

Leur chambre en fin de compte. Elle avait renvoyé la maîtresse de la Garde-robe, qui la déshabillait quand elle couchait seule. Mais leur liaison était connue de tous leurs familiers.

— Quel serait le sens d'un enfant ? répondit-elle en s'asseyant sur le lit.

— Nous.

La réponse était confuse, mais elle la comprit. Il était, lui aussi, perdu. Il n'était plus un enfant, il aurait bientôt dix-sept ans. Il n'avait pas d'épouse. Pas de foyer. Il n'était qu'un sujet de la reine. Et pourtant, ils faisaient l'amour depuis trois ans déjà. Un enfant serait à la fois un accomplissement et celui d'une liaison plus forte qu'un mariage.

— Ce sera un enfant royal, dit-il.

Il voulait dire que Tout-Ankh-Amon ne le rejetterait pas. Et qu'il le présenterait comme le sien.

— Un enfant qui aura deux pères, dit-elle pensivement. Puis elle ajouta : je crains l'effet que cet enfant aurait sur lui.

Lui, c'était son époux.

— Il est comme du verre, reprit-elle. Au propre et au figuré. As-tu remarqué ses poignets ? Ses chevilles ? Il a quatorze ans et des os de fille de dix. On a l'impression qu'un orage le briserait. L'idée que d'autres puissent faire des enfants et lui pas…

— Il peut quand même… un peu, dit Pasar en souriant et en s'asseyant près d'elle.

— Le jus de sa race est clair.

— Tu parles comme ma mère.

Elle ôta sa perruque et la posa sur la catin. Puis se défit de sa robe, la jeta sur une chaise trop ornée et envoya voler ses sandales. De toute façon, déclara-t-elle en s'allongeant sur le lit, elle était trop affectée ce soir-là par la conversation avec son époux pour songer aux plaisirs du corps et, de plus, elle n'était pas dans un jour fertile. Elle s'endormit lovée dans les bras de Pasar. Sa dernière pensée fut que la vie heureuse semblait toujours sur une autre rive.

Accompagné de son successeur Ousermon, Thoutou alla prendre congé du roi.

— Quelle est la raison de ton départ ? demanda Tout-Ankh-Amon, dardant sur lui un regard pénétrant.

— Sire, quand vient le soir, le berger rentre chez lui, répondit le vizir en souriant.

— Le soir n'est pas tombé et tu n'es pas berger, vizir. Tu es dans la force de l'âge.

— Sire, il vient dans la vie de chaque homme un temps où il a donné le meilleur de lui-même. La sagesse l'invite alors à céder la place à ceux qui seront plus utiles que lui, comme le vizir Ousermon, que j'ai le très grand honneur de te présenter.

Tout-Ankh-Amon tourna son masque vers le nouveau venu et lui adressa l'ombre de l'ombre d'un sourire. On eût cru qu'il regardait par la fenêtre.

— Tu t'es querellé avec Aÿ ?

Thoutou ne put s'empêcher de sourire.

— Non, Sire.

— Tu as servi mes frères Akhen-Aton et Semenkherê avec un dévouement dont les échos demeurent à mes oreilles. Semenkherê surtout, qui fut pour moi un frère et un père. Et soudain tu plies bagage, comme cela ?

Thoutou demeura interdit : Tout-Ankh-Amon retrouvait le même ton qu'avait eu Semenkherê, la même façon de briser le protocole, de bousculer le langage de cour et de mettre à nu l'âme de son interlocuteur.

— Est-ce la présence de ton successeur qui te lie la langue ?

Ce garçon, se dit Thoutou, parle comme s'il était vraiment un dieu. Anubis. Maât. Un peseur d'âmes.

— Sire, tu as fait l'éloge de mon dévouement, dit-il, ému. Consens-moi celui de ma sincérité.

— Dois-je me retirer, Sire ? demanda Ousermon.

— Tu peux demeurer si ton âme est forte, dit Tout-Ankh-Amon. Mais si elle est enchaînée par ces querelles partisanes qui empoisonnent la vie de la Cour, je t'autorise à te retirer jusqu'à la fin de l'entretien.

C'était un défi. Ousermon le releva.

— Sire, je suis ton serviteur avant tout.

— Alors, écoute.

Et se tournant vers Thoutou :

— Que s'est-il passé avec Aÿ ?

Thoutou reprit son souffle. Il n'avait jamais imaginé que ce garçon chétif fût le faucon qui fouille le cœur de sa proie. Il prit son temps.

— Sire, le Royaume, à la mort de notre roi Akhen-Aton, se défaisait. Ton frère Semenkherê a régné trop peu de temps pour le restaurer. L'amour divin t'a consenti d'accomplir ce qu'il eût rêvé de faire. Puis le démon Apopis s'en est mêlé. La Basse Terre et la Haute

Terre ont menacé de se séparer. Un seigneur de la Basse Terre a cru pouvoir s'emparer de celle-ci et se proclamer roi. Il a été maîtrisé et il y a perdu la vie. Mais deux autres seigneurs ont déjà commencé à s'affronter.

— Horemheb et Aÿ, dit le roi. Horemheb, seigneur de la Basse Terre et Aÿ, celui de la Haute Terre.

Ousermon béa de stupeur scandalisée. Thoutou laissa échapper un rire bref.

— Je suis le serviteur de l'harmonie, dit Thoutou. Pas l'arbitre des querelles entre Seth et Osiris, entre Anubis et Hathor, entre Seth et Apopis. Je veux dormir en paix.

Tout-Ankh-Amon hocha imperceptiblement la tête.

— Tu es las. Et moi donc. Tu comprendras alors que je cherche le secours dans la puissance des dieux.

À quelques nuances près, le discours d'Akhen-Aton, songea Thoutou.

— Mais comme tu l'as dit, reprit le roi, même le domaine des dieux est affligé de conflits. Tout a commencé par le meurtre infâme d'Osiris par Seth. Nous voudrions haïr Seth, et pourtant, c'est lui qui a sauvé le monde de la furie d'Apopis.

Ousermon paraissait dévasté de stupeur. Aÿ lui avait sans doute décrit le roi comme un garçon physiquement et mentalement infirme. Et là, il découvrait un esprit qui avait longuement médité sur la tragédie originelle, celle de la création du monde.

Thoutou songea qu'il l'avait lui-même dit à Semenkherê, jadis, que le meurtre était au centre du monde et l'empoisonnement d'Akhen-Aton avait été légitimé par l'unité du Royaume. Et la volonté de vivre de l'éphémère pharaon n'avait pas résisté à cette révélation. Se le reprocherait-il jamais assez !

— L'Aton avait substitué au vice la splendeur de l'Être unique, reprit Tout-Ankh-Amon.

Ousermon n'en croyait pas ses oreilles. C'était la première fois que des lèvres augustes célébraient l'Aton.

— Le vice ? demanda Thoutou.

— Le vice, répéta le roi. Le vice est l'incapacité terrestre de corriger ses habitudes. C'est le plus grand de tous les vices. Le Royaume était donc attaché à ses habitudes. Les clergés voulaient que leurs dieux fussent prépondérants. Il faudra donc nous résoudre à ce que, de nouveau, Seth tue et démembre son frère Osiris, qu'Anubis tranche la tête de sa mère Hathor et que ce soit un assassin fratricide qui sauve le monde du chaos.

Thoutou hocha la tête.

— Ta Divine Personne a longuement médité sur les dieux, déclara-t-il, admiratif.

— Et maintenant, dit Tout-Ankh-Amon, nous allons avoir un conflit entre Amon et Ptah. Entre un créateur du monde et un autre. Entre le père d'Osiris et le père de Néfertoum[1]. Ai-je donc proclamé la Restauration pour aboutir à ce résultat ?

---

1. Dieu tutélaire de Memphis et considéré dans la région comme le créateur du monde par le cœur, c'est-à-dire la pensée, et la langue. Inventeur des techniques, il est l'époux de la déesse de la vengeance, Sekhmet, qui lui donna un fils, Néfertoum, « Lotus parfumé ». Dans la complexe théogonie égyptienne, Ptah est à la fois le parèdre et le rival d'Amon.

Un conflit entre la Haute Terre, sur laquelle régnait le clergé d'Amon, et la Basse Terre, sur laquelle régnait le clergé de Ptah.

— Et toi, dit le roi à Ousermon d'un ton teinté de mépris ou de condescendance, on n'eût su dire, tu seras un soldat d'Amon.

Il savait que ses propos seraient rapportés à Aÿ. Peut-être même était-ce le but. Il voulait rappeler au vieux chacal qu'il n'était pas l'enfant docile et débile que disaient certains.

Dans une intuition soudaine, Thoutou comprit la fièvre de constructions du monarque : comme ses deux frères, l'un par l'adoration d'un dieu supérieur et l'autre par la conciliation, il avait espéré établir dans le Royaume cette harmonie qui lui avait si cruellement fait défaut dans sa vie.

— Et que vas-tu faire de ton temps ? demanda-t-il à l'ancien vizir.

— Sire, n'ai-je pas gagné le repos terrestre avant l'autre ?

— Serait-ce une fatigue si je te demandais d'être mon conseiller personnel ? Tu seras payé sur ma cassette. Tu n'auras à répondre qu'à moi.

Il lui demandait de remplir le même rôle qu'auprès de Semenkherê.

— L'honneur est immense, Sire. Comment pourrais-je le refuser ?

— Bien, dit le roi. Allez.

Deux mois plus tard, la seconde concubine enceinte des œuvres du roi accoucha. L'enfant vécut trois jours. Ankhensep-Amon alla consoler la mère. Une Nubienne aussi gracile que le roi.

31

Le silence et le marteau

Les paroles du général Horemheb résonnèrent dans la grande salle de sa maison de Memphis.

— Si ce vieux chacal s'imagine qu'il va m'endormir une fois de plus avec ses feintes et ses mines d'agonisant, il se trompe !

Le lieutenant Khnoumose et le grand-prêtre Néfertep n'en attendaient pas moins. Horemheb n'avait fait que traduire leur dépit, sinon leur colère.

Tapi dans un coin, le nain Menei observa la scène de ses grands yeux globuleux.

— Il profite de mon absence pour nommer Nakhtmin ministre des Affaires étrangères ! Et Ousermon vizir !

— Il organise ses troupes, commenta Néfertep du ton égal qu'il avait toujours eu : la bande du Sud. Nakhtmin est son cousin et Ousermon est un neveu de Houÿ, un vieux complice.

— Quel dommage que Sosenbal ne l'ait pas trucidé ! soupira Khnoumose.

Néfertep lui décocha un regard en coin. Le grand-prêtre savait pertinemment que Khnoumose avait intercepté l'émissaire qu'il avait adressé à Thoutou pour le mettre en garde contre Api-hetep et Sosenbal. Il n'aurait pu moins faire ; mais il avait, par ailleurs, secrètement prévenu Khnoumose, le chef de la police militaire aux ordres d'Horemheb, de la teneur du message et de l'identité du messager.

— Sosenbal était à la solde d'Api-hetep, lequel prétendait me couper l'herbe sous les pieds, observa Horemheb. Si Api-hetep avait réussi à s'emparer de Memphis et de la Basse Terre, la situation aurait été catastrophique. Api-hetep était un ambitieux et un impatient. Un imbécile.

Khnoumose regarnit les verres de bière.

— Ne laissons pas les canards nous distraire du crocodile, dit Néfertep. Nous ne pouvons rien changer aux nominations du régent. Le danger devant nous est que, l'an prochain, le roi atteindra sa majorité. Il pourra gouverner sans tenir compte de la régence, qui prendra fin. Or, Tout-Ankh-Amon nourrit une vieille rancune à l'égard d'Aÿ. Je ne sais comment il le sait, mais le fait est qu'il connaît parfaitement sa responsabilité dans la mort de Semenkherê, auquel il était très attaché.

— Comment sais-tu, grand-prêtre, qu'il connaît cette responsabilité ? demanda Khnoumose.

— Parce qu'il l'a dit au scribe de notre Maison de Vie que je lui ai délégué comme conseiller : ils parlaient de la justice de l'au-delà et le roi a déploré qu'elle ne s'étendît pas au royaume terrestre, parce que les empoisonneurs d'Akhen-Aton et de Semenkherê étaient toujours impunis. Et le scribe me l'a évidemment rapporté et m'a demandé qui étaient les empoisonneurs. Il ne fallait d'ailleurs pas être prophète pour deviner la cause du crime, quand on a retrouvé Semenkherê et son médecin morts dans le même lit. Dès qu'il sera le maître absolu du pays, je parie donc un bœuf que Tout-Ankh-Amon démettra Aÿ.

Horemheb se souvint que, lors de l'affrontement avec le régent, il l'avait lui-même menacé, s'il n'acceptait pas le procès d'Api-hetep et de sa bande, de le faire arrêter et passer en jugement pour les empoisonnements d'Akhen-Aton et de Semenkherê. Que ne l'avait-il fait !

Il chargea le nain d'aller quérir aux cuisines des galettes au sésame.

— Je ne doute pas un instant, reprit le grand-prêtre, qu'Aÿ soit aussi conscient du danger que lui posera le majorat du roi que nous le sommes tous trois, sans compter quelques autres, probablement.

— Et alors ? demanda Horemheb.

— Aÿ, nous le savons, n'est pas homme à s'avouer vaincu. Et ce chacal, comme tu l'appelles, cache une âme de renard. Cela fait trop longtemps qu'il convoite le trône. Il ne le laissera pas échapper sans avoir épuisé toutes ses ruses.

Le nain revint avec les galettes et les posa sur la table. Horemheb le congédia et le pria de ne pas écouter aux portes. Le nain s'en fut, l'air théâtralement dépité.

— Il va donc se défaire du roi, déclara Khnoumose.

Néfertep tourna vers lui son visage lisse et battit des cils. La conclusion était évidente.

— Le poison, sans doute, émit le lieutenant.

— Cela commence à devenir un peu voyant, dit Néfertep en croquant une galette. Le roi est fragile. Une mauvaise chute pourrait être grave.

Horemheb parut impressionné par le raisonnement du grand-prêtre.

— Ce ne sera pas une grande perte ! s'écria-t-il.

L'expression détachée du grand-prêtre l'informa que celui-ci ne partageait peut-être pas son avis.

— Le garçon n'est pas sot, observa Néfertep.

— Il gaspille tout l'or de Koush à construire des temples de haut en bas du Royaume et à se faire représenter en dieu !

— Il a réellement mené à bien la restauration des cultes. Et il est conscient de l'affrontement qui s'annonce entre Ptah et Amon, insista le grand-prêtre.

Horemheb haussa les épaules.

— Tu disais qu'il est menacé d'une mort prématurée par le régent. Et alors ? demanda-t-il pour la seconde fois.

— Et alors l'affrontement sera entre toi et Aÿ. Le clan de la Haute Terre est déjà fort. Il te revient de juger si celui de la Basse Terre l'est autant, sinon plus.

Les trois hommes le savaient : tout vice-régent qu'il était, Horemheb ne disposait cependant d'aucun allié au pouvoir. Thoutou, dont il connaissait l'hostilité au régent, venait de quitter le pouvoir. Quant à ses nombreuses alliances à Memphis et dans la Basse Terre, elles avaient été échaudées par la mésaventure d'Apihetep et répugnaient à une éventuelle sécession de la Basse Terre.

Mais il avait un an pour constituer son clan.

Une odeur sucrailleuse se mélangeait à une autre, vaguement nauséabonde, dans les parages de la Maison de Vie de Karnak. La source en était évidente : des dizaines et des dizaines de feuilles de papyrus neuf séchaient au soleil. Les plus fraîches et les plus humides étaient jaunes, les plus sèches, presque blanches et d'un grain poudreux.

Dans l'atelier voisin, un scribe, accroupi près d'une botte de ces joncs chevelus, en dégageait les tiges et, à l'aide d'une aiguille au bord tranchant, les découpait lentement, d'un œil méticuleux, en bandes minces. Près de lui, un autre scribe s'emparait des bandes prêtes et les alignait dans le sens de la longueur sur une planche de bois de cèdre trempé d'eau. Il les rapprochait les unes des autres avec une précision de chirurgien et, quand la planche en était couverte, il badigeonnait les bandes d'une eau bouillante dans laquelle il avait dilué de la fleur de farine et du vinaigre. Puis il disposait rapidement dessus d'autres bandes de papyrus dans le sens transversal. Cela achevé, il tranchait avec un couteau en cuivre les bandes qui dépassaient, puis il passait de nouveau la colle de farine.

Après quoi, il martelait la feuille fraîche avec un maillet de bois et portait la planche entière sous une presse à clenches qu'activaient deux esclaves, afin d'en égaliser parfaitement la surface. Puis la feuille était soigneusement décollée et mise à sécher au soleil sur des claies fines, en jonc.

Il fallait bien trois heures à deux hommes pour fabriquer une feuille. Et dix, séchage compris, pour en obtenir une sur laquelle l'encre ne bavât pas.

La nature sucrée de l'odeur qu'enregistra Oudj-Bouto provenait de la moelle du papyrus, et la nauséabonde, de la colle de farine.

Le scribe qui venait de poser une feuille sur sa claie leva les yeux, reconnut Oudj-Bouto et lui adressa un salut.

— Tout ça pour éterniser les mots ! observa avec un petit rire le scribe papetier.

— Pas tous, grâces soient rendues à Thoth ! répliqua Oudj-Bouto du même ton plaisant. Ceux qui le méritent !

Le scribe papetier alla tâter les feuilles qui séchaient.

— L'éternité n'est-elle pas le propre des dieux ? demanda-t-il.

— Assurément, frère, s'écria Oudj-Bouto avec une fausse pédanterie. Et qui donc décide des mots qui méritent de subsister ? demanda-t-il, levant un doigt magistral.

— Les hommes, répondit le scribe papetier en agitant cinq feuilles sèches.

Ils éclatèrent tous deux d'un rire silencieux. Autant admettre qu'on ne savait pas vraiment quelles paroles méritaient l'éternité et que c'étaient les hommes qui définissaient le divin. Le scribe papetier emporta les feuilles dans l'atelier et les posa devant un collègue, qui les examina à la lumière rasante, puis, muni d'une pierre-ponce bien plate, commença à leur donner le poli final.

C'était avec la même pierre-ponce qu'on préparait le papyrus à recevoir l'encre des mots et qu'ensuite on les effaçait pour réutiliser les précieuses feuilles.

En fin de compte, la pierre-ponce revêtait le même pouvoir que les mots. Et le silence, autant de vertu que les paroles. Dans les Maisons de Vie et les ateliers des sculpteurs, qui gravent, eux, les mots dans la pierre, on commençait depuis quelques années à s'en aviser.

Car on grattait et on martelait beaucoup. Et ce n'était pas fini.

32

Le cadeau du majorat

L'année qui séparait le Royaume de l'accession de Tout-Ankh-Amon à la majorité ne s'était pas écoulée qu'Ankhensep-Amon fut enceinte. Elle l'apprit à Pasar au milieu du deuxième mois, alors que la saison des Semailles touchait à sa fin. Ce fut au soir d'une réception au palais de Memphis, où Tout-Ankh-Amon avait été publiquement célébré par Néfertep comme le dieu-lotus du Royaume.

Il l'étreignit et la souleva au-dessus de lui, presque à toucher le plafond orné de leur chambre.

— Tu es mon Isis ! s'écria-t-il.

Elle retrouva l'ivresse qui avait jadis été la leur, dans les champs, au-delà des palais d'Akhet-Aton. Dans l'enfance. Ils étaient enfin unis, comme l'arbre et la terre. Et quand il lui fit l'amour, elle eut le sentiment que ce n'était plus lui qui l'enlaçait, mais le ciel qui se mélangeait à la terre pour la pénétrer et la faire étinceler. Le monde autour d'eux pâlit.

Tout-Ankh-Amon le comprit rapidement, rien qu'à la voir.

— Un jour nouveau se lève en toi, dit-il.

Et le masque du roi lui parut plus souriant que de coutume.

Il ne restait plus qu'à attendre la naissance de l'enfant, qui coïnciderait presque avec le quinzième anniversaire de Tout-Ankh-Amon.

— Nous donnerons la plus grande fête du Royaume, annonça-t-il.

Il partit avec Pasar, dans les champs au nord de Thèbes, s'entraîner à la chasse à la massue volante[1]. C'était une pièce d'ébène dont la forme rappelait un petit arc, à cela près qu'elle comportait un pas hélicoïdal. Étrangement, aussi loin qu'on la lançât, elle décrivait toujours un grand arc de cercle après avoir atteint son but, et elle revenait à son point de départ. Le roi s'enchantait qu'un objet inanimé volât vers son maître comme un faucon ou bien l'un des lévriers qui le suivaient dans cet apprentissage.

Oisif depuis bien des années, puisque Semenkherê n'avait guère chassé et que Tout-Ankh-Amon venait d'aborder ce passe-temps des souverains, le maître des Chasses royales enseigna au roi l'art du lancer de cette massue. Il fallait repérer la cible, déterminer sa trajectoire et sa vitesse, puis lancer la massue en calculant le

---

1. Il s'agit du boomerang.

temps qu'elle mettrait à atteindre la cible. Tout l'art du lancer consistait donc dans la rapidité de l'évaluation et le calcul du point où la massue recouperait la trajectoire de l'animal.

— La massue volante, assura le maître des Chasses, est parfaite pour chasser le canard et le lièvre.

Toutefois, ajouta-t-il, le gibier de poil était plus difficile à atteindre, car il exigeait un lancer rasant, que seule une longue pratique permettait de réussir.

Au début, Tout-Ankh-Amon lança la massue trop tôt ou trop tard, trop bas ou trop haut, ou bien encore sans assez de force dans le geste. Puis, plus d'une fois, au retour de cette arme, il faillit la recevoir dans la tête ou le corps, et seule la dextérité de Pasar et du maître des Chasses lui évita l'accident. Mais avec le temps, et l'émulation avec Pasar aidant, il maîtrisa de mieux en mieux les finesses du lancer et, quelques semaines plus tard, il abattit son premier canard.

Son masque, nota Pasar, en fut modifié ; la fierté l'irradia. Le volatile fut rapporté aux cuisines du palais où il fut rôti et accommodé avec une sauce spéciale au gingembre, dont aucun canard n'avait, de mémoire de cuisinier, jamais bénéficié. Ankhensep-Amon le dégusta en riant.

Tout-Ankh-Amon devint bientôt adepte de la massue volante ; la pratique lui en était bien plus accessible que celle du tir à l'arc, qui sollicitait ses forces à l'extrême. Au bout de trois flèches, et même avec des arcs spécialement conçus pour lui, il ne parvenait plus à les bander.

Le maître des Chasses, lui, devint un familier du monarque. Au bout d'un temps, il confia au roi que les notabilités de Memphis aspiraient de longue date à l'honneur d'une chasse à la gazelle avec Sa Majesté.

Il laissa entendre que ces gens s'étonnaient depuis quelque temps que le roi ne pratiquât pas cette chasse et qu'ils se demandaient s'il était en mesure de la faire.

— Je ne tire pas à l'arc, répondit Tout-Ankh-Amon. Peut-on chasser la gazelle à la massue volante ?

— Cela se pourrait, Majesté, mais c'est contraire à la tradition. La gazelle se chasse à l'arc, comme l'ont fait tous les rois.

— À quoi servirait-il que je sois présent à une chasse à laquelle je ne pourrais pas participer ?

— Majesté, dit finement le maître des Chasses, qui sait jamais d'où vient une flèche ? Sa Majesté pourra bander son arc et décocher sa flèche. Un archer plus rompu à cet art atteindra l'animal et nous assurerons que le mérite en revient à Sa Majesté.

Tout-Ankh-Amon réfléchit.

— Ce serait une duperie indigne d'un roi, répondit-il.

Il lut l'approbation dans les yeux de Pasar.

— Majesté, insista le maître des Chasses, qu'est donc une innocente duperie en regard de la faveur des notables de Memphis ?

L'argument était d'autant plus valable que Tout-Ankh-Amon s'était fait représenter sur maints bas-reliefs pratiquant effectivement la chasse à l'arc. Mais il répugnait quand même à ce qu'il considérait comme une imposture.

Quelques jours plus tard, des rumeurs coururent Memphis selon lesquelles le roi se disposait à organiser une grande chasse à la gazelle. Pasar ne douta pas que le maître des Chasses en fût l'auteur, afin de forcer la main du roi, et il mit ce dernier en garde. Mais chacun brûla de participer à cette première chasse royale et le chambellan fut débordé de requêtes, sinon de menaces. Tout-Ankh-Amon se laissa mollir ; il aurait désappointé trop de monde.

L'on partit un matin. Les notables chassaient à cheval, ils furent une cinquantaine avec leurs écuyers et leurs chiens. Le roi, lui, jouissait du privilège de mener la chasse sur son char, conduit par Pasar. Comme aux parades, un officier était également sur la plate-forme du char, afin de soutenir le roi dans les cahots, quand il banderait son arc.

Thoutou, à cheval, suivait le char, de concert avec le maître des Chasses.

Vers la dixième heure, les guetteurs aperçurent un troupeau de gazelles à un millier de pas. Pasar pressa l'allure et les chevaux s'élancèrent au galop. Le terrain ne se prêtait certes pas à une course en char, et l'officier de secours dut rapidement soutenir Tout-Ankh-Amon qui, ayant tiré une flèche de son carquois, s'efforçait de bander son arc.

Soudain, un cavalier arrivé au galop frôla dangereusement le char et, craignant la collision, Pasar cria au gêneur de s'écarter. Celui-ci l'entendit-il ? Toujours fut-il que le cavalier se rabattit brusquement sur les chevaux du char. Ils paniquèrent et hennirent et se rabattirent eux-mêmes brutalement sur le côté. Le véhicule versa et buta sur un gros caillou. Tel un projectile libéré par le choc, Pasar fut projeté en l'air et s'abattit sur le sol rocailleux. Le lieutenant saisit le roi dans ses bras et le protégea dans la chute. Les deux hommes, en effet, tombèrent du char renversé. L'attelage poursuivit son parcours un moment, traînant dans un vacarme infernal une carcasse d'électrum à l'essieu brisé, puis il s'arrêta.

Le cavalier avait disparu.

Thoutou venait d'arriver et mit pied à terre dans un bond. Il aida Tout-Ankh-Amon à se relever.

— Sire, comment te sens-tu ? As-tu mal ?

Retrouvant péniblement ses esprits, Tout-Ankh-Amon tenta de localiser un os éventuellement brisé. Mais le geste du lieutenant lui avait sauvé et les os et la vie ; il n'était que contusionné à l'épaule.

— Et toi, comment te sens-tu ? demanda-t-il à l'officier qui gisait par terre.

Il n'obtint pas de réponse et se pencha sur son sauveur. Il ne vit pas de sang, mais des yeux révulsés. Il frémit. Il secoua le lieutenant et, à la façon dont la tête bougeait aussi, il comprit que l'homme était mort, la nuque brisée. Il chancela. Thoutou le soutint.

Le maître des Chasses accourut, hors d'haleine.

— Sire... Que s'est-il passé ?

Tout-Ankh-Amon le regarda sans répondre et porta la main à sa dague.

— Où est le maître des Chevaux ? demanda-t-il enfin.

Les autres chasseurs accouraient. Le corps de Pasar fut vite retrouvé, à l'arrière, étalé sur les cailloux et sinistrement immobile.

— Pasar ? cria le roi.

Une tache de sang noircissait déjà le sol, partant de la tête. Pasar était mort, le crâne brisé.

Le roi se redressa et regarda l'horizon. Son masque blême, songea Thoutou, était de pierre.

— Quel est le cavalier qui nous a frôlés et qui a causé l'accident ? demanda le roi aux notables consternés.

Ils étaient stupéfaits. Aucun d'eux n'avait frôlé le char ; ils s'étaient tous élancés de part et d'autre, afin de laisser le champ libre aux flèches du roi. Aucun d'eux n'avait souvenir d'avoir commis l'outrage, fût-il involontaire, de se jeter dans l'attelage du char.

— Bien, dit le roi, que deux d'entre vous prennent chacun sur son cheval les corps de ces hommes glorieux qui m'ont sauvé la vie et que l'un d'entre vous me cède son cheval et monte avec un autre.

Le ton était sans réplique et trois cavaliers mirent pied à terre pour obéir et charger les morts, bien que le contact d'un cadavre leur fût une abomination.

Le maître des Chasses s'empressa pour aider le roi à monter.

— Non, pas toi ! cria le roi. Toi, aide-moi ! dit-il, désignant Thoutou.

L'outrage était public. Le maître des Chasses recula, terrifié. Le conseiller joignit les mains pour servir d'étrier au roi. Une fois d'aplomb sur sa monture, celui-ci parcourut de nouveau l'horizon du regard et tout le monde suivit son exemple : un nuage de poussière s'agitait loin, déjà très loin à l'ouest.

— Le cavalier ! cria un notable. Je vais…

— Non, dit le roi, il est déjà trop loin. Rentrons.

Ce fut un convoi funèbre, au pas. Pas une parole ne fut prononcée durant les trois heures du retour.

Les deux cadavres furent déchargés dans la Cour du palais, avec l'aide de la garde.

Tout-Ankh-Amon fit immédiatement arrêter le maître des Chasses.

— Tu as organisé cet attentat, lui dit-il.

— Majesté, je…

— Qu'on lui tranche la tête, ordonna Tout-Ankh-Amon, devant le condamné, qu'on la mette dans un coffret et qu'on la porte sur-le-champ au régent Aÿ avec un message que je vous ferai transmettre !

Puis il regagna ses appartements, suivi du chambellan et de Thoutou épouvanté.

Tout-Ankh-Amon alla lui-même annoncer la nouvelle à son épouse. Il n'eut d'ailleurs pas besoin de parler ; son aspect était suffisamment éloquent.

L'horreur grandit dans les yeux d'Ankhensep-Amon au fur et à mesure que les secondes s'écoulaient ; elle atteignit son point culminant quand Tout-Ankh-Amon la prit dans ses bras. Ce geste de tendresse était exceptionnel.

— Pasar ?… murmura-t-elle.

Il hocha doucement la tête.

Elle s'écroula.

Sati poussa un cri, une dame de cour arriva, elles portèrent la reine sur son lit.

Thoutou apparut à la porte.

Le roi le prit par le bras, car il ne savait où était sa canne, et il l'entraîna vers son cabinet.

Il s'assit et fit appeler son secrétaire. Il lui dicta un message qui fit rouler des yeux effarés au scribe : ayant atteint sa majorité, le roi démettait le régent de ses fonctions et le priait d'accepter, pour l'occasion, le présent qu'il joignait à ce rescrit, immédiatement exécutoire. Puis il apposa son sceau et chargea le secrétaire de porter le document aux messagers exprès, qui le livreraient avec le coffret aux mains des gardes.

Il regarda Thoutou.

— Sire, il te faut immédiatement le soutien d'Horemheb. Avant même que ce message parte.

Tout-Ankh-Amon réfléchit un instant et hocha la tête.

— Tu as raison. Va faire retarder ce message et prie le secrétaire d'appeler le général. Et fais-nous porter de la bière.

33

La raclée

Il était près de sept heures du soir quand le secrétaire du roi lui-même fut introduit dans la grande salle où Horemheb, Khnoumose et Moûtnejmet soupaient. La surprise du général et vice-régent, de son épouse et du lieutenant fut considérable. Le nain Menei ouvrit des yeux encore plus grands que d'habitude. D'habitude, le palais déléguait un messager, alors que c'était un scribe de haut rang qui était mandé ; de plus, la convention tacite voulait que les affaires du Royaume fussent suspendues au coucher du soleil. Les messagers nocturnes étaient de la plus grande rareté. Et seul un événement extraordinaire justifiait le déplacement du secrétaire royal. À cheval !

— Que se passe-t-il ? demanda Horemheb.

— Excellence, des événements inouïs, déplorables…

— Mais quoi ?

Le visage désolé du scribe alarma encore plus les trois convives.

— Il est advenu quelque chose au roi ? s'enquit Horemheb.

— Cela a failli advenir, en effet. Notre roi requiert ta présence et ton conseil avec la plus grande célérité.

Les rapports d'Horemheb avec le monarque n'étaient qu'épisodiques et guère empreints de chaleur. Mais un roi est un roi et, de toute façon, le vice-régent ne pouvait ignorer un événement qui avait menacé le trône, donc le Royaume, et en dernier recours, ses propres ambitions. Horemheb se leva, se dirigea vers les écuries, enfourcha sa monture et rejoignit le secrétaire devant la maison. Puis ils prirent de concert le chemin du palais, suivis par une petite escorte.

Le général n'avait jamais vu au roi pareille expression. Tout-Ankh-Amon était figé dans un fauteuil, le regard si sombre qu'il semblait ruminer toutes les noirceurs de l'enfer. Devant lui se tenait l'ancien vizir, Thoutou, également accablé. Ce dernier se leva pour accueillir le vice-régent et le secrétaire avança un siège au visiteur.

— Dois-je rester, Sire ? demanda le secrétaire.

— Oui. Ferme la porte.

Le roi raconta à Horemheb tout ce qui lui était utile pour comprendre l'accident. Le choc et la consternation une fois passés, ce dernier se tourna vers Thoutou :

— J'avais donc vu juste.

Thoutou hocha la tête.

— Le chacal a repris l'initiative.

— Il craignait mon accession au majorat. Sa hâte funeste lui aura coûté la régence, dit le roi.

Horemheb écarquilla les yeux.

— J'ai préparé un rescrit qui le démet, expliqua le roi.

Horemheb ne pouvait ouvrir les yeux plus grands.

— Ton accord est souhaité pour cela.

Souhaité ? Indispensable, oui. Horemheb évalua mentalement les éléments de la situation. D'abord, le roi était décidé à ne pas passer l'éponge sur la tentative d'assassinat. Ensuite, si Aÿ était démis, il tenterait un coup de force, probablement avec le soutien de l'armée sous les ordres de Nakhtmin, afin de rétablir sa régence, voire pis. Amon seul savait ce qui s'ensuivrait ; peut-être le chaos. En tout cas, Aÿ se rapprocherait encore du trône et Nakhtmin obtiendrait la haute main sur l'armée. Inadmissible. Conclusion : il fallait protéger le roi avec le secours de l'armée et conseiller à Nakhtmin de se tenir à l'écart du conflit, car une confrontation entre les troupes à leurs ordres respectifs ne pourrait être que préjudiciable aux deux généraux.

À l'évidence, les intérêts du trône et d'Horemheb se confondaient donc. Il était impératif de maîtriser les ambitions du vieux chacal.

Ah, si seulement Sosenbal avait pu lui planter la dague dans le cœur ! songea le général.

— Il ne suffit pas de démettre Aÿ, il faudrait le passer en jugement, dit-il.

— Cela entraînerait des répercussions inconcevables, objecta Thoutou.

Horemheb hocha la tête. Le grand-prêtre Néfertep l'en avait prévenu : il ne disposait pas des soutiens indispensables à un affrontement avec la bande du Sud. Mieux valait, pour le moment, se limiter à soutenir le roi et mettre à profit l'accalmie qui s'ensuivrait pour se constituer une bande du Nord.

— Sire, dit-il, tu as mon soutien.

Le roi fit signe au secrétaire et lui donna l'ordre d'expédier le coffret et le rescrit.

— Le coffret ? s'étonna Horemheb.

— La tête du maître des Chasses, expliqua Tout-Ankh-Amon.

Un sursaut traduisit la surprise du général ; le roitelet était donc capable de violence. Horemheb interrogea Thoutou du regard ; ce dernier répondit qu'il était temps de donner un avertissement public au régent et à ses séides.

— Aÿ, déclara Horemheb, va certainement tenter une opération militaire contre Memphis, pour obtenir l'annulation de sa destitution.

— Donc ? demanda le roi.

— Les meilleures batailles sont celles qu'on ne livre pas, Sire. Je vais expliquer à Nakhtmin que celle-ci ne serait pas dans son intérêt.

La séance était close. Horemheb prit congé du roi et lui baisa la main. Il s'étonna que ces doigts si fins révélassent tant d'énergie et ce masque lisse, tant de férocité. Thoutou et le secrétaire le raccompagnèrent à la porte.

Le roi soupa tardivement avec Thoutou ; ce fut un en-cas plutôt qu'un repas : deux boulettes de viande, une galette chacun et des dattes.

Quelques lumignons de barques flottaient sur le fleuve comme des lucioles. Les dieux semblaient dormir. Et qui donc veillait sur le monde ?

Tout-Ankh-Amon appela le maître de sa Garde-robe et Thoutou, aussi exténué que lui par la journée, se félicita de pouvoir aller dormir.

La fureur d'Aÿ, quand il reçut le coffret contenant la tête du maître des Chasses et le rescrit royal de Tout-Ankh-Amon, compta parmi les cataclysmes les plus effroyables auxquels Shabaka eût jamais assistés.

Le vieil homme se leva et hurla. Il hurla à pleins poumons.

Les gardes à la porte des bureaux de la régence, à Thèbes, se hasardèrent à glisser un œil à travers la porte, pour vérifier que leur maître n'était pas assassiné.

D'une certaine manière, il l'était sans doute. Le constat était accablant.

D'abord, le complot, organisé avec la complicité du maître des Chasses, un vieux féal du temps d'Akhen-Aton, avait échoué. Tout-Ankh-Amon avait survécu.

Et lui, Aÿ, il était déchu de sa régence.

Enfin, il était démasqué.

Le maître des Chasses avait été décapité et sa tête, déjà racornie et puante, reposait dans un coffret sur une table. Les lèvres commençaient à découvrir les dents.

— C'est la guerre ! La guerre ! gronda-t-il. Je l'aurais, ce misérable vermisseau issu des chiasses putrides d'Apopis !

Quand les sucs animaux que, trente-cinq siècles plus tard, les pensionnaires d'autres Maisons de Vie définiraient sous le nom d'adrénaline, se furent épuisés dans le corps du quinquagénaire, Shabaka alla, de sa propre initiative, appeler Ousermon.

En entrant dans le vaste bureau de la régence, le nouveau vizir découvrit un fauve à visage humain, affalé dans son fauteuil. Le fauve lui lança un regard jaune. Puis Ousermon tressaillit d'horreur à la vue du coffret ouvert. Shabaka lui indiqua le rescrit de démission, sur la table ; il le lut. Il n'était pas informé du complot de la chasse aux gazelles. Un lien unissait certainement ce trophée atroce et le rescrit, mais lequel ? Shabaka résuma les faits tels qu'il les avait reconstitués, sans insister sur le complot.

— Abolir la régence ? s'étonna le vizir. Le peut-il ?

— Il atteint le majorat dans quelques jours, articula enfin Aÿ.

— Il doit s'estimer suffisamment puissant pour dicter un pareil rescrit, observa Ousermon.

— Fais appeler Nakhtmin, lui ordonna Aÿ.

Une heure plus tard, le général entra dans la pièce, l'air sombre. Il venait quitter le messager rapide qu'Horemheb lui avait délégué. Il savait tout. Il regarda la tête du maître des Chasses et le rescrit sur la table, sans manifester de surprise.

— Pouvons-nous faire encercler Memphis ? lui demanda abruptement Aÿ.

— Non, répondit d'emblée Nakhtmin.

Aÿ se redressa brusquement.

— Comment, non ?

— Elle est protégée par la garnison de la ville et des troupes de renfort qui sont en route ou sont déjà arrivées, sur les ordres d'Horemheb.

Aÿ cligna des yeux, incrédule.

— Alors je suis démis et je ne peux rien faire ? Moi ? Personne ne peut rien faire ?

Sa voix atteignit des aigus inquiétants.

— Tout-Ankh-Amon n'a pu agir comme il l'a fait que parce qu'il est fort du soutien d'Horemheb, répondit le général. Ce serait folie que d'engager une moitié des troupes du Royaume contre l'autre.

— Ne peux-tu convaincre Horemheb ?

Nakhtmin regarda le régent comme si celui-ci déraisonnait. Une question pareille ! Convaincre le pire ennemi de l'ancien régent de se ranger à ses côtés ! Il ne prit même pas la peine de répondre.

Aÿ se radossa.

— Le mieux que nous puissions faire maintenant est de négocier, déclara Nakhtmin.

Ousermon tendit le cou.

— Négocier ? répéta Aÿ.

— Faire intervenir Houmose et obtenir le rang de vizir de la Haute Terre.

Ce qui revenait à mettre l'ancien régent sous les ordres du vizir qu'il venait lui-même de nommer, Ousermon.

Aÿ émit un son qui ressemblait à un grognement. Aussi, il n'avait plus la force de crier.

— Memphis doit à l'heure actuelle bourdonner de rumeurs extraordinaires, reprit Nakhtmin. Cinquante notables assistaient à cette chasse. Un cavalier inconnu a fait verser le char royal. Les deux hommes à bord sont morts, mais le roi s'en est sorti indemne. Il est donc protégé par les dieux. Mais quel est le perfide ennemi qui a monté cette attaque impie ? S'ils l'ignoraient, les indiscrétions des gardes du palais le leur auront appris : l'homme auquel le roi a fait expédier la tête du maître des Chasses…

— Assez ! cria Aÿ.

— … Le moment serait donc mal choisi pour une épreuve de force, poursuivit Nakhtmin, imperturbable. Cela foirerait lamentablement, comme avec Api-hetep.

Le général se dirigea vers la porte et s'arrêta sur le seuil :

— Qu'on fasse donc enterrer cette horreur, dit-il à l'adresse de Shabaka.

Puis il sortit, laissant les trois hommes prostrés.

Le chacal avait reçu une raclée.

34

L'ordre donné par le lion

Moûtnejmet, Sati et la sage-femme veillaient au chevet d'Ankhensep-Amon. Les yeux entrouverts, celle-ci respirait faiblement.

Elle avait avorté à l'aube.

Sati, la première, avait entendu les gémissements et avait bondi de son lit. Et évalué le désastre. Elle avait recueilli l'enfant inachevé, procédé aux soins ordinaires et extraordinaires, puis elle avait appelé à l'aide. Une servante était accourue et elles avaient soulevé le corps inerte de la reine et l'avaient porté sur le lit.

Sati avait fait appeler Seferhor et la sage-femme. Le médecin avait ordonné les soins curatifs et avait lui-même mis la main à l'ouvrage : il avait, en effet, pratiqué avec une seringue d'or une injection vaginale d'eau de Thouéris, c'est-à-dire des macérats d'usnée, de violette et de saule blanc dans de l'eau distillée. Puis il avait fait boire à la reine des extraits mélangés de houblon et de pavot, qui apaisaient l'âme et le cœur et portaient au sommeil.

Les frissons et les sueurs qui avaient affligé la patiente durant les premières heures de la matinée s'étaient atténués. La respiration rapide s'était ralentie. Mais la reine restait très pâle. Le cœur pouvait défaillir.

Moûtnejmet, venue exprimer au roi son allégeance et son indignation après l'abominable attentat, avait alors appris que c'était la reine, sa nièce, qui était souffrante. Elle était montée la voir et avait appris l'accident.

Ankhensep-Amon regarda les trois visages autour d'elle. Personne ne pouvait imaginer sa douleur. Elle retira la main que tenait Moûtnejmet et dit avec un sourire faible qu'elle souhaitait dormir.

En vérité, elle aspirait au sommeil éternel.

Sati raccompagna Moûtnejmet et la sage-femme à la porte. Elle aperçut les princesses qui, dans le couloir, demandaient si elles pouvaient voir leur sœur.

— Plus tard. Maintenant elle se repose.

Il faudrait, se dit-elle, un long repos pour la rétablir. Elle savait, elle.

Elle se rendit dans sa chambre et souleva le couffin aux cobras. L'un des adultes darda vers elle un regard curieux.

— Je vous avais demandé de la protéger, dit-elle. Il fallait comprendre que vous deviez aussi protéger ce qu'elle portait et ce qu'elle aimait. C'est un malheur, dit-elle, les larmes aux yeux. Un très grand malheur.

Les larmes glissèrent sur les reptiles, qui la regardèrent, comme s'ils étaient désolés.

Non, ils n'avaient pas compris.

La grande salle d'entrée du palais et la salle des audiences étaient pleines de notables, dignitaires et ambassadeurs venus témoigner de leur émotion. Le secrétariat et les scribes ne savaient où poser les messages et les dons et, quand le roi parut brièvement pour les remercier, s'appuyant sur une canne qui pour l'occasion était idoine, il fut assailli de protestations de fidélité, de cris de douleur et de révolte et d'appels au châtiment des coupables. Ses mains et sa robe furent baisés sans fin. Suivi du Premier chambellan, Ouadj Menekh, plus éploré que jamais, de Thoutou, de son secrétaire, d'Itchân et des porteurs d'éventails, il distribua les apaisements, les remerciements, les assurances.

Le contexte était propice à la proclamation du majorat.

Mais il l'eût souhaitée dans des circonstances plus appropriées. Il monta à l'étage et s'entretint avec Seferhor.

— Sire, dit le médecin, Sa Majesté dort et je m'emploierai à ce qu'elle dorme le plus possible. Le sommeil est l'eau de l'âme. Je ne prévois pas qu'elle sera rétablie avant plusieurs jours.

Le roi se rendit ensuite au harem. Un silence consterné y régnait. Le quartier des plaisirs charnels était devenu celui du deuil. À son entrée, les concubines se levèrent. Puis elles se prosternèrent, baisant ses pieds et enlaçant ses jambes. Elles se confondirent en lamentations sur l'infamie de l'accident et en congratulations sur la puissance divine qui l'avait épargné.

— Où est Taëmouadjisy ? demanda-t-il.

— Auprès du défunt.

Il traversa alors le palais pour se rendre dans l'aile où le chef des Chevaux avait officiellement ses chambres. Elles étaient pleines de monde, parents et amis en larmes, réunis autour du lit du défunt, avant qu'on livrât celui-ci aux embaumeurs. On s'écarta pour le laisser entrer. La matrone du Harem fit effort pour se mettre sur pied et chancela.

— Reste assise, lui dit le roi.

Elle retomba et saisissant la main qu'il lui tendait, la baisa et la couvrit de larmes. Il s'assit dans le fauteuil qu'on lui avait avancé.

— C'est comme si j'avais perdu un frère, dit-il.

— L'honneur, Majesté…

Elle ne put achever sa phrase et ses larmes jaillirent. Savait-elle que son deuil était double ? Elle avait, en effet, perdu un petit enfant de sexe mâle. Mais ce n'était pas au roi de le lui apprendre.

Il contempla longuement le visage de Pasar.

Si son épouse l'avait aimé, il lui devait aussi amour et chagrin. Il n'eut pas à s'y contraindre : le garçon avait été le compagnon des jours heureux. Il l'avait souvent envié, mais jamais détesté.

Il était jeune. Osiris n'en finirait jamais de tomber sous les coups de Seth.

— Je lui ferai construire un temple, dit-il.

Elle hocha la tête. Un temple. Le corps de l'un de ses deux fils serait dans deux jours remis aux embaumeurs. Tout-Ankh-Amon la laissa.

Ce n'était pas seulement la tête du maître des Chasses qu'il eût voulu mettre dans un coffret, mais aussi celle du régent déchu.

Les soirées furent longues dans la double absence d'Ankhensep-Amon et de Pasar. Sauf pour de rares soupers officiels, Tout-Ankh-Amon prenait le dernier repas de la journée en compagnie d'Itchân, seul intime qui lui restât, et des princesses. Après une ou deux parties de dames, émaillées de réflexions impersonnelles sur les événements de la journée, l'avancement de tel ou tel temple, les qualités d'un sculpteur, d'un orfèvre ou de l'autre ou bien l'achat de chevaux ou de lévriers, le roi se retirait, allait prendre des nouvelles d'Ankhensep-Amon et se couchait.

Itchân, parfois, l'observait à la dérobée. Il scrutait le masque, toujours bienveillant à son égard, mais toujours aussi clos. Ce roi était-il un prêtre ? se demanda-t-il. Il dormait seul, ne fréquentait le harem que par devoir et encore n'y mettait-il plus les pieds depuis son accident. Un seul soir, il émit une réflexion personnelle :

— Les dieux m'ont enlevé ma famille et l'ont remplacée par la leur.

Cependant, la tristesse persistante dans le regard de son royal compagnon convainquit Itchân que Tout-Ankh-Amon était plus éprouvé qu'il n'y paraissait par les épreuves d'Ankhensep-Amon.

Les trois princesses eussent dû suppléer à l'absence de la reine. Mais Tout-Ankh-Amon ne partageait avec elles que le souvenir des croisières d'antan, à bord de *La Gloire d'Aton*. Elles n'avaient pas de vie ; quand elles avaient fini d'égrener des frivolités avec des filles de notables, elles se paraient et se parfumaient. L'état de leur sœur n'avait qu'atténué leur agaçante légèreté. Il tenta de déceler quelque équivalent de Pasar dans leurs vies et n'en trouva pas. Elles attendaient qu'un calcul de la Cour – et qui d'autre le ferait, désormais, que le roi lui-même ? – décidât de les marier à un serviteur de la couronne. Il guetta chez Itchân quelque signe d'intérêt pour l'une d'elles. Néfernerou-Aton-Tashéry, l'aînée des trois, allait sur ses quinze ans et sa beauté un peu dédaigneuse rappelait celle de sa mère. Itchân lui avait, une ou deux fois, adressé un regard plus chaleureux que ceux que dictait la courtoisie.

Le roi eût été heureux d'avoir Itchân comme beau-frère. Il pressentit donc la princesse. Elle l'écouta avec une expression de surprise :

— Mes sœurs ont épousé des rois, dit-elle. Pourquoi me contenterais-je d'un homme du commun ?

— Il n'y a qu'un roi dans ce pays.

— N'y en a-t-il pas à l'étranger ? rétorqua-t-elle. Demande donc à l'un de tes ambassadeurs, ou bien aux ambassadeurs étrangers d'en trouver un qui me plaise.

Il n'insista pas.

On peut mourir à soi-même alors qu'on est vivant. Le deuil, en effet, est un démembrement.

Dans les brumes alternées du houblon et du pavot, où les médications de Seferhor la tenaient plongée, Ankhensep-Amon était pareille à une noyée lucide, qui regarde la surface sans désir de la regagner.

Qu'y avait-il là-haut ? Pasar était parti. Et son avenir s'était échappé de son ventre à elle. Elle se laissa donc aller au sommeil, souhaitant qu'il fût encore plus profond et sans jamais plus de faille. Sans réveil.

Mais Seferhor gardait jalousement ses potions dans son coffret.

Des images envahirent sa conscience passive. Elle revit Merit-Aton sur la terrasse d'Akhet-Aton. Néfer Herou dans sa barque. Pasar lui tendant le message de mise en garde. Pasar nu, dans les champs. Elle sentit même son haleine sucrée. Elle revit l'enterrement de Semenkherê et pleura, car elle croyait dans sa confusion que c'était celui de Pasar.

Elle ne quittait son lit que pour aller, à demi inconsciente et soutenue par Sati, vaquer à ses besoins et faire des rudiments de toilette.

Puis au cours de ses somnolences hantées, une frayeur sourde la prit : si elle mourait, Pasar mourrait en elle.

— Non ! cria-t-elle.

Elle ouvrit les yeux et vit le visage soucieux de Sati, penché sur elle.

À l'issue d'une conversation avec Seferhor, Sati prit une initiative singulière : elle alla prier le chef de la ménagerie d'amener l'un des lions au pied du lit.

— Je ne le ferai qu'avec l'autorisation du roi, répondit-il.

Elle s'adressa à Tout-Ankh-Amon. Il ignorait les secrets de Sati. Mais ses cobras l'avaient sauvé des assassins. Elle l'assura qu'elle agissait sur le conseil de Seferhor. Il acquiesça.

Le lion veilla docilement au pied du lit. Le chef de la ménagerie lui apportait ses repas sur la terrasse, perplexe, vaguement inquiet. Un matin Ankhensep-Amon ouvrit les yeux et vit l'animal qui la regardait, comme s'il lui intimait un ordre. Ses yeux jaunes lui parlaient. Elle tendit la main, il la lécha ; elle sourit et la posa sur son mufle. Il semblait, de la tête, lui signifier quelque chose. Mais quoi ? Il abaissait et relevait la tête.

— Que dis-tu ? murmura-t-elle.

Il posa une patte sur le lit, avec autorité, dans l'attente d'on ne savait quoi. Sati et Seferhor surveillaient la scène à distance.

— Que dit-il ? demanda-t-elle à Sati.

— Il te dit de te lever, répondit Seferhor.

Elle fit un effort pour se redresser et la nourrice l'y aida. Le fauve la regardait encore avec insistance. Elle sourit de nouveau. C'était la première fois. Elle se leva et tenta quelques pas. Mais la tête lui tournait et ses jambes ne la soutenaient pas. Sati l'aida à aller s'asseoir sur la terrasse. Le lion les suivit et se coucha aux pieds d'Ankhensep-Amon.

Pour la première fois, elle éprouva une légère faim. On lui apporta des galettes et des figues. Le lion la regarda manger.

— Mais c'est un génie protecteur ! s'écria Ankhensep-Amon, le lendemain.

— Oui, murmura Seferhor, qui venait d'arriver pour sa visite matinale. Il est le guérisseur. Il insuffle la force. C'est pourquoi ton grand-père en a multiplié les effigies[1]. Il y en a six cents dans le Royaume. Je suis un de ses prêtres.

Ce fut de la sorte qu'Ankhensep-Amon apprit que le médecin faisait partie des prêtres de Sekhmet, la plus ancienne confrérie de médecins du Royaume.

Mais comment les lions et les lionnes guérissaient-ils ?

---

1. Amenhotep III avait, en effet, érigé six cents statues de la déesse-lionne Sekhmet, dans la Vallée.

35

Le tombeau de l'enfant inachevé

Douze jours suivant l'aube où elle avait perdu son enfant, sitôt après le père de celui-ci, Ankhensep-Amon retrouva enfin ses esprits. Sati, qui ne la quittait plus de jour ni de nuit, l'observait avec vigilance. Le lion aussi. Le chef de la ménagerie était venu le nourrir une heure auparavant. Le fauve semblait considérer l'appartement de la reine comme le sien.

Le premier désir d'Ankhensep-Amon fut de procéder à des ablutions complètes. Sati s'en félicita : les soins du corps entretiennent l'âme. Une matinée entière fut consacrée, avec l'aide des deux servantes de bain, à purifier la peau de la reine des restes de sueur et de sel, vestiges de son passage en enfer. Elle retrouva ses membres avec surprise et considéra ses pieds et ses seins comme si elle les avait remisés dans un coffre pendant un temps indéfini.

Le plus pénible fut la toilette du sexe ; que faisait là cette ouverture ?

Le lion surveillait ces soins, suscitant les rires des servantes.

Le barbier vint raser le crâne de la reine avec des mines gourmandes. Elle put enfin remettre une perruque.

Une fois rhabillée de frais, elle alla s'asseoir sur la terrasse. Les vapeurs que le soleil arrachait au sol gorgé d'eau, car l'Inondation avait déjà commencé, voilaient d'argent les parages de Memphis ; on distinguait à peine, au nord, au-delà des palmeraies, les grandes pyramides et le sphinx au repos. Je vais, songea-t-elle, demander à Tout-Ankh-Amon de construire une pyramide pour nous. Les servantes lui apportèrent une collation.

— Qu'est devenu l'enfant que j'ai perdu ? demanda-t-elle à Sati.

— Il est chez les embaumeurs, maîtresse. C'est le roi lui-même qui le leur a confié.

Elle l'appelait maîtresse, comme jadis.

Ankhensep-Amon s'étonna du soin que son époux avait témoigné à l'enfant inachevé, lui qui avait montré tant de froideur à l'égard des siens.

— Il sera prêt dans une semaine pour l'inhumation, reprit Sati.

L'inhumation ? Où ? Ankhensep-Amon tourna un visage égaré vers la nourrice.

— À Akhet-Aton ? demanda-t-elle.

Mais dans quel caveau ? Celui d'Akhen-Aton ? Elle mesura l'absurdité inhumaine d'un tel voyage pour aller enterrer une pauvre petite chose auprès d'un roi et d'une reine encombrés de fastes funèbres. Et rouvrir le tombeau ? Et d'ailleurs, où le roi avait-il fait inhumer ses propres enfants inachevés ? Elle se reprocha de n'avoir jamais songé à le lui demander.

— Le roi, maîtresse, va faire construire à Memphis un temple pour le chef des Chevaux. Il l'a annoncé à sa mère.

Le chef des Chevaux. Des mouches agacèrent le lion qui tourna brusquement la tête et claqua des mâchoires.

Sati comptait ses mots, guettant leur effet au fur et à mesure. La reine demeura un long moment sans mot dire, absorbée dans ses pensées. Elle ne pleura pas ; peut-être ne lui restait-il plus de larmes. Ou bien elle avait mesuré leur vanité. Car même les larmes étaient vaines. Une fois de plus, elle songea au masque de Tout-Ankh-Amon. Il avait dû, lui aussi, souffrir beaucoup pour avoir asséché ses yeux.

La nourrice s'aventura à suggérer :

— Puisque l'inhumation aura lieu à Memphis, peut-être pourrons-nous placer l'enfant à côté de son père.

Ankhensep-Amon hocha la tête.

— Quand la momie du chef des Chevaux sera-t-elle prête ?

— Dans soixante-deux jours, maîtresse.

— Et depuis combien de jours…

Elle n'acheva pas sa phrase, parce qu'elle ne trouvait pas ses mots. Elle allait dire : « Depuis combien de jours suis-je morte ? » quand Sati lui évita de prononcer des paroles pénibles :

— Douze jours, maîtresse.

Ankhensep-Amon essaya d'imaginer ce que seraient les funérailles, avec les parents et ce sarcophage supplémentaire. On verrait. Ces considérations funèbres l'épuisaient.

— Dois-je prévenir le roi et les princesses que la reine se remet ?

— Non, demain.

Elle n'était pas prête à affronter ses oiselles de sœurs ni son sphinx d'époux.

Lors de sa visite matinale quotidienne, Seferhor s'enchanta de l'effet de ses soins. On eût dit un jardinier qui se félicite de l'état d'un pommier. Il conseilla de la compagnie ; elle n'en paraissait pas convaincue. Il lui rappela qu'elle ne pourrait esquiver beaucoup plus longtemps la sollicitude des siens, fût-elle indiscrète.

— Il n'est pas bon de rester seule, Majesté. La solitude est comme l'ombre humide : elle engendre la moisissure de l'âme.

Le lion bâilla. Elle tenta de se représenter ce qu'était un *kâ* moisi et, n'y parvenant pas, hocha la tête. Seferhor laissa son avis se déposer dans l'oreille de la reine, comme une poudre qu'on jette dans l'eau, et flatta la crinière du fauve, ce frère de Sekhmet la Miséricordieuse. Demain, alors, consentit Ankhensep-Amon.

Le lendemain, la Première dame de cour alla prévenir le roi que la reine s'était levée et qu'elle se rétablissait.

C'était le jour même de la proclamation du majorat. Tout-Ankh-Amon avait fait distribuer du blé et de la bière à ses sujets. Des chants de célébration montaient jusque dans les appartements du palais. Une pantomime des artisans, sur la place du grand marché, représentait le dieu Ptah, dans sa robe étroitement gainée, créant la race humaine : le personnage incarnant le dieu coulait du bronze en fusion dans un moule de terre et des célébrants chantaient la gloire de ce dieu et du roi, puis quand le bronze avait refroidi, Ptah brisait le moule et brandissait la statue du roi et des hourras jaillissaient.

Tout-Ankh-Amon se leva, interrompit son entretien avec Thoutou et Néfertep et monta à l'étage. Ankhensep-Amon était assise sur la terrasse, le lion à ses pieds. Elle s'efforça de sourire et de se lever à l'arrivée de son époux. Elle était très amaigrie et d'une alarmante pâleur. Il se pencha vers elle, lui prit le visage entre les mains et l'embrassa.

Ce geste de tendresse était le premier depuis bien longtemps, depuis sa demande en mariage sur la terrasse d'Akhet-Aton. Elle se rappela qu'ils étaient seuls et pleura.

— Songe à demain, lui dit-il en la regardant longuement.

Qu'attendait-il du lendemain ? Elle lui indiqua le lion :

— Salue mon guérisseur.

— Tu vois la puissance des dieux, répondit-il en souriant.

Et il s'inclina pour flatter la nuque du fauve, qui releva la tête, comme un gros chat.

— Tu fais construire un temple..., dit-elle.

Elle ne se résolvait pas à prononcer le nom de Pasar.

Il hocha la tête.

— Il sera bientôt prêt, répondit-il. Nous y célébrerons le père et l'enfant.

— Et… les funérailles ?

— À la fin de l'Inondation.

— D'où partiront-elles ?

— Du palais, bien sûr.

— Et les tiens ?

— Dans la montagne, près d'ici.

Elle se demanda s'il avait aussi choisi le lieu de sa sépulture.

— Et nous ? demanda-t-elle.

— Je n'ai pas encore décidé. Nous avons le temps, répondit-il en souriant.

Puis il s'empara de sa canne et descendit retrouver Néfertep.

Peu après, elle reçut une gerbe de lotus bleus, à l'un desquels était enfilé un anneau orné d'un scarabée d'or ; la gravure sur la carapace unissait leurs deux cartouches. Le symbole du devenir.

Les princesses vinrent l'entourer et la cajoler. Elles proposèrent même une promenade en barque. Fâcheuse idée : Ankhensep-Amon mit un long moment à chasser des souvenirs déchirants.

36

L'Ouverture de la Bouche

La proclamation du majorat suscitait des questions. D'abord, assumant désormais la conduite du Royaume, le roi se devait de regagner la capitale, Thèbes. Ensuite, il lui fallait attribuer de nouvelles fonctions à son ennemi, Aÿ, et à son allié, Horemheb, dont le titre de vice-régent n'avait plus de sens.

La veille, le grand-prêtre d'Amon, Houmose, avait adressé un message au roi, lui déclarant que la paix du Royaume souffrirait d'une disgrâce trop éclatante d'Aÿ et le priant de trouver à l'ancien régent un titre compatible avec son rang.

Thoutou appela Néfertep en consultation.

— Je crois nécessaire de maintenir la paix si laborieusement acquise, dit le grand-prêtre. Tu t'es acquis Memphis, il te faut maintenant gagner Thèbes, que l'ombre d'Aÿ a couverte toutes ces années.

Thoutou hocha la tête ; c'étaient là des paroles sages.

— En ce qui concerne Aÿ, reprit Néfertep, je suis de l'avis de mon estimé collègue Houmose. Il lui faut un titre digne de son rang.

Ptah concordait donc avec Amon. Il était vrai que les deux dieux détenaient dans une égalité ambiguë le titre de créateur du monde.

— Je propose que le titre que tu lui donneras corresponde à la réalité de son pouvoir : vizir de la Haute Terre. Cela ne changera rien.

Tout-Ankh-Amon hocha la tête.

— Et Horemheb, vizir de la Basse Terre, complétat-il.

Ce fut à Néfertep de hocher la tête.

— Majesté, ce pays a besoin par-dessus tout de paix. Et ensuite de baisse des impôts.

Tout-Ankh-Amon réfléchit à la solution présentée par le grand-prêtre ; assurément, elle garantissait l'équilibre et sans doute la paix.

— J'aperçois un problème : Thèbes est la capitale de la Haute Terre autant que Memphis celle de la Basse Terre. Je ne vois pas que l'ancien régent puisse demeurer à Thèbes en même temps que moi.

— Certes, Majesté, admit Néfertep. C'est là que le secours de mon collègue Houmose sera précieux.

— Que fera-t-il ?

— Il convaincra Aÿ d'être absent de Thèbes, sauf quand tu le convoqueras, répondit Néfertep avec un sourire. Je me suis laissé dire qu'il possède une somptueuse résidence à Akhmîm. Son exil sera fastueux.

Tout-Ankh-Amon acquiesça. Thoutou également. Le roi retint le grand-prêtre à déjeuner.

Le ciel se dégageait enfin. Le roi se montra d'excellente humeur.

Restait un point que Thoutou souleva dans l'après-midi : la composition du cabinet.

Le vizir Ousermon ? Une créature d'Aÿ. Mais on pouvait le garder temporairement, quitte à ne rien lui donner à faire et à le transformer en cornichon.

Le trésorier Maya ? Il n'appartenait à aucune cabale et il était efficace. L'ancien amant de Néfertiti avait appris la nature transitoire des pouvoirs et servait loyalement celui qui était en place.

Mahu ? Dévoué et fidèle. Mais il fallait l'affranchir de la tutelle de Nakhtmin. Celui-ci serait renvoyé à la police des frontières. Aussi loin que possible de son chef ; si ce dernier voulait lui envoyer un message, Nakhtmin ne le recevrait pas avant plusieurs jours.

Pentju ? Le point était délicat. La seule mention de son nom agita le roi. Il avait appris par son frère que l'ancien médecin d'Akhen-Aton était coupable de la mort de ce dernier et de sa femme Néfertiti.

— Mais pas de celle de Semenkherê, Sire, assura Thoutou.

Et il évoqua les aveux de Pentju à Semenkherê.

— C'est donc Aÿ seul qui a tué Semenkherê ? demanda Tout-Ankh-Amon.

— Probablement, Sire. Pentju était alors écarté du palais. Il avait été relégué par ton frère aux Archives. Il n'avait aucun accès, que je sache, au roi Semenkherê.

— Mais c'est un criminel !

— À coup sûr. Mais il est en vie. Aÿ lui avait imposé le silence en le réhabilitant. Nous pouvons le récupérer en lui épargnant une nouvelle disgrâce. Sinon, il se remettrait au service d'Aÿ.

C'était un cas que ce pot d'aveux criminels qu'on se disputait d'un camp à l'autre. L'idée même répugnait à Tout-Ankh-Amon.

— Et le récupérer dans quel but ?

— Horemheb et moi nous sommes servis de ses aveux comme d'une arme, quand nous avons dû contraindre Aÿ à accepter le procès d'Api-hetep. Nous pouvons de nouveau le faire, dans le cas où Aÿ se montrerait trop rétif.

Le roi accepta l'idée à contrecœur.

Quant au vice-roi Houÿ, même s'il appartenait de fait à la bande du Sud, il était loin, au pays de Koush, et il ne pourrait être d'un grand secours à Aÿ dans le cas d'un nouveau conflit.

Thoutou fut dépêché à Thèbes, en qualité de conseiller officieux, pour marchander avec Houmose le départ d'Aÿ.

Les nouvelles de l'attentat s'étaient répandues à Thèbes, évidemment exagérées. On parla de combats fabuleux où le dieu Amon, en remerciement de la piété royale, avait armé le bras de Tout-Ankh-Amon pour l'aider à terrasser un cavalier qui avait tenté de le décapiter, à la suite de quoi le roi lui-même avait tranché la tête de son adversaire. Des notables murmuraient que l'assassin avait été envoyé par le régent.

C'en était assez pour que Thoutou pût convaincre Houmose : la situation n'était pas favorable à Aÿ. Il n'y avait plus de régence. Si le grand-prêtre voulait bien s'entremettre pour persuader ce dernier de déguerpir, le roi consentirait au disgracié le titre de vizir de la Haute Terre. Et il attendrait en retour que le seigneur Aÿ voulût bien se tenir tranquille dans ses terres.

Aÿ n'en avait pas espéré tant. Il tenta de protéger ses alliés, et notamment Nakhtmin et Pentju. Houmose lui expliqua qu'il n'était pas en position de tergiverser : Thèbes et Memphis le soupçonnaient du crime suprême, avoir attenté à la vie du dieu vivant. L'ancien régent ravala ses avanies et plia bagage, suivi de Shabaka.

Au terme de ses trois semaines de mission, Thoutou retourna à Memphis annoncer au roi que Thèbes était libre. Tout-Ankh-Amon ordonna le déménagement de la Cour à Thèbes. Trois mois n'y furent pas de trop, car le roi voulait emporter le mobilier accumulé au palais. On arriva ainsi aux Semailles.

Ankhensep-Amon accueillit sans tristesse la nouvelle du départ. Memphis avait été la seconde ville de son amour avec Pasar ; pour continuer à vivre sans trop de peine, elle devait au contraire, elle, alléger le fardeau de ses souvenirs.

Car l'inhumation du fils perdu et de Pasar avait eu lieu entre-temps.

Le cortège partit du palais. Cela pouvait paraître singulier, mais c'était là qu'en sa qualité de chef des Chevaux, Pasar avait officiellement habité.

Deux sarcophages, un grand et un petit, reposaient sur le chariot que tiraient deux chevaux blancs. Cela également pouvait paraître singulier, car Pasar n'avait pas d'épouse. Mais le vice-roi Houÿ, son père, et Taëmouadjisy, sa mère, avaient subodoré la liaison de leur fils et ils eurent la décence de ne pas approfondir le sujet. L'honneur exceptionnel de compter le roi et la reine dans le cortège apaisait leur appréhension de l'ambiguïté. Cela aussi pouvait surprendre le commun, mais il était patent que le chef des Chevaux avait sauvé la vie de son monarque ; il n'était que juste et généreux que celui-ci accompagnât son sauveur et serviteur à sa dernière demeure.

Un deuxième convoi, d'ailleurs, suivait le premier : celui de l'officier qui avait protégé le roi dans sa chute, en le prenant dans ses bras. Son enterrement suivrait le premier.

Aux côtés de Tout-Ankh-Amon, dans la litière qui les mènerait à la nécropole et le vacarme des pleureuses qui les entourait, Ankhensep-Amon revécut le trajet vers l'adieu, si souvent accompli. Akhen-Aton. Néfertiti. Semenkherê. Maket-Aton. Et maintenant Pasar et son fils. Sans larmes, soutenue par la potion que lui avait donnée Seferhor, elle se dit que sa vie aurait été un long cortège funèbre. Même quand ils sont vivants, songea-t-elle, on les escorte vers la mort.

L'on parvint au temple construit sur l'ordre du roi et qui venait d'être achevé. Un pavillon sur lequel ouvrait une seule porte, flanquée de deux statues. Osiris et Isis. Elle fut saisie : Osiris avait les traits de Pasar. Et Isis, les siens.

On descendit des chariots les sarcophages. Ankhensep-Amon vit le plus petit, blanc, couvert d'inscriptions dorées, et Tout-Ankh-Amon la retint par le bras, car elle allait s'avancer et se pencher dessus. Houÿ et Taëmouadjisy, ainsi que le frère de Pasar, entourés de leur famille, étaient au premier rang.

Trois prêtres officiaient. Deux d'entre eux encensaient le sarcophage, le troisième, tenant d'une main la fourche de silex et de l'autre, l'herminette, toucha le visage du sarcophage : c'était l'Ouverture de la Bouche[1].

La mère de Pasar accomplit pour Ankhensep-Amon le rite du refus de l'adieu. Agenouillée devant le sarcophage, elle l'enserra dans ses bras. Houÿ la releva, en larmes, et Ankhensep-Amon éclata aussi en sanglots. Bien d'autres femmes, d'ailleurs, pleuraient. Un autre prêtre récita un texte des morts :

---

1. Rite funèbre, essentiel et très ancien, qui consistait à rendre au défunt l'organe de l'alimentation et de la parole.

Moi, scribe de Ptah, je te le dis, tu es purifié. J'ai accompli les rites sous le regard du dieu, tu es purifié et ta gloire resplendit. Tu as donné au dieu ce qu'il t'avait donné...

Le vent emportait ses paroles, ou peut-être les sens d'Ankhensep-Amon étaient-ils voilés. Les porteurs soulevèrent le sarcophage et entrèrent dans le temple. Houÿ se tourna vers le roi et l'invita à entrer avant lui. Les fumées de l'encens et de la résine et les parfums des couronnes de roses et de jasmin emplissaient l'espace. Une grande fosse était ouverte dans le sol et quatre hommes y attendaient. Tout-Ankh-Amon fit un signe à son secrétaire et deux hommes apportèrent une statuette de cheval plaquée d'or qu'on descendrait dans la fosse.

— Tu as donné ta vie dans le combat contre Seth, dit Tout-Ankh-Amon. Elle est maintenant éternelle, Pasar, chef des Chevaux, car Osiris, Horus et Ptah t'accueillent parmi eux.

On entreprit de descendre le sarcophage. La famille jeta des fleurs. Ankhensep-Amon entra et jeta une couronne de réséda et de jasmin. On descendit ensuite le cheval doré, les oushebtis, les offrandes, les statues des domestiques qui serviraient le défunt dans l'au-delà, les aliments factices...

Tout-Ankh-Amon se tourna vers son épouse. C'était elle, maintenant, qui avait remplacé son visage par un masque.

Un porteur déposa sur des tréteaux le petit sarcophage blanc. Elle s'élança. Tout-Ankh-Amon lui serra le poignet. Elle écouta, hagarde, l'un des prêtres réciter les formules de l'Ouverture de la Bouche. Taëmouadjisy se tourna vers elle et lui tendit l'encensoir qu'elle avait pris à un prêtre. Le geste était totalement hors rites. Elle s'empara de l'encensoir et le tint à bout de bras devant le sarcophage. S'avisant de son désarroi, le prêtre le lui reprit avec douceur et récita la prière des nouveau-nés défunts.

> *Tu as franchi les deux seuils avant que la fleur de ta vie soit fanée. Réjouis-toi, car tu es juste et pur et n'as connu ni l'injustice ni l'impureté. Ptah te prend dans les bras...*

Elle comprit soudain qu'elle n'aurait jamais plus d'enfant de Pasar et fut secouée de sanglots irrésistibles. Tout-Ankh-Amon et Sati, insoucieuse du protocole, la soutinrent.

On descendit le deuxième sarcophage dans la fosse. Comme elle n'avait pas prévu de fleurs, Taëmouadjisy lui tendit une couronne de lys. Elle ne put trouver la force de la jeter et ce fut Tout-Ankh-Amon qui le fit pour elle. Bravant une fois de plus le protocole, Moûtnejmet, qui surveillait sa nièce du regard depuis un moment, et Sati l'entraînèrent à l'extérieur et l'accompagnèrent à la litière.

De toute façon, murmura Sati, elle n'aurait pas la force d'assister à l'enterrement de l'officier. C'était assez d'une reine morte à des funérailles. Il ne fallait pas qu'à l'Ouverture d'une bouche on en fermât une autre. Ni les cobras ni les lions n'étaient assez puissants pour protéger les humains contre l'excès de douleur.

37

La splendeur et l'infamie

Entre deux danses, un raconteur s'avança au milieu de l'établissement de dame Nes-Hathor. Celle-ci offrait parfois des intermèdes pendant que ses danseuses se refaisaient le maquillage des yeux ou des tétons.

L'homme était raisonnablement ventru, avec un œil torve et une bouche gourmande.

— Vous connaissez l'histoire de l'œuf et du pot de terre ? demanda-t-il à la cantonade.

Personne évidemment ne la connaissait.

— Un œuf s'était pris de querelle avec un pot de terre. Celui-ci avait offensé sa dignité. Il s'était moqué de sa fragilité. « Au premier choc, tu te fêles et tu perds les eaux, comme une femme qui va accoucher », dit le raconteur, prenant l'accent rocailleux de la Haute Terre. « Et toi – cette fois, la voix s'était faite nasillarde et menue –, pour qui te prends-tu ? Tu n'as rien dans la tête. Tu es constamment graisseux et quand tu as servi, on te remise dans un coin et les cafards viennent déguster les vestiges qui collent à tes flancs ! » Le pot de terre s'énerva : « Mais regardez-moi cet œuf qui m'insulte ! Tu as oublié que tu es sorti d'un cul de volatile ? — Et toi, du cul de la terre ! » répliqua l'œuf.

L'assistance commençait à s'amuser. Le vin et la bière circulèrent.

— L'œuf se sentait en danger. Il alla voir un pot de cuivre. Il lui dit : « Salut l'ami ! Tu es bien rouge, aujourd'hui ! — C'est qu'on m'a astiqué. »

Là, le raconteur affecta pour le pot de cuivre une troisième voix, celle d'un caractère énergique :

— « Toi au moins, tu es beau quand on t'astique. Et tu as de bonnes manières. Ce n'est pas comme certains. — De qui veux-tu parler ? — Figure-toi que j'ai rencontré l'autre jour le pot de terre, qui n'a cessé de dire du mal de tout le monde. — De tout le monde ? Même de moi ? — Même de toi. — Mais qu'est-ce qu'il a bien trouvé à dire sur moi, ce bouseux ? — Il a dit que si on ne t'astique pas, tu es plus laid qu'un trou dans le sol. Et qu'avec tes airs de costaud, tu te bosselles au moindre choc, et en faisant un bruit d'enfer pour attirer l'attention sur toi. — Il a dit ça ? — Je te le jure, par Onouris. Il m'a également dit que j'étais fragile comme un ventre de femme enceinte et que je sortais d'un cul de volatile. Je te l'ai dit, c'est un personnage malgracieux. »

Dame Nes-Hathor ne connaissait pas cette histoire-là ; elle s'assit pour écouter ; elle commençait à se consoler de son amant perdu. Elle sirota un verre de bière. Le raconteur poursuivit :

— Le pot de cuivre en colère se mit à la recherche du pot de terre. Il ne tarda pas à le trouver et lui dit : « Dis donc, bouseux, il paraît que tu dis du mal de moi ? — Eh, dis donc, bravache, de quel droit me traites-tu de bouseux ? — Je te traite de ce que je veux, outre sénile ! » Et voilà que la querelle dégénère en combat. Bien évidemment, le pot de cuivre fut un peu cabossé, mais en peu de temps, il eut raison du pot de terre, qui se cassa en cent morceaux.

L'assistance attendait la moralité.

— Voulez-vous que je vous dise, bonnes gens ? Méfiez-vous des œufs. Ils ont souvent des alliés puissants !

Les clients s'esclaffèrent. Des rires canailles fusèrent et culminèrent en hoquets aigus. Le harpiste aveugle rit aussi. Et les musiciens. Ils savaient bien ce que signifiait la fable, par Amon ! Rien qu'aux accents. L'œuf, c'était le roi, le pot de terre, Aÿ et le pot de cuivre, Horemheb. Dame Nes-Hathor rit aussi : la bonne humeur incitait ses clients à consommer. On jeta des anneaux au raconteur. Les tambours *kemkem* battirent la mesure. Le numéro de danses allait commencer. Le raconteur alla s'asseoir et Nes-Hathor lui fit servir du vin.

Thèbes se félicita une fois de plus d'être le siège de la royauté. Délaissée depuis vingt ans, effleurée par le roi Semenkherê, réduite au siège de régence avec Aÿ, elle comptait enfin le roi dans ses murs.

Pendant les semaines qui suivirent l'installation de la famille royale au palais, notables et dignitaires examinèrent avec attention la profusion de meubles, de statues et d'objets que le roi avait apportés de Thèbes avec lui. Ils n'avaient jamais rien vu de tel. Le mobilier du dernier roi qui eût séjourné à Thèbes, Amenhotep le Troisième, ne déshonorait certes pas un roi, mais il semblait rustique comparé à celui que Tout-Ankh-Amon avait fait confectionner. Cette richesse ! De l'ébène, du cèdre, de l'ivoire, du corail, de l'électrum ! Ces incrustations ! Ce raffinement ! Ce tabouret d'ébène incrusté de rosaces d'ivoire ! Ces sièges de cèdre aux dossiers plaqués d'or ! Et pas seulement d'or, mais aussi de pierres dures de couleur serties dans le métal repoussé !

Ils crurent défaillir d'admiration à la vue d'une table d'ébène au plateau d'ivoire cloisonné par des partitions d'argent, monté sur des pieds de lion, eux-mêmes posés sur des cylindres d'or cannelés. Et les hiéroglyphes emplis d'or sur la ceinture ! Pour jouer au jeu de l'oie !

Le trône fit se pâmer les plus blasés : plaqué de feuilles d'or, avec des accoudoirs en têtes de lion et des pieds en pattes du même félin, son dossier s'ornait d'un bas-relief incrusté de pierres dures et de pâtes de verre, représentant le roi assis et la reine lui enduisant l'épaule d'un onguent. Mais on ne pouvait évidemment le voir durant les audiences ; il fallait, si l'on avait le privilège d'être reçu, attendre que le monarque se fût levé. C'était alors une ruée vers l'estrade pour admirer ce prodige.

Un coffret de bois plaqué d'ivoire et gravé de hiéroglyphes en noir, dans la salle d'audiences royale, suscita à lui seul autant de commentaires que l'exil de l'ancien régent : il était ajouré de signes *ankh* et *ouas* dans une corbeille, signifiant « Toute vie divine ».

Et ces gobelets de verre bleu de Syrie dans lesquels on servait les invités du palais !

En vérité, clamèrent les raffinés, ces objets mêmes étaient divins !

Le style ralliait d'autant plus de monde qu'il n'affectait pas ces exagérations jadis appréciées d'Akhen-Aton et que désapprouvait le bon sens ; non, il idéalisait sans trop s'écarter de la réalité, il était raffiné sans être exsangue. Et il était tellement somptueux !

Thèbes, ville aussi riche que Memphis, faillit se ruiner dans l'émulation de ces merveilles. Si l'on ne pouvait s'offrir de l'ébène, on se contentait du cèdre et faute de cèdre, on se rabattait sur le sycomore. Point d'or ? Du cuivre. Point d'ivoire ? De l'os, alors ! Comme les Memphites avant eux, les Thébains prirent l'habitude des tentures de laine teinte et brodée, des peaux de bêtes sur le sol et des tables hautes pour les repas.

Les femmes scrutèrent chaque détail de l'habillement de la reine, depuis la perruque jusqu'aux nouvelles sandales au bout recourbé, qui empêchait d'écoper la poussière à chaque pas et de se noircir les orteils. Alors qu'elles s'étaient crues au goût du jour avec les perruques nubiennes lancées par Néfertiti, elles furent stupéfaites, à la première apparition publique de la reine, de lui voir une somptueuse perruque longue, allongée de deux épaisses tresses rabattues dans le dos et terminées par des perles bleues. Elles adoptèrent la taille haute, les ceintures très longues, brodées d'or pour les plus riches, les résilles d'or ou d'argent relevées de perles de couleur, pour garnir le ventre, les manches descendant jusqu'aux poignets et les châles aux franges interminables, garnies d'or ou de perles, selon les moyens des époux.

Ceux-ci s'arrachèrent les cheveux devant les frais encourus, mais comme ils ne voulaient pas être en reste, ils arborèrent les bracelets d'or aux deux poignets, comme le faisaient le roi et les dignitaires de la Cour.

La présence de Tout-Ankh-Amon à Thèbes avait vraiment rendu le souci de plaire aux habitants de la capitale !

L'entrevue avec Pentju fut retardée à l'extrême, afin de lui témoigner combien le plaisir de le voir était modéré.

Tout-Ankh-Amon avait successivement reçu Ousermon, Maya, Mahu et les sous-ministres, avec Thoutou ostensiblement à ses côtés.

Ousermon, pour lui signifier que c'était désormais la volonté du roi qui commandait les destinées du pays et qu'aux premiers signes d'allégeance à l'égard de l'ancien régent, il risquerait le courroux royal.

Maya, pour le féliciter de l'endurance qu'il montrait à sa tâche et le prier de veiller à ce que les impôts fussent entièrement prélevés sur les riches, ce qui signifiait qu'il était chargé de brider la corruption endémique dans le pays. Il fut également invité à resserrer sa collaboration avec Mahu, afin d'enquêter discrètement ou secrètement, à son gré, sur la trop grande intelligence des grands propriétaires fonciers avec les percepteurs.

Mahu, enfin, pour l'informer qu'il était défait de la tutelle de Nakhtmin et promu ministre de la Police du Royaume. Il avait désormais pour tâche de traquer les bandes de brigands, dont certaines étaient soupçonnées d'être financées par les grands propriétaires terriens. Les milices privées supérieures à cinquante hommes seraient démantelées d'office et les effectifs attribués aux préfectures et non plus aux maires, bien trop complaisants.

Horemheb, convoqué à Thèbes, fut nommé chef des armées ; cela lui permettrait d'étendre son autorité sur les garnisons de la Haute Terre et cela achèverait aussi de vider le vizirat de la Haute Terre de tout contenu.

Enfin, Pentju fut reçu. Tout-Ankh-Amon connaissait à peine son visage, pour l'avoir vu du temps de Semenkherê. Thoutou si. Il mesura les griffures des années et des humiliations sur cet homme qui s'était transformé en instrument du pouvoir : les mêmes qu'on trouve sur les pieds des meubles. Les bajoues s'accusaient et le regard avait acquis cette opacité ordinaire chez ceux et celles qui appréhendent le regard des policiers.

Il entra dans le cabinet du roi avec un mélange de lassitude et d'insolence. Celle-ci résidait dans la lenteur calculée de sa démarche, celle-là dans le port de tête. Comme si elle était désormais trop lourde.

À la seule vue de Thoutou, il sut ce qu'on allait lui dire.

Il s'agenouilla devant le roi et lui baisa la main. Puis il se releva et son regard coulissa vers l'ancien vizir, charriant des détritus de complicité.

— Pentju, dit Tout-Ankh-Amon, instruit par Thoutou du passé de l'homme qui avait été Celui qui approche le Corps du roi, tu as été nommé par l'ancien régent ministre des Archives de la Correspondance avec l'étranger.

Pentju resta silencieux ; le constat n'appelait aucune réponse.

— Aÿ, dit encore le roi, avait cependant quelques raisons de te tenir en discrédit.

Pentju battit des cils ; sans doute ne s'attendait-il pas à un résumé aussi exact et concis de sa situation.

— C'était donc pour des motifs encore plus forts que son aversion pour toi qu'il t'a élevé à ton poste actuel. Ta nomination constituait donc un contrat d'allégeance, conclut le roi.

Thoutou s'inquiéta ; il avait recommandé à Tout-Ankh-Amon de ne jamais pousser un adversaire dans ses derniers retranchements. Il s'éclaircit discrètement la voix.

Féal d'un homme disgracié, puisque c'était ainsi qu'on venait de le décrire, Pentju soutint le regard émanant du masque juvénile et cependant implacable du roi. Allait-il donc passer sa vie à faire des aveux abjects ? Il avait manqué y perdre la vie après sa confession au roi précédent[1]. Il chercha ses mots.

— Sire, répondit-il après un profond soupir, ta divine sagesse est avisée que, dans les sphères augustes du trône, il advient souvent qu'on ait servi deux maîtres et qu'on encoure le déplaisir de l'un ou de l'autre.

Le parfait fonctionnaire, lui aussi, songea Thoutou, se remémorant une conversation ancienne avec Maya : un caméléon qui changeait de couleur selon le sol. Le pouvoir corrompait ceux qui le servaient ; il déposait dans leurs cœurs des secrets qui les pourrissaient et rougissait leurs mains de crimes qu'ils avaient été contraints de commettre et dont ils portaient éternellement les stigmates. C'était le cœur décomposé et les mains rouges de sang qu'ils comparaissaient devant Anubis. L'ancien vizir se demanda comment il avait échappé à l'indignité des serviteurs du trône.

— Ton allégeance est annulée, tu le sais, reprit le roi à l'adresse de Pentju.

— Sire, ton pouvoir est le soleil. Il ouvre les fleurs de lotus et les cœurs des hommes.

— Et la nuit les referme, ajouta Tout-Ankh-Amon.

L'avertissement avait été donné.

---

1. Voir *L'Œil de Néfertiti*.

— Va, dit le roi.

Derechef, Pentju s'agenouilla et baisa la main du roi.

Quand il fut parti, Thoutou considéra le faste des meubles royaux et ressentit le contraste avec l'infamie tranquille de l'homme qui venait de le quitter. Était-ce donc pour oublier le spectacle de la boue que le monarque s'entourait de tant d'or ?

Mais l'ancien vizir n'avait pas tout vu.

Dans les mois qui suivirent, Tout-Ankh-Amon entreprit une œuvre singulière : compléter le tombeau de Semenkherê. À son avis, expliqua-t-il à Thoutou, le roi prématurément disparu avait été le véritable artisan du redressement du Royaume. Mais tel Osiris, il avait été sacrifié par Seth. Et il convenait de célébrer sa gloire posthume de façon appropriée.

Pour commencer, il convenait de remédier à l'insuffisance de son tombeau. Certes, l'honneur des trois sarcophages lui avait été conféré. Mais le mobilier funéraire avait été insuffisant.

— Oui, je sais le grand soin que tu as pris de ses funérailles, dit Tout-Ankh-Amon. Je t'en remercie. Mais un tel roi mérite un hommage particulier, bien plus grand.

Le roi avait donc conçu une chapelle qui abriterait les sarcophages.

— Une chapelle ? s'étonna Thoutou.

— Une quadruple chapelle, précisa Tout-Ankh-Amon.

— Mais comment entrerait-elle dans la tombe ? s'alarma Thoutou, qui se rappelait que celle de Semenkherê avait été remplie à ras bord.

— J'agrandirai le caveau, dit tranquillement Tout-Ankh-Amon.

Thoutou n'osa pas discuter la décision : elle équivalait à faire sortir de la tombe tout ce qui s'y trouvait pendant les travaux d'excavation. Un détachement de l'armée d'au moins cent hommes serait nécessaire pour surveiller les trésors.

Mais les ordres avaient été donnés et les architectes se mirent à l'œuvre. Un mois plus tard, ils présentaient au roi le projet d'une quadruple chapelle, en effet : quatre chapelles en bois recouvert de feuille d'or s'emboîtant les unes dans les autres et symbolisant les palais du Nord et du Sud. La chapelle extérieure mesurerait onze coudées de long par sept coudées un tiers de large et six coudées de haut[1]. L'ensemble serait gardé par les quatre déesses Isis, Nephthys, Neith et Selket, protectrices des viscères des morts.

C'était là un projet monumental. Thoutou en resta perplexe : comment transporterait-on ces petites maisons jusqu'au Siège de Maât ?

---

1. 5 par 3,30 et 2,73 mètres.

Cinq mois plus tard, l'ensemble était cependant achevé : le roi emmena la reine et son conseiller l'admirer.

Thoutou examina les parois des chapelles, qui n'étaient pas encore emboîtées : il retrouva sur les panneaux intérieurs de celle qui représentait le palais du Nord des passages entiers du *Livre des Morts*, tel celui où Amon expliquait sa création du monde et sa propre nature divine, et du *Livre de l'Am-Douât*[1]. En revanche, il ne parvint pas à déchiffrer les inscriptions extérieures. Il en demanda la raison au roi :

— C'est afin que le profane ne puisse pas s'emparer du secret de l'au-delà, répondit Tout-Ankh-Amon, levant un doigt solennel, tel un prêtre.

Thoutou hocha la tête.

— Les sept *hekau*, dit-il.

Les sept paroles qui permettaient à l'âme du mort dans l'au-delà de prendre la forme qu'il souhaiterait, oiseau, animal ou autre humain. Elles constituaient la raison profonde de l'Ouverture de la Bouche ; si la parole ne lui était rendue, le mort ne pouvait pas migrer dans un autre être.

— Oui, dit le roi, apparemment surpris que son conseiller les connût.

Thoutou ne surmontait pas sa surprise. Ankhensep-Amon examina les quatre déesses, grandeur nature, qui étendaient les bras devant les parois de la chapelle

1. « Le Livre de Ce qu'il y a dans l'Au-delà ».

extérieure, dans un geste protecteur, et tournaient la tête vers la gauche ; elle en resta bouchée bée.

— Mais…, murmura-t-elle, toutes les quatre présentent les traits de Merit-Aton. Je crois rêver…

Tout-Ankh-Amon sourit. C'était donc prémédité.

— Comment as-tu fait ? demanda-t-elle.

— Nous disposions d'images de ta sœur, expliqua-t-il. Puis j'ai emmené le sculpteur regarder Néfernerê et je lui ai expliqué les petites différences qu'il y avait entre elles.

Cette fidélité dans le souvenir la laissa rêveuse. Pour Tout-Ankh-Amon, Semenkherê n'était pas mort, Merit-Aton n'étaitpas disparue, rien n'avait changé depuis les jours heureux. Tout était fixé dans une splendeur irréelle et immuable.

Le festival d'Osiris, au quatrième et dernier mois de l'hiver, celui de Khoïak, offrit au roi l'occasion de célébrer la deuxième et glorieuse inhumation de Semenkherê, en présence de la famille royale.

Houmose s'avoua déconcerté par l'initiative. Mais Thoutou emporta son acceptation en arguant que, pour le roi, Semenkherê avait engagé la restauration et qu'il ne se considérait que comme son successeur.

Le tombeau, dans la nécropole de Thèbes, avait été préalablement rouvert et vidé sous la surveillance constante de l'armée ; pendant ce temps, des ouvriers firent diligence pour tripler quasiment l'espace du tombeau. Les chapelles furent embarquées sur un grand bateau et couvertes de bâches, afin que tout cet or rutilant au soleil n'attirât pas les convoitises des voleurs.

Plusieurs caisses contenant une quantité supplémentaire de mobilier et d'objets funéraires, d'un faste encore supérieur à celui qu'avait assuré Thoutou lors de la première inhumation, furent embarquées sur un autre bateau.

La famille royale entreprit le voyage sur *La Gloire d'Amon*. La décrue avait heureusement apaisé le fleuve. L'on arriva enfin au siège de Maât. Les chapelles furent débarquées et montées chacune sur un chariot tiré par quatre bœufs, puis acheminées vers le tombeau. Trois prêtres, un lieutenant de l'armée, un détachement de cent hommes et le gouverneur de la ville attendaient devant l'ouverture toute fraîche dans la pierre rouge de la montagne. L'on commença de nouveaux rites. Le roi fit lire un texte des morts qu'il avait lui-même rédigé :

> *Les dieux ont voulu, trois fois purifié, fils d'Osiris, que ton destin éclaire les hommes comme il éclaire l'Est dans la gloire d'Amon. Ton rite ne s'achèvera pas dans le temps, mais il se perpétuera pour le million d'années dans ta quadruple chapelle. Ainsi Isis guidera ta montée à l'Est, Nephtys, ta montée au Sud, Neith ta montée à l'Ouest et Selket ta montée au Nord, car ainsi veillent les dieux à l'éternelle renaissance d'Osiris…*

Le vent agitait les robes. Des milans surveillaient la cérémonie. Une armée d'ouvriers introduisit la première chapelle, la plus grande, dans le tombeau agrandi. Puis la deuxième, la troisième et enfin la quatrième. Le sarcophage fut introduit à son tour dans cette dernière et descendu dans une cuve funéraire. Les deux assesseurs du prêtre fermèrent les portes les unes après les autres et le roi-célébrant les scella. On plaça les quatre statues des déesses dans l'ordre indiqué par le texte royal sur le conseil des scribes. Puis on introduisit le mobilier précédemment installé et on y ajouta celui qu'avait apporté le roi. Une fois de plus, la tombe était pleine à ras bord.

Ankhensep-Amon s'interrogea un instant sur l'utilité de cet amoncellement qu'on murait dans la montagne pour l'éternité.

Commencée à dix heures du matin, la cérémonie se termina à quatre heures de l'après-midi. La demeure funèbre avait été scellée. Les échanges avec le gouverneur, le lieutenant, le grand-prêtre, s'achevèrent aussi.

Le roi et sa suite regagnèrent *La Gloire d'Amon* à l'heure où l'or de Rê se changeait en cuivre.

Les passagers soupèrent à la lueur des torches et gagnèrent leurs lits de bord.

Ankhensep-Amon demeura longtemps éveillée, en dépit des fatigues de la journée. Le Royaume comptait plus de tombes que de palais. Tant de fastes pour la mort, songea-t-elle. Et si peu de joies dans la vie ! Et si brèves ! Elle se sentit pour la première fois seule, en dépit de la présence de tous ces gens autour d'elle.

— *Bin tchao !*

L'espion leva un regard offensé vers le volatile, invisible dans les hautes branches, puis reprit son rapport :

— … Une quadruple chapelle d'or, avec des statues grandes comme nos filles, représentant les déesses Isis, Nephthys, Neith et Selket pour la garder… C'était très beau… Il a fallu agrandir l'ancienne tombe…

Aÿ et Shabaka écoutaient, intrigués, le récit de la seconde inhumation de Semenkherê.

— Le même que ses frères ! conclut-il. Ils se prennent pour des prêtres ! Et tout cet or enfermé dans un trou !

38

La colère d'Apopis

Les saisons se succédèrent.

Le rythme du monde était devenu régulier et Aÿ semblait avoir renoncé à ses machinations ténébreuses. Le masque du roi était redevenu paisible.

Ankhensep-Amon passait de longues journées dans les jardins, avec les princesses et quelques dames de cour qui la tenaient informée de la vie de la capitale. Parfois, elle se retrouvait seule et son esprit dérivait immanquablement vers les grands disparus : Pasar et Merit-Aton.

Son amour pour Pasar avait été si plein et pur qu'il ne présentait aucune aspérité à laquelle elle eût pu accrocher sa mémoire ; elle ne pouvait qu'évoquer son regard, son haleine et ses bras. Ils avaient volé ensemble dans le ciel, comme deux faucons.

Et l'un des deux avait été frappé par une flèche. L'œuf qu'ils couvaient était tombé du nid et s'était cassé.

L'évocation de Merit-Aton, en revanche, se heurtait au mystère qui avait suivi sa disparition. Était-elle toujours en vie ? Et si tel était le cas, ne pouvait-elle lui faire parvenir un message ? Parfois, Ankhensep-Amon allait chercher la tablette à écrire en ivoire, seul objet familier de la reine disparue qu'elle eût récupéré dans les effets de cette dernière. Elle la posait sur ses genoux et la caressait du doigt, comme si elle espérait qu'un message apparaîtrait dessus, par magie. Ou bien Merit-Aton craignait-elle qu'on les retrouvât, elle, Néfer Herou et leur fils, héritier du trône, par le biais d'un message ? Un héritier du trône, en effet, ne manquerait pas d'alarmer Aÿ.

L'exilée ignorait, en effet, qu'Aÿ avait été neutralisé. Les démons avaient regagné leurs antres.

Apopis semblait s'être endormi.

Mais un matin, quelques jours avant la fête d'Osiris, dans la neuvième année du règne de Tout-Ankh-Amon, Sati entra dans la chambre d'Ankhensep-Amon et lui dit, d'un ton effrayé :

— Maîtresse, il se prépare un événement terrible.

— Quoi ?

— Les marchands venus de la campagne disent que les serpents sortent du sol. C'est un signe de la colère d'Apopis !

Si le serpent infernal dormait, il faisait peut-être des cauchemars. En effet, une heure avant le midi et près de trois après l'avertissement de Sati, un violent séisme secoua le nord du Royaume.

Au palais de Thèbes, des corniches se détachèrent, des statues furent renversées, des plâtras tombèrent des murs et des plafonds, des lampes dégringolèrent des étagères et celles qui pendaient aux plafonds se balancèrent de façon erratique. Mais les fracas qui s'ensuivirent furent beaucoup moins terrifiants que le grondement qui montait du sol.

Le lion d'Ankhensep-Amon se dressa d'un coup et sa crinière se hérissa. Sa maîtresse blêmit. Les cris des domestiques, des esclaves et des fonctionnaires se mêlèrent sans distinction de classe.

Le roi se trouva tiré hors de la salle d'audiences par ses secrétaires et Thoutou. Il se retrouva dans la grande cour intérieure, en même temps que de hauts fonctionnaires, des cuisiniers, des gardes. Le sol ondulait sous leurs pieds. Les murs mêmes semblaient onduler dans un mouvement reptilien.

Une clameur monta de la ville, bientôt percée de hurlements. Hommes, femmes, enfants, chiens : des cris déchirants jaillissaient alentour. Des maisons s'étaient écroulées et des habitants gisaient sous les décombres.

Quand l'alerte fut passée, on entreprit l'inventaire des dégâts. Des équipes de secours se constituèrent spontanément pour tirer les survivants des ruines.

Ils étaient en pleins travaux quand, vers le crépuscule, une deuxième secousse amplifia les terreurs suscitées par la première et acheva d'abattre les édifices qui avaient été trop faibles pour lui résister.

Sati accourut dans la chambre d'Ankhensep-Amon et s'écria :

— Maîtresse, il ne faut pas rester ici ! Rassemble les princesses et dis-leur de me suivre !

Tenant dans les bras son couffin de cobras, elle s'élança dans les escaliers, suivie peu après par Ankhensep-Amon et les princesses criant et pleurant. Le lion, lui, filait devant. Tout ce monde se retrouva dans les jardins, jadis créés sur l'ordre de Semenkherê. Il y avait là des bancs et des sièges. On décida d'y passer la nuit et des domestiques furent déléguées à l'étage pour ramener des couvertures. À la nuit tombée, un cortège avec des porteurs de torches apparut ; c'était le roi, suivi de Thoutou et d'Ousermon, qui apportait de la nourriture et des boissons.

Tout-Ankh-Amon et Ankhensep-Amon se regardèrent à la lueur des torches. Elle se dit que, peut-être, les morts se retrouvant dans l'au-delà se regardaient ainsi. Car c'était la mort qui les avaient tous effleurés. Pas la mort individuelle, non : celle qui effaçait tout, puisque personne ne survivrait pour conserver les souvenirs. Il la prit dans ses bras. La torpeur les gagna et le froid de la nuit les engourdit.

L'aube vint sans nouvelle secousse. Le groupe commença de remuer. Tout-Ankh-Amon leva les yeux et examina la façade du palais. On voyait bien, aux failles blanches dans le mortier disjoint, çà et là, que le choc avait été d'une grande violence. Mais les murs de lourdes pierres et les piliers avaient résisté. Ousermon s'en alla quérir l'architecte en chef pour vérifier que la stabilité des bâtiments n'était pas compromise.

Quand la reine, les princesses et leurs suites regagnèrent leurs appartements, elles marchèrent sur des gravats et une poussière fine ne cessait de s'abattre sur elles, comme pour les inciter au deuil. Ankhensep-Amon trouva des objets de toilette brisés au sol. Et la statue de Tout-Ankh-Amon sur son esquif, brandissant la lance pour transpercer Apopis, était tombée de son socle.

Elle fut désagréablement impressionnée.

Les dames de cour arrivèrent en retard, défaites, et mirent la main à l'ouvrage pour restaurer la sérénité antérieure.

Des jours durant, une équipe d'architectes sonda les murs et les planchers pour vérifier leur solidité. Des peintres vinrent restaurer les fresques, dont des plaques s'étaient détachées.

Dans la ville, les cris des pleureuses retentirent pendant des journées entières.

Ce n'était pas seulement le palais qui avait été menacé, mais le Royaume entier.

Apopis avait vraiment fait un affreux cauchemar.

Pendant des jours entiers, Ankhensep-Amon vit à Sati un visage sombre.

— Qu'as-tu ?

— Rien, maîtresse.

Ce dialogue fut répété sans plus de résultat jusqu'au jour où Sati avoua qu'un de ses cobras était mort, ce qu'elle tenait pour un mauvais présage.

— Les serpents meurent aussi, observa Ankhensep-Amon.

— Oui, maîtresse. Mais celui-là est mort la nuit où j'ai vu le double de la reine.

Interdite, Ankhensep-Amon demeura un moment muette.

— Que dis-tu ?

— Que j'ai vu le double de la reine.

Pas le *kâ*, le double, celui qui errait éternellement dans les parages de sa demeure.

— Quelle reine ?

— La reine ta mère, maîtresse.

Ankhensep-Amon fut tentée de hausser les épaules, mais elle se rappela que Sati commandait aux cobras, qu'elle avait sauvé la vie du roi, une certaine nuit à Akhet-Aton, et qu'elle avait certainement accéléré son rétablissement en amenant le lion à son chevet.

— Tu as vu le double de ma mère ?

— Oui, maîtresse. Elle était très triste.

— Pourquoi ?

Question absurde. Les doubles ne parlaient pas. Et d'ailleurs, Sati ne répondit pas ; elle fit seulement peser son regard sur la reine.

— Comment sais-tu qu'elle était triste ? insista Ankhensep-Amon.

— Cela se voyait à son visage.

Ankhensep-Amon douta qu'en dépit des masques qu'on leur appliquait, les morts eussent un visage joyeux.

— Et quand elle est partie, j'ai trouvé cette bandelette par terre.

Elle sortit l'objet de la poche de sa robe. Une bandelette sale et même répugnante. La reine refusa de la toucher.

— Lis ce qui est écrit dessus, maîtresse.

— Je ne veux pas toucher cette horreur.

Sati tendit la bandelette entre ses doigts pour que sa maîtresse pût déchiffrer le prétendu message. Ankhensep-Amon tendit le cou. D'abord, elle ne vit rien que des traces de saleté. Mais en y regardant bien, elle distingua ce qui pouvait ressembler à une phrase écrite en cursive. Elle approcha le visage :

— Les gardiens... du Royaume..., lut-elle, sont faibles. Apopis va se déchaîner.

Elle leva des yeux angoissés vers la nourrice.

— Tu as trouvé cela par terre ?

— Oui, maîtresse.

— Quelqu'un l'a peut-être perdu... Ou c'était quelque part dans les plafonds et c'est tombé pendant le tremblement de terre.

— Personne ne colle de bandelettes mortuaires aux plafonds, maîtresse, ni ne les porte sur lui. Et ce texte n'est pas celui d'une formule sacrée. Jamais. Il ne peut pas l'être.

C'était vrai. Un tel texte était un défi aux puissances royales. Aucun scribe ne l'aurait jamais rédigé, aucun embaumeur ne se serait jamais servi d'une telle bandelette. L'angoisse poigna Ankhensep-Amon.

— C'était avant le tremblement de terre ?

— Non, il y a huit jours. Quand le cobra est mort. Le protecteur n'a pas pu résister à Apopis. La reine est venue me prévenir.

Ankhensep-Amon demeura songeuse. *Les gardiens du Royaume sont faibles...* Allait-on bientôt s'en prendre à Tout-Ankh-Amon ?

— Mais qu'est-ce que ça peut signifier ?

— Je l'ignore, maîtresse.

— Cache cette horrible bandelette et n'en parle à personne.

— Oui, maîtresse.

Un mois plus tard, Setepenrê tomba affreusement malade. Ayant vomi tout ce que son corps pouvait contenir, elle s'alita, secouée par une fièvre de plomb. Elle avait, rapporta Néfernerou-Aton-Tashéry, mangé des dattes impures, c'est-à-dire souillées de terre. Seferhor, appelé d'urgence, usa de toutes les recettes de sa pharmacopée et toutes ses incantations. De la terre grise aux formules pour chasser les démons, des décoctions pour apaiser la fièvre aux extraits de fleurs pour stimuler le cœur, tout y passa.

Rien n'y fit. Setepenrê délira, puis sombra dans l'inconscience. Cinq jours plus tard, elle mourut.

Ankhensep-Amon pleura toutes les larmes de son corps.

— Mais quand cela finira-t-il ! cria-t-elle. Quand !

Sati la regarda, consternée, pensive.

Le deuil. Les embaumeurs. Le sarcophage. Le convoi funèbre. Les pleureuses. Le voyage au Siège de Maât. Le tombeau, les prêtres, les récitations, le mobilier…

Ce fut alors la reine qu'il fallut soigner, car elle était retombée dans sa mélancolie.

Un soir qu'elle s'était retirée dans sa chambre, avec le lion fidèle au chevet du lit, Ankhensep-Amon se releva. Sa cheville la faisait souffrir à cause d'une foulure et elle alla demander à Sati une embrocation que la nourrice conservait dans un de ses coffres.

À son entrée, celle-ci, penchée au-dessus d'un coffre, cacha précipitamment quelque chose, apparemment une tablette, sous un tissu.

— Que cachais-tu ?

— Rien, maîtresse, rien.

— Sur quoi étais-tu donc penchée ?

— J'examinais le coffre…

Ankhensep-Amon alla vers le meuble et, écartant le bras de la nourrice et le tissu, découvrit une tablette de bois enduit de blanc et gravée de chiffres noirs. Elle la prit dans les mains, l'examina à la lueur des lampes et ne comprit rien.

— Qu'est cela ?

Sati mit un moment à répondre, contrainte :

— Une table de calculs.

Ankhensep-Amon considéra plus attentivement la tablette et vit ceci :

---

1 10 19
2 11 20
3 13 23
4 14 25
7 16 26
9 17 27

---

5 15 22
6 18 28
8 21 29
12 24 30

Cela n'avait pas grand sens. Ankhensep-Amon n'était pas mathématicienne, mais un regard rapide suffisait pour constater que les chiffres ne se suivaient logiquement ni dans l'un ni dans l'autre des rectangles. De plus, elle doutait que Sati s'adonnât au calcul dans ses loisirs.

— Qu'est cette tablette ? répéta-t-elle.

Sati soupira.

— Une méthode magique pour évaluer la destinée.

— Évaluer la destinée ? Comment ?

— On établit la date de naissance de la personne et le nom qu'il a reçu à sa naissance. Puis l'on calcule le nombre de mois lunaires qu'il a vécus et le nombre de jours qui restent jusqu'à la fin du mois lunaire en cours.

Si le premier chiffre du nombre de mois qu'elle a vécu figure dans la chambre du haut, elle vivra. S'il figure dans la chambre du bas, elle mourra. Si le nombre de jours qui restent du mois lunaire figure dans la chambre du haut, cette personne vivra. S'il figure dans la chambre du bas, elle mourra[1].

Ankhensep-Amon fronça les sourcils.

— Pour le compte de qui faisais-tu ces calculs ? demanda-t-elle.

— Pour le compte de personne.

— C'est pour moi ?

— Non, maîtresse, je te le jure.

— Pour qui alors ?

Sati leva vers sa maîtresse un visage désolé, mais buté. Saisie d'une angoisse furieuse, Ankhensep-Amon secoua la nourrice accroupie.

— Réponds-moi ! Je ne quitterai pas cette chambre sans que tu m'aies répondu !

Sati se passa les mains sur le visage.

— Je les faisais pour le compte d'un homme, répondit-elle enfin.

Ankhensep-Amon recula.

— Quel homme ?

Sati secoua la tête.

— Un homme.

Pourquoi refusait-elle de répondre ? Cela même signifiait que l'homme était important.

— Un homme, s'obstina-t-elle.

---

1. Papyrus de Leyde, col. XI, 1 *sq.*

— Le roi ? articula Ankhensep-Amon d'une voix étranglée.

Sati se leva, aussi péniblement que si elle avait eu cent ans, et se croisa les bras.

— Le roi ? répéta Ankhensep-Amon comme pour elle-même.

L'attitude de Sati indiquait que c'était bien lui. Les deux femmes se regardèrent. L'expression de la nourrice était si sombre qu'Ankhensep-Amon s'élança vers elle et lui saisit le bras dans une interrogation cette fois muette. Dans la lumière rougeâtre des lampes, le visage de Sati évoquait celui d'une statue de déesse la nuit. Ankhensep-Amon frémit.

— Lui aussi ?

Elle se rappela la bandelette maudite et l'apparition de sa mère à la nourrice.

— Combien de jours ? demanda-t-elle d'une voix rauque.

— Vingt et un.

Ankhensep-Amon s'adossa au mur. Trois semaines.

— Je vais mourir, murmura-t-elle.

— Non, pas toi. Les cobras te protègent.

— Être vivante dans ces conditions est pire que la mort.

— Et savoir est un fardeau.

— Tu ne te serais pas trompée ? demanda Ankhensep-Amon, reprenant la tablette en mains.

— Il a vécu cinq cent soixante-dix mois lunaires. Le cinq est dans la chambre du bas. Et il reste vingt et un jours avant la fin du mois en cours.

— Mais peut-être n'est-ce pas lui ?

— Quel autre gardien du Royaume reste-t-il ? Il est le seul. C'est lui que désignait la reine. Crois-tu qu'elle se serait déplacée pour un ministre ?

Comment pourrais-je, maintenant, le regarder en face ? se demanda Ankhensep-Amon. Elle demanda l'embrocation et se massa la cheville. Mais cela ne servit guère : quand elle se fut soulagée, elle ne put trouver le sommeil.

Un grand remue-ménage se fit à la Cour à l'occasion de la visite prochaine à Thèbes d'un prince étranger, le successeur d'Azirou, le roi des Amorrites. Ce dernier avait connu, du temps d'Akhen-Aton, un destin tragique, digne de ses prétentions à contester la puissance du Royaume en Asie. Il avait commencé par faire la guerre au roi de Byblos, Rib-Addi, un allié des Deux Terres. Puis il s'était associé aux Bédouins pillards, qui avaient même tenté une attaque contre Memphis. Quand les armées royales avaient eu raison de lui, il avait été contraint de se rendre à Thèbes, où il avait été gardé en otage. Comme il s'était rebellé avec violence contre sa condition et avait proféré des menaces, Horemheb lui avait fait crever les yeux. Enfin Aÿ, jugeant qu'il ne présentait plus de danger, l'avait renvoyé dans son royaume des sables, où il était mort.

L'on n'avait donc plus de nouvelles des Amorrites. Puis voilà qu'un prince, se présentant comme l'héritier d'Azirou, venait lui-même quérir les grâces du roi.

Mais était-il vraiment le successeur d'Azirou ? Ces gens avaient une descendance nombreuse, et il était donc difficile d'établir l'identité de l'aîné et s'il disposait d'assez de pouvoir pour revendiquer la couronne de son peuple. On n'allait quand même pas signer des traités avec le premier prétendant venu !

Il revint à Mahu, à Khnoumose et évidemment à Pentju d'établir la légitimité du visiteur, ce qui dicterait d'ailleurs le faste avec lequel on le recevrait et les cadeaux qu'on lui ferait, aussi bien que les termes du traité d'alliance.

Ce matin-là, Pentju exposait au roi les informations les plus récentes recueillies par ses agents en Asie et par les lieutenants du général Nakhtmin. Le ministre avait été convoqué dans le cabinet particulier du roi, à l'étage, et le suivait dans l'escalier, vers la salle d'audiences, où il retrouverait Ousermon et Thoutou.

— Notre sentiment, dit Pentju, suivant le roi à une marche de distance, selon le protocole, est que les Amorrites entretiennent toujours des rapports d'alliance avec les Bédouins et partagent avec eux le produit des rapines…

Sur quoi, pour une raison infime et mystérieuse, la canne sur laquelle le roi s'appuyait glissa sur la pierre polie des marches et lui échappa des mains. Tout-Ankh-Amon perdit l'équilibre et tomba dans l'escalier. La pente en était raide. Il le dévala le torse en avant, tenta de s'agripper aux murs et déboula sans plus de contrôle sur sa chute dans la grande salle du rez-de-chaussée. Sa tête heurta l'angle du piédestal d'un pilier.

Il demeura là, inanimé.

Pentju était déjà auprès de lui.

— Majesté ? Majesté ?

Une rumeur monta des gens qui se trouvaient dans la grande salle. Elle s'enfla bientôt et gagna tout le palais.

Le roi était mort.

39

Vingt-quatre heures de la vie d'un palais saisi par l'angoisse

Ankhensep-Amon se trouvait dans son salon, à l'étage, en compagnie de deux de ses dames de cour et de Sati, quand Ouadj Menekh vint lui annoncer la nouvelle. L'expression du chambellan parla avant sa bouche. La reine devint livide.

— Majesté…, dit-il.

Elle lui lança un regard effrayant de fixité. Elle dormait peu depuis la nuit où Sati lui avait fait part de ses calculs. Vingt et un jours auparavant.

— Le roi est mort.

Sati la soutint.

— Quand ?

— Il est tombé dans l'escalier, il y a quelques moments.

Un brouhaha s'élevait à l'étage : les domestiques qui remontaient le corps du roi vers sa chambre.

Ankhensep-Amon sortit et les suivit. Il y avait là Ousermon, Pentju, Thoutou, Maya, des scribes, des domestiques, des esclaves. Comme des serpents chassés de leurs trous par le séisme. Les domestiques déposèrent le corps du roi sur son lit, tirèrent la robe sur ses pieds et glissèrent dessus les sandales perdues dans la chute. Puis le maître de la Garde-robe voulut rajuster la perruque, également détachée, mais Thoutou l'arrêta, car elle aurait caché la blessure. À leur tour, les dames de cour, puis les princesses, les nourrices, les domestiques s'amassèrent devant la porte.

La reine se pencha sur son époux. Il avait les yeux ouverts, comme surpris. Il avait revêtu son masque pour la dernière fois. Elle lui prit la main et les larmes jaillirent de ses yeux à elle.

Une fois de plus, Osiris avait été tué.

Elle demeura debout auprès du lit, un temps indéfini, pleurant silencieusement. Puis Seferhor arriva. Il prit le poignet du monarque, pour chercher le pouls et le reposa.

— Majesté, voulez-vous que ce soit vous ou moi ?

Elle se tourna vers lui sans comprendre.

— Voulez-vous lui fermer les yeux ?

Elle s'inclina vers ce visage doux et rêveur et abaissa les paupières, afin qu'il pût dormir. Puis elle quitta la chambre.

Un messager s'élança sans doute hors du palais dans les moments qui suivirent et, une fois sur la route du nord, courut à bride abattue, car il arriva le même jour, en début de soirée, à Akhmîm[1]. On l'introduisit d'urgence auprès de celui qu'il était venu informer.

À sa vue, Aÿ se redressa alarmé sur son siège. Il interrogea le messager du regard :

— Seigneur, Tout-Ankh-Amon est mort.

Aÿ se leva.

— Quand ?

— Ce matin.

Shabaka posa le verre de bière qu'il était en train de boire. Aÿ se tourna vers lui.

— Qu'on sorte trois chevaux de l'écurie. Les plus rapides, ordonna Aÿ. Il faut que je sois demain au plus tard à Thèbes.

Shabaka hésita un instant. Au moins dix heures au galop, de nuit. Sans lune. L'épreuve serait sévère pour un homme de l'âge de son maître. Aÿ devina sans doute ses réserves.

— C'est impératif, dit-il. Avant Horemheb.

Shabaka comprit : avant qu'Horemheb, également informé, eût gagné Thèbes et que ses troupes barrassent à son rival l'accès de la ville. Il sortit.

Moins d'une heure plus tard, Aÿ, son secrétaire et Shabaka filaient vers le sud sur leurs meilleurs coursiers. À près de soixante ans, l'ancien chef de la charrerie

1. Pour mémoire, la distance entre le site de Thèbes et Akhmîm est d'environ 200 kilomètres.

n'avait rien oublié de ses années d'équitation. L'importance de l'enjeu l'avait galvanisé.

Ils partirent au galop et conservèrent l'allure tant qu'il restait de la clarté dans le ciel. Mais jusqu'à l'aube, Aÿ, frustré, dut se contenter du trot, et encore Shabaka avait-il emporté une torche qu'il tint haut devant les deux autres cavaliers, au plus noir de la nuit. Dès l'aube, toutefois, ils mirent la bride sur le cou. Bientôt ils virent se profiler les temples de Karnak dans les ors tendres de la matinée.

Le premier surpris fut Houmose ; il n'avait été informé de la mort du roi que la veille ; il mesura la force physique de son visiteur. Ce n'était certes pas le feu roi qui eût accompli cet exploit. Il accueillit les trois hommes dans le patio de sa résidence et leur offrit du lait et des galettes. Puis il échangea un long regard avec Aÿ. Point n'était besoin de mots. L'objet de la visite était évident : préparer la succession de Tout-Ankh-Amon.

— L'essentiel, déclara d'emblée le grand-prêtre, sera que tu mènes le deuil.

— L'armée ?

— Dans la région de Thèbes, elle est officiellement sous le commandement d'Horemheb. Mais les anciennes allégeances sont tenaces. Tu disposes de soixante-dix jours pour les renouveler.

Soixante-dix jours ! Le temps de l'embaumement du roi.

— C'est trop long. Horemheb aura tout le temps de placer ses hommes de telle sorte que je ne puisse même pas franchir le fleuve.

— C'est pourtant le délai rituel, observa Houmose avec étonnement.

— Peut-être accepteras-tu qu'on adapte le rituel aux exigences du Royaume ?

Houmose réfléchit. Réduire le délai d'embaumement d'un roi constituait presque un outrage aux rites. Mais le clan du Sud allait-il offrir l'avantage au chef du clan du Nord pour une question de rites ? Épineuse question.

— Encore faudrait-il que tu sois dans la place, répondit-il, circonspect.

— Ousermon est toujours vizir ? demanda Aÿ.

Houmose hocha la tête. Aÿ n'en attendait pas plus : il se leva.

— J'y vais, dit-il.

Les chevaux et leurs cavaliers furent embarqués sur le premier bateau qui traversait le Grand Fleuve. Près d'une heure plus tard, les trois hommes étaient aux portes du palais. Shabaka s'avisa de vérifier le crédit conservé par son maître et alla confier les montures au chef des écuries. La chaleur de l'accueil le rassura.

— Seigneur Shabaka ! Que ta journée soit fleurie ! Quels prodiges t'ont donc retenu loin de Thèbes ?

Shabaka allégua les engagements de son maître. Les rumeurs qui avaient suivi l'accident de la chasse à la gazelle n'avaient donc pas laissé de traces.

— Tu sais le grand deuil qui nous frappe ? demanda le chef des écuries.

Shabaka expliqua que c'était la raison qui avait ramené l'ancien régent à Thèbes. L'autre flaira un renversement de situation.

— Que la paix d'Amon soit sur lui ! Veuille lui exprimer ma parfaite obéissance.

Shabaka rejoignit Aÿ et le secrétaire dans la grande salle du palais. Des notables se pressaient déjà auprès de Ouadj Menekh pour présenter leurs doléances. Mais, apercevant l'ancien régent, le chambellan les quitta et se pressa d'aller l'accueillir. Les notables s'avisèrent alors de la présence d'Aÿ ; ils en oublièrent les ragots d'antan et ce fut autour de lui qu'ils se pressèrent. Un florilège de formules de deuil et de congratulations se tressa en quelques instants.

Or, c'était Ousermon qu'Aÿ était venu voir. Les minutes comptaient et la clepsydre de bronze les égouttait implacablement dans un angle de la salle. Quelques instants plus tard, le vizir arriva, accompagné de Pentju. Il entraîna les visiteurs dans son bureau.

— Trêve de formules, déclara Aÿ. Le temps presse. Le Conseil royal ?

— Moi-même, Maya, Mahu, Thoutou et Horemheb, répondit Ousermon. Et la reine.

Aÿ jeta un regard à Pentju : le roi l'avait tenu à l'écart de ce corps de conseillers royaux. Sans doute Thoutou l'en avait-il prévenu.

— Thoutou fait maintenant partie du Conseil royal ? demanda Aÿ.

— Le roi l'a imposé.

Aÿ ne disposait donc que de deux voix sûres sur six, Ousermon et Maya. Les autres devraient être rapidement gagnées.

— Nous avons le choix entre deux solutions, dit Ousermon. Ou bien je te nomme vizir ou bien le Conseil royal te nomme régent.

Aÿ réfléchit. Seule la régence lui donnerait le rang nécessaire pour mener le deuil.

— La régence, dit-il.

— Cela dépend de la reine.

Aÿ s'était imposé un pas lent et las pour pénétrer dans les appartements d'Ankhensep-Amon. Il la trouva assise, entre les dames de cour et Sati, le lion à ses pieds. Le fauve tourna la tête pour humer la nature de l'arrivant. La reine se pencha pour l'apaiser.

— Ma fille..., commença-t-il, laissant volontairement la phrase inachevée.

La dernière fois qu'il l'avait vue, c'était une ravissante jeune fille butée. Mais elle avait alors seize ans. Elle en comptait maintenant vingt et un. La tristesse et un décharnement intérieur prêtaient à sa beauté un accent pathétique. Les deux fines rides qui s'esquissaient de part et d'autre de sa bouche lui rappelèrent sa fille, à la fin de sa vie. Il s'apprêtait à feindre l'émotion ; il en fut dispensé. Il était réellement ému. Il en fut lui-même déconcerté.

— Entre, père.

Elle lui lança un regard qui venait de loin. Il avait donc gagné. Était-il le défenseur fort qu'attendait le double de Néfertiti ? Les femmes se retirèrent après avoir avancé un siège au visiteur. Le lion observait toujours l'inconnu.

Elle se leva, il la prit dans ses bras avec un tel élan qu'elle en fut étonnée. S'il feignait l'affection, c'était un acteur consommé. Il l'embrassa.

— La perte d'un époux est une épreuve aussi cruelle que celle d'un père.

Elle le considéra, sans répondre ; il était responsable de la mort de Pasar. Mais elle avait renoncé à rendre la justice. Au regard des dieux, elle le savait désormais, le Royaume primait sur la justice.

— Je comprends ta douleur, ma fille.

Il n'était pas venu parler de sentiment, mais du Royaume, se dit-elle. Le lion, d'ailleurs, ne semblait pas résigné à la présence du visiteur : il tendit le cou vers ses pieds. Aÿ les recula.

— Il faut te ressaisir, reprit-il, le moment est périlleux et le Royaume est entre tes mains.

Elle se retrouvait dans la situation de sa mère et celle de Merit-Aton après la mort de celle-ci. Et plus un homme en vue pour reprendre la couronne, sinon celui-là.

— Comment le Royaume est-il entre mes mains ? demanda-t-elle enfin. C'étaient les premières paroles qu'elle articulait.

— Tu le sais bien, ma fille, Horemheb aspire à la couronne. Voudrais-tu de lui comme roi ?

— À quel titre revendiquerait-il le trône ?

Aÿ feignit de sourire.

— À aucun titre. Il s'en emparera, c'est tout.

C'était probable. La perspective d'Horemheb sur le trône ne souriait guère à Ankhensep-Amon, bien que son épouse fût sa propre tante. Elle savait l'exécration qu'il avait portée à Néfertiti, à Semenkherê, à Tout-Ankh-Amon. Les dames de la Cour, parfois, se laissaient aller à des confidences.

Elle se redressa.

— Que veux-tu ?

— Tu fais partie du Conseil royal : décide qu'il me nomme régent. C'est ta seule parade contre l'accession d'Horemheb sur le trône. Car il détruirait tout. Avec lui, ce serait la fin de l'ordre de succession dynastique.

Ankhensep-Amon l'avait pressenti, mais l'évidence s'imposa soudain dans sa crudité : Horemheb ne prendrait même pas la peine d'épouser une femme d'ascendance royale. C'en serait fini de la lignée des Touthmosides.

— Et l'armée ?

Le grand-père s'avisa que sa fille était plus informée des choses du Royaume qu'il l'avait cru.

— La meilleure partie est aux ordres de Nakhtmin, qui m'est acquis. Une autre est aux ordres d'Horemheb. Il convient d'agir vite : Horemheb sera à Thèbes dans les heures qui viennent.

Non seulement le deuil et la douleur, mais encore l'urgence. Quelque méfiance qu'elle nourrît à l'égard de son grand-père, elle convint qu'il parlait vrai.

— Réunis le Conseil royal sur-le-champ.

— Combien de voix t'y sont acquises ?

— Trois avec la tienne. Mais je veux espérer que Thoutou et Mahu se rangeront à ton avis.

Elle n'avait presque jamais assisté aux réunions du Conseil. Dans les dernières années du règne de son époux, les délibérations du gouvernement se faisaient sans en référer à cette instance suprême. Mais elle en connaissait le fonctionnement : le vote aux deux tiers.

— Et Horemheb ? demanda-t-elle.

— Il ne recevra pas la convocation. Ton époux avait commis l'imprudence de le nommer vizir de la Basse Terre. Il faudra que le Conseil annule cette charge : puisque je ne serai plus vizir de la Haute Terre, ce titre sera déchu.

Elle se demanda comment procéder à la convocation ; il proposa d'envoyer son secrétaire prévenir Ousermon. Une heure plus tard, le Conseil était réuni dans la salle des audiences.

La rapidité de la réunion ne surprit aucun des membres du Conseil : d'abord, chacun attendait Horemheb à Thèbes comme le rat attend l'assaut du chat. Ensuite, tout le palais était informé de la présence d'Aÿ dans les murs.

Ankhensep-Amon évita de regarder le fauteuil près d'elle, qui avait été celui de Tout-Ankh-Amon.

— La proposition dont nous allons débattre, déclara-t-elle, est la nomination du seigneur Aÿ, ancien régent, au poste de régent du Royaume. À moins que nous soyons disposés à concéder la couronne au général Horemheb.

Elle fut surprise d'entendre sa propre voix s'exprimer sur le Royaume. Elle n'était plus elle-même ; elle succédait à Néfertiti.

— Nous ne la lui concéderons pas, Majesté, dit Thoutou, d'un ton sarcastique. Il s'en emparerait par la force.

Elle hocha la tête.

— Aussi suis-je favorable à cette décision. Vizir ? demanda-t-elle à Ousermon.

— J'y suis ardemment favorable.

— Trésorier ?

— Le seigneur Aÿ, répondit Maya, a l'expérience de la régence et je le crois éminemment apte à l'assumer. Si je puis me permettre une réflexion, toutefois, je pense que cette fois-ci, il ne s'en contentera pas et postulera à la couronne.

— Ce sera dans l'intérêt du Royaume, observa Ousermon. Nous ne pouvons laisser longtemps les Deux Terres sans un roi.

— Surintendant à la Police ?

— Sa Majesté a résumé la situation avec sagesse. Mes informations les plus récentes indiquent que le général Horemheb a mis trois garnisons de la Basse Terre en état d'alerte, aux fins de se tenir prêtes à investir Thèbes.

Un silence alarmé suivit l'information.

— Il faut au moins trois jours à ces garnisons pour descendre jusqu'à Thèbes, reprit le policier. Mais d'ici là, notre décision aura été prise. Mon avis est que la régence du seigneur Aÿ est désirable.

— Conseiller du roi ?

Thoutou mit un moment à répondre. Il voyait s'écrouler toute la politique d'équilibre qui avait maintenu les Deux Terres en paix pendant plus de quatre ans. Il avait tenté de balancer la bande du Sud et celle du Nord. Il avait été jusqu'à menacer personnellement Aÿ, et comble de paradoxe, avec le soutien d'Horemheb, pour obtenir cet équilibre. Cette vision du Royaume était désormais abolie. Et il devait, lui, admettre que la régence et, pour parler vrai, la royauté d'Aÿ constituerait une moins grande secousse que la prise brutale du pouvoir par Horemheb. Il était pareil à tous ces hommes que la peur du gouffre avait soudain saisis.

Le séisme qui avait secoué le Royaume avait-il été un présage ?

Il dit simplement :

— Je suis pour la régence du seigneur Aÿ.

Le scribe en chef rédigea l'acte de nomination. Le sceau royal et ceux des conseillers furent apposés.

— Une deuxième décision me paraît également urgente, dit Ankhensep-Amon. Le nouveau régent était vizir de la Haute Terre. Il ne l'est plus. Il me semble que le vizirat de la Basse Terre doit être également aboli.

Ce fut l'avis général. Un deuxième acte fut rédigé. Ousermon proposa alors d'arracher à Horemheb la plus redoutable de ses griffes, le commandement général des armées ; l'idée fut aussi approuvée. Troisième rescrit, signé à l'unanimité.

Thoutou observa sa propre main défaisant ce qu'elle avait fait. Le roi était mort et lui-même n'existait plus.

Ankhensep-Amon émit l'avis que le général ne pouvait plus, dans ce contexte, faire partie du Conseil royal.

Quatrième rescrit.

— Dans ces circonstances, dit Ousermon, il me paraît indispensable de nommer un nouveau chef des armées. Je propose que ce soit le général Nakhtmin.

Cinquième et dernier rescrit. Le scribe en chef en louchait presque.

L'encre en était à peine sèche qu'Ousermon quitta la salle et alla prévenir le nouveau maître du Royaume, qui attendait dans le bureau du chambellan, en compagnie de celui-ci. Aÿ revint, s'agenouilla officiellement devant la reine, lui baisa la main, la regarda longuement et, devant tout le monde, s'inclina pour déposer un baiser sur chacune de ses joues. Puis il remercia chacun des membres du Conseil. Il s'arrêta plus longtemps devant Thoutou.

— Conseiller, je sais que tu as voté pour moi. Je t'en remercie. Mais je déplore le temps perdu.

Les quelque dix années de règne de Tout-Ankh-Amon.

— J'ai été fidèle à la royauté d'essence divine, répondit Thoutou.

— Au travail, tout de suite, dit Aÿ en se tournant vers Ousermon et ses ministres.

Thoutou n'était plus ministre. Conseiller du roi, il était désormais sans fonction. Il rentra chez lui.

La séance du Conseil s'était achevée à l'heure du déjeuner. Pour ses membres, ce fut une collation rapide prise dans l'ancien bureau que le régent avait réoccupé.

Dans l'après-midi, une commotion se fit au palais : vingt lanciers étrangers à la garde étaient postés aux portes et contrôlaient tous les visiteurs. Horemheb venait d'arriver. Escorté de quatre officiers, il pénétra d'un pas martial dans la grande salle, suscitant l'étonnement, puis l'anxiété des fonctionnaires et notables qui allaient et venaient ; ce n'était pas vraiment l'allure d'un homme qui venait présenter des condoléances. Il demanda à voir la reine ; le chambellan lui dit qu'elle se reposait dans son deuil. Il demanda alors à voir le vizir Ousermon ; à l'évidence, il ignorait la réunion qui s'était achevée quelques heures plus tôt.

Il fut surpris par la placidité d'Ousermon.

— Vizir, en ma qualité de membre du Conseil royal, j'en demande une réunion immédiate.

— Général, lui répondit Ousermon d'une voix onctueuse, la réunion s'est achevée à l'heure du déjeuner. J'ai le regret de t'annoncer que tu n'es plus membre de ce Conseil.

La foudre parut avoir frappé Horemheb.

— Une réunion s'est déjà tenue ? demanda-t-il, incrédule.

Ousermon hocha la tête.

— Le Conseil a décidé unanimement de la nomination immédiate du seigneur Aÿ à la régence du Royaume.

Horemheb prit une couleur pourpre des plus inquiétantes. Les visages des quatre officiers derrière lui se convulsèrent. Ousermon se félicita qu'une trentaine de gardes patrouillassent derrière les portes. On pouvait, en effet, craindre que le militaire se jetât sur le vizir et lui brisât quelques os.

— Tu te moques de moi ?

— L'idée ne me viendrait pas, général, d'un pareil manquement à la courtoisie.

— Mais Aÿ… il est à Akhmîm… comment peut-il… ?

— Il est arrivé ce matin, général.

Le général avait oublié l'apophtegme de son nain : le pouvoir se conquiert la nuit. La chevauchée nocturne de son ennemi avait été plus rapide que la sienne.

Au dépit des officiers, Ousermon songea que le général avait sans doute projeté de barrer l'accès de la ville au régent.

— En ma qualité de chef des armées…

Qu'allait-il commander, et en cette qualité ? Ousermon haussa les sourcils et laissa tomber, d'un air détaché :

— Général, ce titre t'a été retiré ce matin, en même temps que celui de vizir de la Basse Terre.

Horemheb considéra le vizir comme si celui-ci s'était métamorphosé en vautour ou en crocodile.

— Mais qui est maintenant le chef ?

— Le général Nakhtmin.

Horemheb serra les mâchoires. Aÿ avait érigé toutes les barricades possibles pour lui barrer la route.

Ousermon recourut alors à une ruse qui devait connaître plus tard un succès universel sous le nom de bluff :

— Je sais, général, que tu as mis trois garnisons en état d'alerte. Mais cinq autres garnisons le sont également.

C'était l'ordre qu'il se proposait de donner immédiatement après le départ de son impulsif interlocuteur.

— Je te prie, conclut le vizir, de bien vouloir emmener avec toi les lanciers que tu as postés aux portes du palais.

Horemheb déchiqueta le vizir des yeux. Puis il tourna les talons, sans la moindre formule de courtoisie et, suivi de ses quatre lieutenants, gagna la sortie.

En vingt-quatre heures, le monde avait changé d'axe. Même Apopis devait en être surpris. Mais il est vrai que les grands reptiles ont moins d'esprit que les petits, qui ont une plus grande expérience des humains.

40

Les enfants d'Isis

Ankhensep-Amon, en robe de deuil bleu sombre, considéra d'un œil mélancolique les aliments disposés sur la table : le sempiternel repas du deuil – galettes, concombres, melons, dattes – froid, puisqu'il était interdit de faire cuire des aliments dans les trois jours suivant la mort du roi. Toutes les femmes sont-elles donc des veuves éternelles ? se demanda-t-elle. Puis elle leva les yeux sur Aÿ, en face d'elle. Il avait demandé avec chaleur ce repas en tête-à-tête. Elle l'aurait volontiers refusé ; elle était si lasse. Mais les gestes d'affection qu'il lui avait témoignés l'avaient surprise. Étaient-ils sincères ? Et dans ce cas, pourquoi le vieux chacal avait-il changé d'attitude à son égard ? Parce qu'il comptait monter sur le trône et l'épouser ? Ou pour quelque autre raison obscure ?

— Mange un peu, dit-il. Tu as enduré des heures affreuses.

— Horemheb est parti ? demanda-t-elle en prenant un oignon au vinaigre.

— Oui. Je ne crois pas qu'il constitue une menace immédiate. Mais c'est un animal tenace. Quand je pense que c'est pour cette raison que je l'avais choisi pour gendre !

Il secoua la tête dans un mouvement d'incrédulité.

— Il va tenter une fois de plus de rallier les troupes de la Haute Terre, reprit-il. C'est pourquoi il nous faut agir vite.

Il nous faut, songea-t-elle ; Aÿ l'associait donc à son projet.

Il but un peu de vin et ajouta :

— Ma fille, c'est la dernière chance d'éviter un désastre total. Si Horemheb s'emparait du trône, c'en serait fini de notre monde. Je le connais.

Le deuxième terme de la phrase résonna dans la tête d'Ankhensep-Amon : *agir vite.*

— Qu'entends-tu par agir vite ?

— Soixante-dix jours d'embaumement, c'est trop long. Le trône ne peut demeurer vide aussi longtemps dans les circonstances actuelles. Cela offre à Horemheb trop de possibilités de réaction.

Elle fut soudain saisie par une panique, non par la perspective qu'Aÿ fût couronné, mais par celle qu'Horemheb le fût. Elle le devinait trop bien : elle et ses sœurs devraient supplier leur tante pour qu'on ne les chassât pas du palais, qu'on ne les traitât pas en héritières d'une race déchue, qu'on ne détruisît pas le monde familier qui avait été le leur pendant toutes ces années. Les souvenirs. Les innombrables bas-reliefs qui perpétuaient la mémoire des rois morts. Les statues. Tout.

Elle se trouva associée de fait au plan de celui qu'elle avait jadis détesté.

— Peut-on réduire la période d'embaumement ? demanda-t-elle.

— J'ai consulté Houmose là-dessus. Il n'a pas opposé d'interdiction.

— À combien de jours veux-tu la réduire ?

— Le moins possible. Je vais m'en entretenir avec le chef des embaumeurs demain même.

Elle trouva presque indécent de débattre de pareils sujets en mangeant du fromage et des concombres. Les appareils de la mort étaient devenus un sujet plus familier que les naissances.

— Mais… les funérailles ? Le transfert au Siège de Maât ?

— Il convient de tout organiser à l'avance de telle sorte que cela soit le plus rapide possible.

— Un mois ?

— Au maximum.

Cette course au caveau ressemblait à une gageure, se dit-elle. Et tout à coup, elle se rappela que son époux n'avait pas choisi de lieu de sépulture. Il s'était dit qu'il en aurait bien le temps.

Mais qui connaît les dimensions du sablier de sa vie ?

Tout en l'écoutant avec les marques affichées du respect, maître Asekhem, le maître embaumeur, considéra le régent Aÿ avec une profonde curiosité : c'était la deuxième fois que ce diable d'homme succédait à un roi ; comment s'y prenait-il donc ?

Maître Asekhem avait, lui aussi, quitté Akhet-Aton plusieurs années auparavant ; plus grand monde n'y résidait, car le pouvoir est comme le miel pour les mouches : quand il se déplace, les humains suivent. Sa réputation l'avait toutefois accompagné. Il était devenu l'embaumeur attitré du palais et Tout-Ankh-Amon représentait sa cinquième dépouille royale.

Quand le régent eut terminé ses recommandations, le maître embaumeur répondit :

— Très Auguste Altesse, je peux déférer à ton souhait d'abréger la période de l'embaumement, bien que je ne l'aie jamais fait et que j'en ignore les conséquences à long terme. Mais il est un stade de la préparation du corps divin sur lequel je n'ai pas de pouvoir.

Aÿ hocha la tête.

— Les sarcophages, dit-il, accompagnant ces mots d'un geste impatient du chasse-mouches.

— Pas seulement les sarcophages, Très Auguste Altesse. Les bandelettes. Leur confection prend un temps considérable. Lors de la préparation du divin roi Semenkherê, les scribes n'ont pu nous les livrer en moins de soixante jours.

— Je donnerai des ordres en ce sens, répondit le régent.

En dépit de son assurance, Aÿ fit la moue. Les sarcophages constituaient déjà un problème. Fabriquer en un mois les trois cercueils dignes d'un roi et leurs masques d'or ouvragé et garni tenait déjà du prodige, mais l'on pouvait toujours houspiller les ébénistes et les orfèvres. Pour les bandelettes, c'était plus délicat, car les scribes des Maisons de Vie supportaient mal qu'on les pressât dans leur ouvrage ; alors, dans la rédaction des textes sacrés des bandelettes…

Il verrait à résoudre ce problème avec Houmose. Il se tourna vers Ousermon, présent à l'entretien :

— Vizir, fais établir par maître Asekhem les mesures nécessaires à la fabrication des sarcophages, afin que nous puissions les commander dès aujourd'hui.

— Elles sont les mêmes que celles de son divin frère, dit le maître embaumeur.

— Commande donc tout de suite le sarcophage extérieur en bois.

Et quand le morticole fut parti, le régent dit à Ousermon :

— Il est possible qu'il y ait du vrai dans les objections de maître Asekhem. Nous n'aurons pas le temps de faire réaliser tous les objets funéraires habituels. Envoie donc un scribe au Siège de Maât ouvrir le tombeau de Semenkherê, dont on m'a assuré que le défunt l'a empli d'une profusion excessive d'objets. Qu'il en récupère une partie que nous consacrerons à Tout-Ankh-Amon. Munis-le d'un blanc-seing pour les autorisations nécessaires.

La dame Nes-Hathor avait pris garde de ne pas ouvrir sa maison de Danses pendant les trois jours du deuil commandés par la police de Thèbes et de tout le Royaume, d'ailleurs. Le quartier de la Grand-rue d'Amon, de surcroît, était surveillé par les patrouilles d'archers et le bruit de la musique les aurait certainement attirés. Amende ou pot-de-vin, elle y aurait été de sa poche.

Mais le quatrième jour, elle ouvrit prudemment, escomptant l'affluence. Les deuils royaux attiraient d'habitude de nombreux visiteurs de province dont les plus aisés, une fois la journée achevée, cherchaient quelque délassement plus ou moins légitime. Elle prévint les clients de ne pas s'attendre au spectacle de danses ordinaires : rien que le raconteur. Beaucoup furent déçus, mais enfin, ils étaient là et s'installèrent. Le harpiste aveugle, seul musicien présent, égrenait des notes rêveuses sur l'estrade.

Le raconteur s'avança alors, comme à son habitude.

— Savez-vous, mes amis, qu'il y a beaucoup moins de rats dans le Royaume depuis quelques jours ?

Étonnement feint. Le bonhomme observa une pause.

— Oui, tout cela, à cause de la grande fête des faucons. Mais il faut vous dire que la fête des faucons avait commencé par une fête des rats. Vous n'en êtes pas informés non plus ? Il est vrai que vous n'écoutez pas beaucoup les rats. Mais ils ont donné l'autre jour une grande fête. En effet, tous les rats du Royaume avaient appris que le roi des chats, atteint de vieillesse, avait perdu ses dents. Débarrassés de leur ennemi ordinaire, ils ont décidé de la plus grande fête de l'histoire des rats, qui est pourtant longue comme vous le savez. On ne pouvait compter leur peuple. Certains m'ont assuré qu'il y en avait dix mille. Il y avait là plus de fromages que jamais rat n'en a vu. Et même des fromages sculptés en forme de chat, car les rats savent rire. Il y avait aussi du vin et de la bière. Un orchestre de grillons assurait la musique et des souris dansaient. Elles dansent très joliment.

Le raconteur tortilla des hanches. Des rires fusèrent.

— Un ami rat m'a rapporté que ses compères faisaient beaucoup de projets. Ils allaient occuper tel champ, telle fromagerie, tel grenier. Ils assuraient que l'Âge du Bonheur des Rats était enfin venu. Ils ont festoyé jusqu'à l'aube. Le soleil a même été surpris de voir tant de rats. Mais ça ne vous explique pas pourquoi il y a maintenant moins de rongeurs dans le pays. Il se trouve qu'un faucon volait au-dessus de la fête. Il a vu tous ces compères réunis et il est allé alerter sa tribu. « Venez vite ! Il y a de quoi vous régaler comme jamais ! » Les faucons ne l'ont d'abord pas cru, mais enfin, ils sont allés vérifier ses dires. Ah, ils ont fait bombance !

Le raconteur se frotta la panse.

— C'est comme ça que la fête des rats s'est transformée en fête des faucons.

D'autres rires éclatèrent.

— Voulez-vous que je vous dise, mes amis ? Quand vous voyez une fête, demandez-vous qui seront les derniers soupeurs.

On rit sous cape. On savait bien que ce n'était pas d'une fête qu'il parlait, mais de funérailles. Et, bien que l'affaire n'eût pas encore été diffusée par des avis aux portes des temples, que le régent Aÿ avait succédé une fois de plus à un roi.

Cela devenait une habitude.

Après avoir, elle aussi, ri de quelques autres fables impertinentes, dame Nes-Hathor ferma plus tôt que prévu. Elle était déçue ; les deuils royaux ne faisaient plus recette. Aussi les rois mouraient-ils un peu trop souvent ces dernières années. Et le dernier n'avait pas été si populaire. Le commun se rattraperait sur le spectacle des funérailles, évidemment, ça ne coûtait rien.

Elle rêva à son amant condamné. Ah, il aurait fait un beau roi !

En quittant le palais pour ce qu'il espérait être la dernière fois, Thoutou avait oublié d'emporter de son ancien bureau sa tablette à écrire, cadeau de Semenkherê. Un objet somptueux, en lames d'ivoire bordées d'or et portant au centre son cartouche gravé et relevé d'or. Soudain chagrin, il se demanda s'il le retrouverait.

Dans le charivari des derniers jours, quelque indélicat avait peut-être mis la main dessus. Il monta à l'étage, telle une âme morte qui se faufilerait dans le monde des vivants. Cependant, le secrétaire du roi le rassura : il avait vite repéré l'objet sur une étagère et l'avait placé en lieu sûr ; il le lui tendit, en même temps que le porte-roseau en or et l'encrier d'albâtre. Il lui fournit même une bourse en peau pour les serrer.

Dans l'escalier qui menait à la grande salle centrale, il remarqua le poli des marches et songea à l'accident du roi. La canne avait-elle vraiment glissé ? Ou bien avait-elle été poussée ? Et qui le saurait jamais ?

Au bas des marches, il se trouva nez à nez avec Pentju. La coïncidence fit bourdonner la cervelle de Thoutou : car c'était en descendant l'escalier avec Pentju que le roi avait fait sa chute fatale. Les deux hommes se considérèrent un moment de trop avant d'échanger les salutations de circonstance.

— Quelles fonctions occuperas-tu désormais ? demanda Pentju.

— Aucune.

L'autre parut surpris.

— Tu étais conseiller du roi. Tu pourrais être celui de la reine.

Thoutou secoua la tête.

— Le titre serait honorifique et, à la fin, ridicule. Le pouvoir est désormais aux mains du futur roi. Mes conseils seraient vains.

— Le vizir Thoutou se retire donc du pouvoir ? dit Pentju, imperceptiblement narquois.

Thoutou le regarda calmement, mais de façon soutenue.

— Les marches en sont glissantes, Pentju.

Le visage du ministre se crispa soudain. Il pâlit, mais hésita sur sa réponse.

— L'on prend des habitudes, poursuivit Thoutou, insidieux.

— Prends garde !

— Je ne m'appuie pas sur une canne, ministre.

Et sans plus attendre, Thoutou prit le chemin de la sortie. Il comprenait, maintenant. Comme l'esprit humain est lent ! Pentju avait racheté aux yeux d'Aÿ l'empoisonnement de Néfertiti. Un meurtre pour s'en faire pardonner un autre !

Il retrouva la rue avec soulagement, et les cris des marchands et le vacarme des carrioles chargées de melons. Il était las à jamais des fastes, de l'or et des querelles de divinités. La charge d'un vizir ne pouvait être celle d'un embaumeur, ni d'un assassin.

Au matin, Sati entra dans la chambre de la reine, comme à son habitude, pour lui apporter sa première collation. Puis elle regarda sa maîtresse. Ankhensep-Amon connaissait ce regard.

— Qu'y a-t-il ?

Sati battit des yeux, puis tira de sa ceinture un petit étui, de ceux qu'on utilisait pour glisser des papyrus destinés à un long voyage, et le tendit à sa maîtresse.

— Ce matin, un messager a apporté ceci pour toi.

Ankhensep-Amon retira le capuchon de l'étui, glissa l'index et fit glisser le papyrus. Il était petit et ne comportait que ces quelques lignes :

> *J'ai appris la nouvelle par un marchand. Mon cœur saigne pour toi. Quand tu iras à son tombeau, dépose pour moi ma tablette à écrire parmi les présents. Elle porte mon nom. Nous allons bien tous les trois. Qu'Isis te donne la paix du cœur.*

— Qui a apporté cela ?

— Un étranger.

— Ne peut-on le retrouver ?

Sati secoua la tête.

— Je ne connais même pas son visage. Il a donné cela au chef des gardes.

— Tu as lu le message ?

— Bien sûr que non, maîtresse.

Ankhensep-Amon pleura. Car on pleure de joie. Elle savait de qui provenait le message : une seule personne au monde lui aurait demandé de déposer sa tablette à écrire dans le tombeau du roi[1]. Sati prit le message et le lut.

---

1. La tablette à écrire en ivoire de la princesse Merit-Aton, veuve de Semenkherê, fut, en effet, retrouvée dans le tombeau de Tout-Ankh-Amon. Le cadeau était insolite, surtout de la part d'une personne vivante, censée s'en servir couramment.

— Elle est vivante, parvint à articuler Ankhensep-Amon.

— Ils sont vivants tous les trois.

— Comme j'aurais voulu qu'elle soit avec moi.

— Si c'était le cas, son fardeau serait encore plus lourd.

La reine leva les yeux vers la nourrice.

— Votre or brûle les mains, dit la nourrice.

— C'est l'une des dépouilles les plus fragiles que nous ayons jamais traitées, dit l'assistant de maître Asekhem.

Elle gisait sur la table de cèdre, dans une salle du palais réservée à cet usage. La mort avait encore amenuisé les formes adolescentes et chétives. Quand, après l'incision pratiquée par le paraschite, on l'eut vidée de ses viscères, séparément déposées dans des vases d'albâtre, la dépouille évoqua alors un fantôme à peine matérialisé.

— Bon, il sera moins difficile d'accélérer la dessiccation au natron, dit maître Asekhem.

Les ébénistes et les orfèvres étaient venus à l'aube effectuer les mesures. Pour les portraits à la ressemblance du roi défunt, ils n'étaient pas en peine de modèles : la région en abondait. Ils optèrent pour celui du temple de Karnak, entre Amon et Moût. Le vizir Ousermon en personne supervisait tous ces travaux. Affaire d'État, avait prévenu son secrétaire.

— Le crâne présente un trou, dit l'assistant. Et le sternum est cassé.

— À cause de la chute.

Un apprenti tira vers la table de cèdre une cuve d'un magma grisâtre et un peu gluant ; c'était le natron, ce sel impur et incomplètement desséché qu'on tirait du fond des lacs du Nord. Maître Asekhem en préleva une potée à l'aide d'une palette de bois et commença à enduire la royale dépouille.

Ces rois, songea-t-il, devenaient vraiment de plus en plus évanescents. Et celui-ci, avait-il vraiment été le siège du pouvoir divin ?

— Maîtresse, s'écria Sati, je ne peux supporter de te voir te morfondre ainsi.

— Deux fois veuve de deux hommes. Et maintenant mariée à un lion, dit Ankhensep-Amon, considérant le fauve à ses pieds.

— Prends un amant !

Seule l'affection sauvage et ancienne que la nourrice portait à la reine pouvait l'autoriser à cette suprême impertinence. Ankhensep-Amon regarda Sati, surprise par la suggestion. Puis elle se rappela le message de Merit-Aton. Sa nourrice l'invitait à suivre l'exemple de sa sœur.

— Il faut distraire le corps, poursuivit la nourrice avec force.

— Et le cœur ?

— L'un ne vit pas sans l'autre. Continue ainsi et tu seras momifiée vivante. Qui donc en bénéficierait ?

— Et où trouverais-je un amant ?

Question hypocrite, elle le savait : cent hommes se presseraient pour briguer l'honneur inouï d'être l'amant de la reine.

— Faut-il que j'aille le chercher ?

L'idée que son ancienne nourrice se changerait en entremetteuse suscita un rire bref chez Ankhensep-Amon. Sati rit aussi, ou plutôt émit des hoquets aigus.

— Il faudrait un homme avec lequel je sois en confiance. Ils ne verront en moi que la reine.

— Itchân, dit la nourrice.

L'idée surprit Ankhensep-Amon. L'ancien compagnon d'études de Tout-Ankh-Amon. La présence de Pasar l'avait oblitéré. Mais le jeune homme était plaisant et discret.

— Itchân, répéta la nourrice. Et tu apaiserais son chagrin.

— Et j'enterrerais deux fois Pasar.

— Préfères-tu t'enterrer vivante ?

Comme une de ces graines qui se propagent par la voie aérienne, le nom d'Itchân s'accrocha à l'esprit d'Ankhensep-Amon. Si je ne suis fidèle au souvenir, songea-t-elle, je me le reprocherai à jamais. Si je le reste, j'aurai embaumé mon cœur.

Et que dirait Isis ?

Deux semaines après la mort du roi, Aÿ s'inquiéta de nouveau. Où en était-on de cet embaumement ? Des sarcophages ? Du mobilier funéraire ? Du tombeau ? Ousermon vint lui en rendre compte dans son bureau.

— Le scribe que j'ai envoyé au Siège de Maât est revenu hier, Altesse. Il a été émerveillé par la quantité de richesses que le roi avait accumulées dans le tombeau de Semenkherê.

— Qu'Apopis mange Semenkherê tout cru ! s'écria Aÿ. Qu'a prélevé ton scribe ?

— Il n'a rien prélevé du tout, sur mes ordres, Altesse, parce qu'il n'y a nul endroit où l'on puisse entreposer ces trésors en sécurité. Il a seulement dressé un inventaire et puis refermé provisoirement le tombeau, qu'il a placé sous la surveillance des *medjayous*[1] et de leurs chiens. Nous choisirons nous-mêmes les pièces qu'il conviendra de retirer, en fonction de l'avancement des travaux des orfèvres. Ou plutôt de leur retard, ajouta Ousermon. Parce qu'ils sont en retard. Il n'est que le sarcophage extérieur, celui qui est en bois, qui soit en cours d'achèvement. Peut-être que le sarcophage de pierre le sera à temps.

Aÿ agita son chasse-mouches avec énervement. Assis sur un tabouret bas qu'il avait trouvé dans les appartements du roi et qui avait été confectionné dans

---

1. Corps de police spécial, d'une grande efficacité, composé de Nubiens qui semblent avoir été les premiers à faire usage de chiens dans leurs missions de surveillance.

son pays, il en reconnaissait le style. Shabaka suivait la scène en silence, de son œil de rat.

— Qu'on prélève tout ce qu'on peut dans le tombeau de Semenkherê, si ça peut contribuer à accélérer les préparatifs ! s'écria Aÿ. C'était un roi imaginaire. A-t-on fini d'excaver le tombeau, au moins ?

— Il sera prêt bien avant les orfèvres, Altesse.

— Comprends-tu que je dois mener le deuil pour accéder au trône ? Ces funérailles doivent se faire le plus tôt possible. Ce démon d'Horemheb s'agite toujours. Nakhtmin m'a informé que la police militaire a arrêté plusieurs émissaires qui tentaient de soulever les garnisons d'Ombos et de Gebtyou[1]. Et il a fort à faire avec d'autres émissaires qui recrutent des mercenaires parmi les Hébreux de la Basse Terre. Ces gens étaient des alliés des Hyksos, ils sont prêts à toutes les aventures contre le trône des Deux Terres. Il faut absolument que tout soit achevé dans deux semaines.

— Je mets tout en œuvre, Altesse, pour satisfaire à tes souhaits. Mais je ne suis pas orfèvre.

Aÿ hocha la tête d'un air morose. Ousermon sorti, Shabaka parla :

— Maître, rien ne sera prêt comme il le faut. Nous n'en finirons pas. Il y aura toujours ce détail et puis cet autre. Ousermon est un scribe, pas un homme politique. Laisserons-nous les morts enterrer les vivants ? Crois-tu qu'Horemheb aurait tant de scrupules ? Prépare ton couronnement.

---

1. Coptos.

Aÿ se mordillait les lèvres. Au fond, c'était Shabaka qu'il aurait dû nommer vizir. Il ne s'embarrassait pas tant des détails, lui.

— Tu as raison. Je vais aller m'en entretenir avec Houmose.

Il regarda par la porte de la terrasse. La crue commençait, le fleuve s'élargissait aux dimensions d'une mer. Tant de force ! Et lui, il se heurtait à tant de tergiversations !

Comment séduit-on un homme ?

L'aventure lui posa autant de questions que si elle avait été une vierge niaise.

Itchân, convié à souper en tête-à-tête, se comporta avec un respect exemplaire. Il parla de la sagesse qu'il avait toujours discernée chez le roi, de l'honneur qui lui avait été concédé quand il avait été admis à partager son exil à Akhet-Aton, de la dévotion que Tout-Ankh-Amon avait témoignée aux dieux et qu'il avait illustrée dans ses splendides réalisations architecturales et ses dons aux temples…

Rien qu'à l'entendre, le lion bâilla. Un parfait courtisan. Elle le dévisagea. Un visage doux et studieux. Bientôt un parfait fonctionnaire.

Avait-il pris femme ? demanda-t-elle. Il se troubla. Feu Sa Majesté avait envisagé d'arranger une union avec Néfernerou-Aton-Tashéry, mais il n'avait pas eu l'honneur de retenir l'attention de la princesse. Il en était désolé. Mais le chagrin du deuil royal l'emplissait d'une désolation encore plus grande… Il n'avait pas l'esprit à ces choses…

Les domestiques débarrassèrent la table. Elle les congédia. Elle se retrouva seule avec Itchân dans la lumière des lampes à huile qui affolait à mort les phalènes ; le sol commençait à se ponctuer des flocons presque immatériels de ces insectes inutiles, grillés par l'amour du feu.

Les crapauds, dehors, récitaient leurs litanies sous la lune.

Elle regarda le garçon. Il était désorienté, se demandant sans doute ce qu'il faisait là, si tard, en tête-à-tête avec la reine. Il ne pouvait prendre congé avant qu'on le lui eût donné. Elle savoura son embarras et, même, l'accrut en lui servant du vin. Il fut bientôt aux affres. Une fine sueur perlait sur son front.

Ce n'était pas tant qu'elle le désirât. Elle voulait surtout se rappeler ce qu'étaient les Osiris.

Le discours d'Itchân se fit plus rare.

— Veux-tu dormir ? lui demanda-t-elle enfin.

— J'attends que Sa Majesté me congédie.

— Dormir ici ? précisa-t-elle.

Elle l'aurait fouetté qu'il ne se serait pas redressé plus soudainement.

Il ne comprenait pas.

— Je n'ai pas entendu ta réponse, dit-elle doucement.

— Où ?

Elle se leva.

— Suis-moi.

On n'y arriverait jamais ! Shabaka avait vu juste. Les orfèvres n'avaient achevé que le premier masque du sarcophage, ils demandaient encore trente jours pour incruster les pâtes de verre dans le second et réaliser le troisième. Trente jours ! Aÿ perdit patience. Il donna l'ordre d'aller prélever un masque sur l'un des sarcophages de Semenkherê. Ousermon fut épouvanté à la fois par l'impatience d'Aÿ et par le sacrilège.

— Tout de suite ! Qu'il parte dans l'heure et qu'il nous ramène un masque !

— Mais on verra bien, Altesse, qu'il est fait à la ressemblance de Semenkherê !

— Qui le verra ? Apopis ? On le placera entre le premier, qui est achevé et le troisième. Le sarcophage en bois sera fermé.

— Mais le troisième, Altesse, n'est même pas incrusté !

— Eh bien, il ne sera pas incrusté ! Et les fameuses chapelles d'or, qu'on les retire du tombeau de Semenkherê. Elles abriteront les sarcophages de Tout-Ankh-Amon.

— Mais, Altesse, elles portent des inscriptions au nom de Semenkherê !

— Envoie là-bas des artisans, qu'ils les remplacent par le nom de Tout-Ankh-Amon.

Ousermon roula des yeux effarés. Il n'avait jamais imaginé pareil saccage ni pareil outrage ni pareil orage. Dépouiller l'effigie éternelle d'un roi pour en habiller celle d'un autre ! Mais il sentit venir l'éclat et répercuta l'humeur de son maître sur ses subordonnés. Scribes et émissaires eurent l'impression d'avoir à leurs trousses tous les démons de l'entre-mondes. Quatre jours plus tard, ils revinrent du Sud, blêmes, comme s'ils avaient fait leur marché au pays des morts. Ils avaient ramené non seulement un masque de Semenkherê, mais plusieurs objets à re-graver dans les ateliers de Thèbes. Ils avaient été les artisans d'une atteinte à l'identité éternelle d'un mort et qui plus était, d'un roi. Ils frémissaient encore du sacrilège.

Aÿ assista en personne à la fixation du masque de Semenkherê sur le deuxième sarcophage. Il était vrai que le portrait ne ressemblait pas du tout à Tout-Ankh-Amon, n'importe quel fonctionnaire du palais y eût reconnu Semenkherê. Mais il l'avait dit : personne ne le verrait, puisque les sarcophages seraient déjà emboîtés et fermés au moment de la mise au tombeau. Il avait, lui, Horemheb aux trousses.

Le problème des sarcophages et du mobilier semblait à peine réglé que celui des bandelettes resurgit. Houmose avait refusé d'intervenir. Les scribes prenaient leur temps pour écrire les formules sacrées et demandaient eux aussi un délai de trois à quatre semaines. On ne rédigeait pas ces textes comme on faisait rôtir une oie, que diable ! Et puis, le délai officiel était de soixante-dix jours et soixante-dix jours ce serait ! Ils en informèrent maître Asekhem, lequel en informa Ousermon lequel trembla à l'idée d'en informer le régent.

— De combien de longueurs disposes-tu actuellement ? demanda-t-il à l'embaumeur.

— Tout juste d'assez de bandelettes fines pour emmailloter le corps. Je n'ai quasiment pas de bandelettes larges, pour l'enveloppement extérieur.

— Et la momification ?

— Elle est presque achevée. Ce n'était pas un corps pesant.

Ousermon réfléchit. Sitôt après le départ d'Asekhem, il appela le scribe qu'il avait envoyé dans sa mission de pillage du tombeau de Semenkherê.

— Écoute : tu vas retourner là-bas. Tu vas prélever les bandelettes extérieures de la momie de Semenkherê.

Le scribe écarquilla les yeux, épouvanté.

— Mais ce serait une destruction de momie, vizir !

— Préfères-tu détruire une momie ou nous détruire, toi et moi ?

Le scribe sombra dans une réflexion abyssale.

— Mais je serais impur pour l'éternité, vizir !

— Je t'obtiendrai la purification du grand-prêtre lui-même.

— Je dois prélever toutes les bandelettes ?

— Les larges seulement.

— Elles sont tenues en place par la cire.

— Débrouille-toi. Et pars sur-le-champ.

Quatre jours plus tard, le scribe revint, hagard, horrifié, hirsute. Il tendit à Ousermon un sac. Le vizir en desserra le cordon et inspecta le contenu : un amas de bandelettes larges.

— Le sarcophage était scellé, dit le scribe d'une voix sépulcrale. Il est cassé. J'ai dû le laisser en l'état, ouvert. Les furies de l'enfer me poursuivront à jamais.

Ousermon dicta à son secrétaire une lettre priant le grand-prêtre du temple d'Amon de bien vouloir exécuter les rites de purification de son employé, involontairement coupable de sacrilège, puis il remit la missive au malheureux et l'envoya à Houmose. Cela fait, il s'empara du sac et se rendit immédiatement à la salle d'embaumement[1].

Quarante-trois jours s'étaient déjà écoulés depuis la mort de Tout-Ankh-Amon. L'impatience d'Aÿ présageait un cataclysme.

Ousermon jeta un coup d'œil à la momie : l'enveloppement aux petites bandelettes était déjà avancé. Une puissante odeur d'aromates, mêlée à la senteur écœurante du natron, emplissait l'air. Asekhem se tourna vers le visiteur et son regard tomba sur le sac. Le vizir le lui tendit sans mot dire. Après en avoir identifié le contenu, Asekhem demanda, d'une voix mal assurée :

---

1. À l'examen de la momie de Tout-Ankh-Amon, son découvreur Carter releva que les bandelettes extérieures provenaient d'une autre momie, celle de Semenkherê. Les inscriptions antérieures avaient été grattées et comportaient, en effet, les traces du nom de Semenkherê.

— D'où cela vient-il ?

— Tu ne le sais pas. Achève cet enveloppement. Demain.

L'embaumeur ravala sa salive. De toute façon, les inscriptions sur les bandelettes l'informeraient sur leur provenance.

Ankhensep-Amon ouvrit les yeux. Seule. Des moineaux chantaient sur la terrasse où le lion faisait les cent pas, attendant le maître de la ménagerie qui lui apporterait son repas.

Elle retrouva le souvenir d'un baiser sur les pieds. Itchân. Sa stupeur. Sa frayeur. Sa maladresse. Ses émois. Sa gratitude. Sa bouche. Son corps.

Elle se souvint que, dans une salle de ce palais, on embaumait le corps de son époux. Et à quelques centaines de pas de là, elle avait donné le sien à un autre. Mais le véritable époux, lui, était mort depuis des mois. Était-elle donc née pour le veuvage ? Et comment pouvait-on vivre sans le corps d'un homme ?

Comment avait donc survécu Isis après la mort d'Osiris ?

Et je ne suis pas Isis, décida-t-elle.

Sati vint lui servir un verre de lait et des fruits. Le maître de la ménagerie apporta au lion son quartier de viande et un bol d'eau, puis attendit la fin du repas pour emmener l'animal, en laisse, faire ses besoins sur les berges du fleuve.

La nourrice sonda sa maîtresse du regard.

— L'embaumement sera bientôt terminé, annonça-t-elle.

— Si vite ?

— Quarante-quatre jours aujourd'hui. Le régent est pressé.

Comme d'habitude, le personnel du palais était le premier informé.

— À cause d'Horemheb, dit Ankhensep-Amon.

Sati la scrutait toujours du regard. Elle attendait un commentaire sur la nuit.

— Le corps a été distrait, dit Ankhensep-Amon. J'attends que le cœur le soit.

Trois jours plus tard, elle était prête depuis l'aube. La robe de deuil bleue. Le bandeau blanc au front. Les sandales blanches. La grande tenue de deuil.

Ouadj Menekh vint solennellement annoncer à la reine la visite du régent. Aÿ arriva, suivi des porteurs d'éventails, de son secrétaire et d'Ousermon. Il s'agenouilla, baisa la main de la reine et se releva.

— Majesté, déclara-t-il, le corps du roi ton époux est prêt à partir à l'Ouest. Il attend ta visite avant qu'on ferme les sarcophages.

L'usage était qu'elle déposât des fleurs. Elle en avait été prévenue la veille. Sa Première dame de cour lui tendit une couronne de fleurs de mandragore et de bleuets ; elle tenait à ses côtés un sachet contenant la tablette à écrire de Merit-Aton. Elle sortit de ses appartements, suivie des porteurs d'éventails, de ses deux sœurs, et de deux dames de cour, puis du régent, du vizir et de leur escorte. Elle partait pour un voyage de plusieurs jours, mais elle se dirigea d'abord vers la salle d'embaumement.

Maître Asekhem, ses assistants et apprentis étaient rangés le long du mur. Ils s'inclinèrent jusqu'à terre. Houmose et le serviteur du Kâ ainsi que de nombreux prêtres étaient présents.

La reine franchit les quelques pas qui la séparaient de la momie, couchée sur un lit doré. Tout autour s'étalait un amoncellement extraordinaire de meubles, sièges, coffres, vases canopes, statues, jarres de vin, figurines, offrandes diverses. Comme prévu, Néferneferourê se plaça à la tête du lit, pour jouer le rôle de Nephtys, la sœur d'Osiris qui avait aidé Isis à ensevelir le dieu.

Ankhensep-Amon contempla le corps gracile, immobilisé pour l'éternité, les doigts bagués d'or, et le masque d'or. Le même masque qu'il avait revêtu de son vivant, maintenant éternisé dans le métal, paré des colliers réglementaires et de pierres précieuses pendues au cou par des fils d'or, sous la protection du cobra et du vautour. On ne voyait quasiment plus la momie sous l'accumulation de bijoux, les colliers, les bracelets, la dague au fourreau en or et au pommeau en cristal de roche…

Osiris, songea-t-elle de nouveau.

Elle déposa sur le front les couronnes de fleurs de mandragore et de bleuets.

Aÿ prononça alors l'adieu rituel. Articulant distinctement, afin de bien être entendu des prêtres, il salua le roi qui partait vers le domaine de son père Amon. Ankhensep-Amon prononça également les formules rituelles de l'adieu au roi.

La dépouille royale fut alors hissée par les prêtres et couchée dans le premier sarcophage, qui attendait sur des tréteaux, et sur lequel on déposa et scella le couvercle.

Ankhensep-Amon sursauta : c'était le portrait de Semenkherê. Elle chercha le regard d'Aÿ et ne put le capter. Sa stupeur était si profonde qu'elle ne la surmonta que trop tard. Mais qu'aurait-elle pu faire ? se demanda-t-elle. Une fois de plus, un sarcophage royal servait à une supercherie. Mais, cette fois-ci, par le biais de la trahison, deux frères se retrouvaient dans la mort. Peut-être les dieux en avaient-ils voulu ainsi.

Le premier cercueil fut hissé et précautionneusement déposé à son tour dans le deuxième sarcophage, sur lequel on déposa également le couvercle. Puis le troisième.

Des porteurs hissèrent le tout sur leurs épaules pour le déposer cette fois dans le sarcophage de pierre, placé sur un traîneau. L'ensemble serait finalement monté sur un chariot qui attendait dans la Cour. Le déménagement du mobilier funéraire commença. Combien de chariots avait-on prévus ? se demanda Ankhensep-Amon. Les chœurs des pleureuses parvenaient jusqu'à l'intérieur du palais.

Précédé par le grand-prêtre, Aÿ prit alors la tête du cortège. Il traversa la grande salle, puis la Cour, encombrée par le personnel et les domestiques, et enfin la porte monumentale du palais. Une centaine d'hommes hissaient le sarcophage de pierre sur le chariot, tiré par des bœufs roux. Quand elle parvint à son tour à la porte du palais, Ankhensep-Amon aperçut une foule immense, qui attendait dans la rue. Princesses, ministres, dignitaires en sandales blanches s'amassaient derrière elle. Dans l'inévitable désordre de la formation du cortège, elle se retourna pour chercher Itchân des yeux et ne le trouva pas. Elle n'eut pas le loisir de le chercher longtemps, car, mené par Houmose et Aÿ, le cortège s'ébranlait dans le vacarme des trompettes et des pleureuses. Un détachement militaire le suivrait jusqu'à l'embarquement à destination du Siège de Maât et un autre le fermerait, derrière le convoi de neuf chariots portant le sarcophage et le mobilier funéraire. Ensuite viendrait le peuple.

Elle marcha un temps indéfini, comme tous ces gens, songeant à la solitude de son époux dans ses sarcophages. Enfin, l'on arriva au bord du Grand Fleuve. Une flotte de bateaux d'apparat, parmi lesquels elle reconnut *La Gloire d'Amon*, était amarrée aux piliers des pontons. Une autre foule s'était amassée sur les berges.

Mais pas seulement une foule de civils. Ankhensep-Amon distingua une forêt de lances qui scintillaient au grand soleil et des plumets d'officiers. Et soudain, des éclats de voix. Ces militaires faisaient barrage. À qui donc ? Brusquement arrachée à sa torpeur, elle vit le régent discuter de façon véhémente avec un gradé ; un lieutenant, comme l'indiquait la plume d'autruche sur sa tête. C'était donc l'épreuve redoutée.

Houmose s'avança vers l'officier.

— Tout humain qui prétend barrer le chemin du dieu vivant vers sa demeure éternelle sera maudit jusqu'à la troisième génération ! déclara-t-il d'une voix de stentor.

L'officier, interdit, recula.

— Tous ceux qui sont ici et leurs chefs qui barrent la route de la vie éternelle ne connaîtront jamais le repos, dans l'au-delà comme du nord au sud de ce royaume ! conclut le grand-prêtre.

C'était la malédiction suprême. Et publique. Aucun homme n'aurait jamais plus osé affronter les siens s'il portait une telle infamie sur lui.

Les soldats murmurèrent, soudain hagards, et perdirent leur belle ordonnance. Le lieutenant se tourna vers eux et tendit le bras. Une dame de cour étouffa un cri. Le cœur battant, Ankhensep-Amon craignit l'échauffourée.

Les soldats reculèrent.

Après un flottement de quelques instants, Aÿ donna l'ordre de monter à bord et franchit le premier la passerelle qui menait au bateau royal. Des lieutenants de la garde aidèrent l'Épouse du Dieu à le rejoindre, puis firent de même avec les princesses et les dames de cour. Les prêtres suivirent, à l'exception de Houmose, qui demeurait à Karnak. Pendant qu'on chargeait leurs coffres de voyage, les passagers attendraient à bord que l'embarquement du sarcophage et du mobilier eût été mené à bien. Le reste du cortège royal, ministres, hauts fonctionnaires, dignitaires, ambassadeurs, suivrait sur d'autres bateaux, à commencer par *La Sagesse de Horus*.

Aÿ avait donc réussi à mener le deuil. Il serait roi, tout le monde le savait désormais.

Quand les quatre jours de cérémonies au Siège de Maât auraient pris fin, que le mur des appartements funéraires aurait été scellé, puis l'entrée du tombeau, tout ce monde rentrerait à Thèbes.

Dans la nuit du sépulcre, sous l'œil vigilant de tous les dieux qui l'entouraient, le dernier des Thoutmosides réfléchirait à ce paradoxe : la paix de son royaume avait dépendu de la victoire de son ennemi.

Sa vie avait racheté l'Ordre. Exactement comme celle d'Osiris.

Il était vraiment un fils d'Isis.

Épilogue

Isis n'avait été qu'amour. Mais Osiris et elle formaient un couple céleste. Quand il était mort et qu'elle avait rassemblé ses morceaux et les avait enterrés avec l'aide de Nephthys, elle avait consacré sa vie à guérir les enfants piqués par les scorpions.

Ankhensep-Amon n'allait pas parcourir le Royaume à la recherche des enfants piqués par des scorpions et d'ailleurs, elle ne possédait pas les pouvoirs d'Isis.

Elle regarda le couchant cuivrer le visage d'Itchân. Il mangeait pensivement des figues.

— À quoi songes-tu ?

— Je songe qu'un amant est toujours un serviteur, répondit-il en souriant, mais qu'un mari est toujours un maître.

— Le déplores-tu ?

— Non, parce qu'un maître porte le poids des deux.

Elle songea, elle, au poids des chagrins qu'elle avait endurés. Ce garçon disait vrai : elle avait besoin d'un serviteur. Il soutenait son *kâ*. Et de ce moment, elle l'appela le serviteur du Kâ.

À PROPOS
DES ÉVÉNEMENTS DE CE ROMAN

Les principaux personnages historiques sont les mêmes que ceux de *L'Œil de Néfertiti,* premier tome de cette trilogie. On y ajoutera Ousermon, vizir qui succéda à Thoutou, et Houÿ, vice-roi de Koush, territoire correspondant approximativement au Soudan actuel, et dont l'un des deux fils s'appelait bien Pasar. Houÿ fut le grand pourvoyeur d'or et d'esclaves, ainsi que de divers autres produits rares des derniers règnes de la XVIIIe dynastie.

En ce qui concerne les événements, il convient d'apporter les précisions suivantes.

La régence d'Aÿ

Le contexte de l'histoire de l'Égypte antique offre des raisons sérieuses de conclure que le seigneur d'Akhmîm, grand-père d'Ankhensep-Amon, avait assumé la régence à deux reprises. En effet, à son accession au trône, en 1332, Tout-Ankh-Aton avait neuf ans environ et son « épouse », encore appelée Ankhensep-Aton, deux ans de plus. Le seul titre de vizir, souvent attribué à Aÿ, aurait difficilement assuré l'autorité royale jusqu'au majorat du roi. Quand celui-ci advint, vers quinze ans, la régence n'avait plus lieu d'être. Aÿ ne la retrouva que pendant une brève période intermédiaire, quelques semaines au plus, après la mort de Tout-Ankh-Amon et avant sa propre accession au trône.

La rivalité entre Aÿ et Horemheb

Elle est un fait raisonnablement acquis et se doublait d'une rivalité entre le clergé de Ptah à Memphis, dont le pouvoir s'étendait sur la Basse-Égypte et qui était alliée à Horemheb, et le clergé d'Amon à Thèbes, capitale officielle et capitale de la Haute-Égypte. L'armée joua un double rôle, tantôt partie prenante et tantôt modératrice, dans cette rivalité.

L'infirmité de Tout-Ankh-Amon

Généralement admise par les historiens – Christiane Desroches-Noblecourt le qualifie ainsi de physiquement « débile » –, elle me paraît confirmée par les représentations égyptologiques, aussi respectueuses aient-elles été :

– sur le dossier richement orné du trône plaqué d'or (Musée égyptien du Caire), on voit la reine Ankhensep-Amon appliquer un onguent sur l'épaule du roi. Le point est singulier : d'abord, le geste traditionnel de la reine était d'offrir une fleur à son époux, ensuite celui-là suppose que le roi était souffrant ;

– sur le coffret d'ivoire du Musée du Caire, on voit le roi s'appuyer sur la canne, bâton de commandement, répétant d'ailleurs la posture singulière de son frère Semenkherê (bas-relief des Staatliche Museen de Berlin) ;

– outre les cannes cérémonielles d'or et d'argent, une quantité insolite d'autres cannes a été retrouvée dans son tombeau.

Tous ces points suggèrent un vice de stature caractérisé.

Ajoutons que, à l'instar de son demi-frère Semenkherê, Tout-Ankh-Amon n'a pas eu d'enfant, ce qui est déconcertant quand on songe qu'ils furent mariés, dans la fleur de leur jeunesse, à des jeunes filles que les représentations iconographiques et l'ascendance – Néfertiti – décrivent comme fort gracieuses.

On ne peut donc écarter chez Tout-Ankh-Amon comme chez son frère une déficience du système sexuel, qui corroborerait l'épuisement physiologique de leur lignée, résultat d'incestes répétés.

La mort non accidentelle de Tout-Ankh-Amon

En 1968, une radiographie du squelette de Tout-Ankh-Amon effectuée par le professeur George Harrison, de l'université de Liverpool, révéla la présence d'un fragment d'os dans la cavité crânienne, l'amincissement caractéristique de la paroi crânienne derrière l'oreille, ainsi que l'absence de sternum et d'une partie de la cage thoracique. Trois égyptologues, Bob Brier, Cyril Aldred et Aidan Dodson, émirent alors l'hypothèse que ces anomalies pouvaient révéler un meurtre dont le jeune roi aurait été victime. Le suspect aurait été évidemment son grand-père Aÿ, qui lui succéda d'ailleurs sur le trône.

D'autres hypothèses sont évidemment apparues pour les contredire. Selon l'une d'entre elles, fort détaillée, Tout-Ankh-Amon aurait souffert d'une maladie évolutive fatale, menant à la décalcification et connue sous le nom de « maladie des os de verre ». Selon une autre, ces anomalies seraient dues à l'embaumement hâtif de ce pharaon, qui causa la carbonisation de la dépouille et donc du squelette. Celui-ci aurait alors été endommagé lors des manipulations ultérieures de l'embaumement.

Reste qu'en plus de la présence du fragment d'os dans le crâne, Tout-Ankh-Amon mourut fort jeune, vers dix-neuf ans. On a argué, pour l'expliquer, que la moyenne de vie était alors basse, ce qui est vraisemblable. Mais divers indices donnent à penser que l'espérance de vie moyenne se situait aux environs de quarante ans et l'on sait aussi qu'elle pouvait l'excéder de loin : Ramsès Ier et Ramsès II vécurent jusqu'à un âge avancé (ce dernier régna soixante-cinq ans).

Le choix des maladies auxquelles Tout-Ankh-Amon aurait pu succomber rapidement est certes vaste : il va de la typhoïde et du paludisme à la poliomyélite, de la méningite à la septicémie. Cela ne change rien au fait que son grand-oncle Aÿ bénéficia de sa mort, ni au soupçon que le même Aÿ aurait abrégé la vie de son neveu. Soupçon renforcé par le désordre des funérailles de Tout-Ankh-Amon.

Les funérailles désordonnées et l'affaire des masques

L'extraordinaire et intriguant désordre qui régnait dans les sites KV 55, KV 62, KV 65 de la Vallée des Rois est bien connu des égyptologues et de ceux qui s'intéressent à l'Égypte ancienne. On a ainsi retrouvé dans ces chambres mortuaires des sarcophages et du mobilier pêle-mêle, dont on peine à ce jour à reconstituer l'histoire. Maintes demeures mortuaires de la Vallée des Rois semblent avoir servi surtout de dépôts, où l'on entassait tant bien que mal les contenus de tombeaux royaux, afin de les dérober à la convoitise des pillards. Ce fut ainsi qu'on retrouva dans le site KV 62, où Carter et Carnarvon firent leur mémorable découverte du sarcophage et du mobilier de Tout-Ankh-Amon, de nombreux éléments qui n'appartenaient pas à son règne.

Par ailleurs, plusieurs détails relevés par de nombreux égyptologues, à commencer par Carter et, une fois de plus, par Christiane Desroches-Noblecourt, indiquent que les cérémonies funèbres de Tout-Ankh-Amon furent incroyablement hâtives, sinon bâclées ; la momification fut menée à la six-quatre-deux, ce qui entraîna la quasi-carbonisation de la dépouille.

Or, cette hâte est totalement incompatible avec la réalisation des chapelles et des masques.

Ainsi, les quatre chapelles funéraires plaquées d'or, dont la première mesure 5 mètres de long par 3,30 mètres de large et 2,73 mètres de haut, représentent une masse de travailconsidérable ; l'achèvement ne saurait en être assuré par des artisans modernes, avec tous leurs moyens techniques, en moins de trois mois.

De surcroît, ces chapelles ont subi des dommages bien avant leur découverte par Carter et Carnarvon. Les portes de la première avaient été forcées, comme en témoigne la disparition du sceau de terre habituel. Par des voleurs ? On l'a d'abord supposé, au vu des replâtrages d'ouvertures dans le mur de scellement de la tombe. Mais on se demande pourquoi des voleurs auraient pris la peine de forcer la tombe et la première chapelle et auraient laissé les trois autres chapelles et les fameux sarcophages intacts.

L'effraction a donc eu d'autres causes que le vol. Elle s'explique bien mieux par des ajouts et des emprunts postérieurs à la mise au tombeau de ce roi.

Mais ces emprunts eux-mêmes semblent refléter bien des péripéties jusqu'ici obscures de l'histoire de l'Égypte antique. Deux des ajouts les plus intrigants furent retrouvés dans le tombeau de Tout-Ankh-Amon. Le premier, qui ne paraît pas avoir suffisamment retenu l'attention des spécialistes, se situe dans ses sarcophages mêmes. Pour mémoire, la momie royale, dont le visage avait déjà été recouvert d'un masque, fut déposée dans trois sarcophages successifs, emboîtés l'un dans l'autre, chacun portant un masque censé représenter le roi. Pour la clarté de ce qui va suivre, j'appellerai masque I celui qui fut déposé sur la momie, masque II celui qui se trouvait sur le deuxième sarcophage, masque III, celui du troisième sarcophage, le plus extérieur, et masque IV celui du cercueil en bois doré qui contenait les trois autres.

Or, il est impossible de ne pas être saisi par les différences entre ces masques.

En or massif, relevé d'incrustations de cornaline et de pâte de verre, le masque I est à coup sûr l'une des plus célèbres images au monde. Il représente un garçon dans la fleur de son adolescence, presque féminin de délicatesse, à l'expression pensive, sinon triste. Les sourcils y sont fins ; le modèle semble avoir entre douze et quatorze ans.

Le masque II est surprenant tant il est différent ; le visage est nettement plus âgé – il a plus de vingt ans –, la bouche est beaucoup plus volontaire et plus grande, amère et sertie entre deux rides naso-labiales, dites « léonines », bien marquées. Les sourcils sont bien plus épais.

Ce masque II présente de surcroît une différence physiognomonique importante avec les masques I, III et IV. On relève dans ceux-ci que la mâchoire inférieure est en retrait sur la supérieure, avec un menton fuyant, ce qui indique que la denture supérieure était proéminente. Le masque II, en revanche, présente une mâchoire inférieure légèrement en avant. Les analyses anthropométriques ne constituent pas une preuve formelle, mais cette différence supplémentaire semble éloquente.

Le masque III se rapprocherait du premier, mais le visage en est plein, plus mûr ; la bouche est dédaigneuse, les sourcils, de nouveau, y sont fins. Détail frappant, les bandes de pâte de verre et de cornaline qui ornent la coiffure *nemset* des masques I et II sont totalement absentes ; les yeux aussi sont absents – alors qu'ils sont sur les masques I et II –, ce qui leur prête une profondeur mystérieuse.

Le masque IV est encore plus déconcertant : plus rien n'y reste de l'expression rêveuse ou dédaigneuse des trois autres. C'est le portrait d'un jeune homme souffreteux et chétif, la tête entre les épaules et l'expression malheureuse. C'est celui des quatre qui semble correspondre le mieux à ce que nous savons de la personne physique de Tout-Ankh-Amon, d'après son histoire et d'après les radiographies du squelette : de dix-huit à dix-neuf ans (et une taille de 1,67 mètre). Absolument rien à voir avec le masque II. À l'évidence, ce dernier ne peut correspondre aux portraits des deux autres.

Il est difficile d'éviter la question suivante : les masques II et III représentent-ils vraiment Tout-Ankh-Amon ?

Bizarrerie inexpliquée : le protocole royal voulait que le roi portât un collier honorifique à trois rangs de perles discoïdes ; c'est bien le cas du masque I, mais non pas celui du masque III, déjà inachevé et qui n'en comporte que deux. Cela reviendrait à retirer au personnage une partie de ses prérogatives royales…

Les trois masques ne peuvent manquer d'étonner pour une autre raison. Outre leur fameuse et fabuleuse richesse, ils représentent eux aussi une masse de travail colossale : des centaines d'heures pour des équipes d'orfèvres expérimentés. Mais, justement, l'absence d'incrustations du masque III témoigne de son inachèvement.

Or, la précipitation qui explique cet inachèvement ne correspond guère au faste méticuleux des masques I et II. Il est donc permis de conclure raisonnablement que l'un d'eux au moins, sinon deux, ont été « empruntés » à l'appareil funèbre d'un autre pharaon ; en première évidence, c'est le masque II.

À qui ce masque II, le plus déconcertant, pourrait-il avoir été « emprunté » ? Certes pas à Aÿ ni à Horemheb, qui n'étaient pas encore morts et dont nous connaissons les effigies par d'autres œuvres d'art. Reste le prédécesseur immédiat de Tout-Ankh-Amon, Semenkherê. Les rides évoquées plus haut et la bouche amère correspondent d'ailleurs au mystérieux « roi assis » en stéatite jaune du Musée du Louvre, dont l'identité restait incertaine.

Ce ne fut pas le seul emprunt : dès la découverte du sarcophage et de la momie, Carter releva que les bandelettes d'or entourant celle-ci avaient été utilisées sur une autre momie, probablement celle de Semenkherê.

Par ailleurs, l'étude de l'intérieur du sarcophage miniature – 39 centimètres de haut – du Musée du Caire, recouvert d'une feuille d'or, a révélé que le cartouche de Tout-Ankh-Amon a remplacé celui de Néferneferou-rê, c'est-à-dire Semenkherê, le pharaon mentionné plus haut, qui précéda Tout-Ankh-Amon sur le trône.

La signification des trois « emprunts » est bouleversante : le tombeau de Semenkherê fut donc dépouillé d'au moins l'un des masques des sarcophages, de ses bandelettes d'or, de la statuette de sarcophage et sans doute de nombreux autres objets. Dans les coutumes égyptiennes, cela correspond à une profanation de gravité maximale. Les sarcophages d'un pharaon devaient le protéger pour l'éternité et garantir qu'il était intact à sa renaissance dans l'au-delà. C'est là le meurtre absolu. « Quelqu'un » a donc voulu détruire spirituellement Semenkherê. De fait, le sarcophage de Semenkherê n'a jamais été retrouvé ; peut-être a-t-il été détruit et les profanateurs n'ont-ils arrêté l'outrage qu'à la momie elle-même, retrouvée aussi dans KV 62 et qui dort de son dernier sommeil dans une vitrine du Musée du Caire, offerte à la perplexité des égyptologues.

L'« affaire des trois masques » n'est donc pas un point secondaire ne pouvant intéresser que des égyptologues vétilleux ou des amateurs d'énigmes policières, elle est capitale : elle reflète une lutte de pouvoirs féroce, dépassant de loin les usurpations de monuments auxquelles la civilisation pharaonique nous a de longue date habitués. Elle révèle aussi une Égypte très différente des visions idéalisées de sagesse et de respect qui ont nourri tant de fantasmes.

Table

PREMIÈRE PARTIE

LE PAYS DONT LE ROI ÉTAIT UN ENFANT

SECONDE PARTIE

LA VOIX DU SANG

CHEZ LE MÊME ÉDITEUR

Gerald Messadié

L'ŒIL DE NÉFERTITI

ORAGES SUR LE NIL

*

Auprès de son époux Akhen-Aton, la reine Néfertiti avait cru au bonheur. Jusqu'au jour où était apparu Semenkherê. Tel le serpent Apopis, il avait séduit le roi par la fraîcheur de ses quinze ans. Il était devenu son favori, puis il avait obtenu le titre de régent. La reine n'avait pas été disgraciée, simplement oubliée. Car de ses flancs, désormais stériles, n'était né aucun héritier mâle…
Mais voici qu'Akhen-Aton a entrepris son grand voyage vers l'Horizon lointain. L'adorateur du Disque solaire n'est plus. Gouverneurs, scribes, propriétaires terriens, chefs militaires… Tous sont venus lui rendre un dernier hommage – même les prêtres de Thèbes et de Memphis. Leurs dieux, pourtant, avaient été bannis par le monarque défunt…
Dépossédé de son empire, ses provinces abandonnées au pillage, ses finances asséchées, sa cour livrée à une véritable guerre de succession, le royaume des Deux Terres menace de s'écrouler.
Le pouvoir est à portée de main. C'est par la force que Néfertiti s'en emparera. Et si la force n'y suffit pas, son œil maléfique fera le reste. Aux prêtres, aux généraux, même à son père le vieil Aÿ, elle fera boire le vin âcre de sa colère…

ISBN 978-2-35287-024-1 / H 50-4793-1 / 512 p. / 8,50 €

Gerald Messadié

LA ROSE ET LE LYS

JEANNE DE L'ESTOILLE

*

Jeanne n'aurait jamais dû s'attarder en forêt ce jour de mai 1450. Le temps de remplir son panier de cèpes et de girolles, la fortune lui a tourné le dos. À quelques lieues de là, dans la maison saccagée, père et mère gisent près de l'âtre. Assassinés. Et Denis, son petit frère, a disparu. Seul a survécu l'âne de la maisonnée.
Des brigands ? Plus sûrement des déserteurs anglais, assoiffés de vengeance, écumant la campagne normande comme loups en maraude. Ils ont pillé l'église de La Coudraye, profané le tabernacle, souillé l'autel. À défaut de curé, Jeanne dira les prières pour ses parents défunts.
Est-ce à Paris, ce ventre peuplé de mendiants et de malandrins, avec ses places festonnées de pendus et ses rues pavées de boue, que Jeanne trouvera la force d'oublier ? Elle n'a encore que quinze ans et, pour toute richesse, son baudet, un sac de méteil, du beurre, un peu de sel. Comment survivre parmi ce peuple de camelots et de détrousseurs, elle qui ne sait faire que des petits pains ?
Dans une France décimée par la peste et livrée aux aventuriers, nul ne donnerait cher du destin de Jeanne. Mais la rose est gracieuse, et le lys magnanime. Comment un roi, Charles VII, comment un poète, François Villon, ignoreraient longtemps sa beauté ?

ISBN 2-84187-810-4 / H 50-4096-9 / 8,50 €

Gerald Messadié

LE JUGEMENT DES LOUPS

JEANNE DE L'ESTOILLE

* *

Dix années ont passé depuis que Jeanne Parrish a fui sa Normandie natale, livrée aux pillards anglais. Elle qui n'était qu'une miséreuse lorsqu'elle posa son bagage sur le pavé parisien, un matin de l'an 1450, est devenue baronne de Beauvois. Et la cour continue de savourer les pâtisseries qui ont fait sa renommée.
Mais la roue tourne. Son mari est emporté par l'explosion d'une bombarde, sa protectrice Agnès Sorel terrassée par le poison, et le poète François Villon, père de son enfant, impliqué dans une affaire de meurtre… Autant d'amis que vent emporte…
Lorsque resurgit dans la vie de Jeanne le premier homme qu'elle eût aimé, qui peut dire si ce messager annonce un retour de fortune ? Car Isaac Stern est juif : si la rumeur le répétait, même la faveur royale ne pourrait empêcher le discrédit…
Mais Jeanne est femme de cœur autant que de tête. Pas question pour elle de sacrifier son amour à son honneur. Isaac lui a dit : « Tu est mon étoile. » Il est bien temps que cet astre brille. Dût-elle, pour forcer le destin, supporter l'accusation de sorcellerie, braver les docteurs en Sorbonne, ou soumettre son propre frère au jugement des loups…

ISBN 2-84187-811-2 / H 50-4097-7 / 8,50 €

Gerald Messadié

LA FLEUR D'AMÉRIQUE

JEANNE DE L'ESTOILLE

* * *

Jeanne, la petite paysanne devenue pâtissière du roi, est désormais riche. Le fils que lui donna le poète François Villon règne avec elle sur un empire industriel et financier. Ateliers d'imprimerie, banques, draperies : quoiqu'il touche, le « clan de l'Estoille » s'illustre par son audace.

Dans le fief palatin de Gollheim, pourtant, Jeanne désespère du destin. Un seul homme occupe son esprit : Franz-Eckart. Ce garçon étrange n'a pas vingt ans, mais ses dons singuliers d'astrologue le distinguent entre tous. Tant de légendes courent sur son compte. On murmure même qu'il ne serait pas le petit-fils de Jeanne…

En cette fin de XVe siècle, bien des certitudes vacillent. Un jour, un navigateur génois nommé Colomb prétend ouvrir une voie occidentale vers les Indes… Le lendemain, un cartographe allemand prédit qu'il trouvera sur sa route une terra incognita infranchissable…

Ces querelles ennuient le roi de France. Jeanne et les siens, au contraire, entrevoient de nouvelles conquêtes, aux confins du monde connu. Aventure périlleuse, dont seul un mage pourrait deviner l'issue…

ISBN 2-84187-812-0 / H 50-4098-5 / 480 pages / 8,50 €

Cet ouvrage a été composé
par Atlant'Communication
aux Sables-d'Olonne (Vendée)

Impression réalisée par
Liberduplex

pour le compte des Éditions Archipoche
en janvier 2007

Imprimé en Espagne
N° d'édition : 31
Dépôt légal : mars 2007